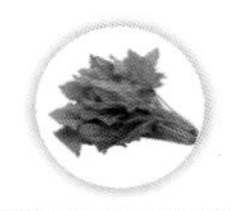
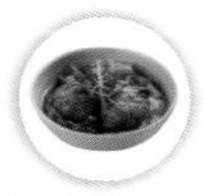
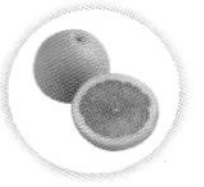

健康輕事典 05

The Manual of Calorie of All Food

新熱量速查輕圖典 增訂版

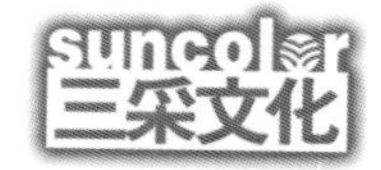

推薦序 1

專業營養團隊的愛美熱量書！

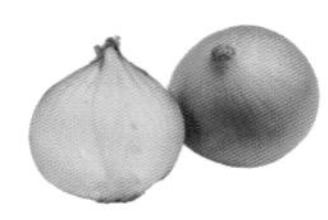

「享受美食，又能保持身材輕盈」是民眾所嚮往的，尤其是愛美的女性族群。然而若只因害怕體重增加而一昧忌口，反而會造成營養失調而影響健康。事實上，攝取理想的熱量又可兼顧健康飲食並不難，不過若能經由營養師的專業設計與推薦，將會是一份最佳的日常食材參考資料。坊間有不少有關營養兼顧美容的參考書籍，但能由專業營養師群累積多年臨床經驗，而出版之針對愛美民眾們的食物調養參考專書，實在並不多見。

本書從「營養瘦身大作戰」開始，到「新鮮食材熱量區（蔬菜、水果、海鮮、肉類、五穀雜糧、油脂、蛋奶、調味料）」，再到「外食熱量區」、「聰明吃便當，瘦身超EASY!」等九大章節，篇篇均非常實用，也是促美有關的日常食物調理知識。這對愛美女性之食物選擇性，提供了很實用的參考指引。

本書的作者及審訂群包括許美雅、謝宜珊、洪玉娟、林櫻子、章曉翠、羅彗君等營養師，均任職於長庚醫院林口總院營養治療科。她們多年來從事臨床病患的營養衛教與照顧，尤其專注於有益於美麗健康飲食的專研。以多年經驗，介紹此類促美食物調理，絕對有豐富心得與精闢見解。

「健康美食」是人們所追求的，尤其是有助於身心更美麗的理想飲食。現今多數醫院的美容或營養衛教門診也常因醫師或營養師的時間有限，影響了民眾的諮詢機會，本書的出版將可彌補其缺憾，也希望能帶給愛美族們更多「健康美麗的信心」。

黃燦龍

◎長庚紀念醫院林口總院副院長

推薦序2

能輕鬆掌握熱量的健康圖典

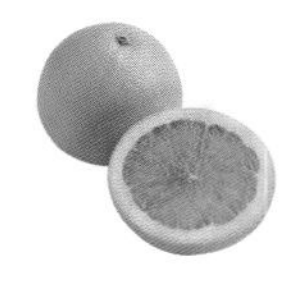

身處西化的都市叢林，可說充滿巷頭街尾的形形色色美食誘惑，但是想要吃得美味又營養、卻又沒有肥胖或不良食材造成的壞處的顧慮，就要請教營養專家了。根據國民營養現況調查，男女性成年人體重過重的比例為17.5%及15.9%，而屬於肥胖的男性已將近10%，女性則為8%。因此，可見社會上體位異常的人已不在少數，年輕的你，應及早注意生活及飲食形態，以免變成肥胖一族！

凡是關心自己健康、又希望能享受美食而且吃得輕盈的朋友，都可以很容易而快速地從《熱量速查輕圖典》中，得到清晰的營養概念。它的編纂涵蓋670種常見食材，舉凡日常生活中常見蔬果、海鮮、肉類、奶蛋豆類、穀類製品、油脂調味料及外食、便當等，都以吸收最佳方式的圖鑑頁面詳盡介紹食材所含的卡路里與GI值等，保證有心減肥者、上班族以及家庭主婦可以吃得健康又沒負擔！

最後，感謝長庚營養科內參與的美雅、宜珊、曉翠、櫻子、玉娟、彗君等六位學有專精又有豐富臨床營養指導經驗的營養師，對於平日工作忙碌的她們，本書的問世，實在是體現社會回饋的最好表現。

周怡宏

◎長庚紀念醫院營養治療科主任
◎長庚兒童醫院新生兒科主任

水果篇（P44～51,117～122）統籌序

超好用、最豐富的熱量速查輕圖典！

身為營養師，最常被問到的事就是「排骨便當的熱量有多少？牛肉麵的熱量有多少？經常外食的人是不是沒機會瘦下來了？」臨床的經驗更是遇到很多上班族、喜愛小吃及經常需要應酬的朋友每天都在享受美食與維持身材中互相掙扎；有很多人為了減肥，捨棄高熱量的便當，選擇炒飯或炒麵，以為這樣簡單的飲食可以減少許多熱量，其實不然，因為熱量不見得比較低，但卻不符合均衡飲食的原則，因此不但不能瘦身，反而會造成營養素不均衡。

中國料理是世界有名的，包含了川菜、湘菜、粵菜、上海菜，而台灣小吃不僅擄獲台灣人的胃，更是許多外國朋友的最愛，如何能盡情享用美味的食物並兼顧健康是很重要的！

《熱量速查輕圖典》一書，以圖鑑式的頁面詳盡介紹每種食材所含的卡路里與GI值，除了強調食物分類的概念外，更提供了常見的670種常見食材（新鮮食材及外食、便當）的熱量與營養素分析，是廣大的外食族群非常實用且便利的參考資料。希望大家都能在享受美食與健康窈窕中取得完美的平衡！

許美雅

◎長庚紀念醫院台北院區 臨床營養師
◎中華民國專技高考合格營養師
◎台北市糖尿病照護網合格營養師
◎台北市心血管疾病防治網合格營養師
◎中華民國糖尿病衛教學會合格營養衛教師

蔬菜篇（P32～40,104～111）統籌序

正確飲食，是瘦身基礎！

現代人外食機會多，蔬菜攝取量原本就少，若刻意要多選些蔬菜來攝取，又發現外食的用油量大，若不注意可能油脂相對也攝取過量，而造成熱量過高，因此要達到蔬菜的建議攝取量就很困難，如果一天攝取不到那麼多蔬菜，建議可以自己製作蔬果汁，蔬菜多放些，但是水果要適量，渣渣也千萬不要濾掉，渣渣就是很好的膳食纖維。

◎林口長庚紀念醫院營養師　◎糖尿病衛教學會營養師證照
◎肥胖研究學會體重管理師證照

林櫻子

海鮮篇（P56～61,129～136）統籌序

減重者的福音！

減重者真的與美食無緣嗎？當您夢想成為一位窈窕佳人，但美食當前時，卻又苦惱著不知該如何抉擇時怎麼辦？這時您需要一位良師益友、及實用便利的工具書。其實，正確的減重應有均衡的低熱量飲食計畫、適當運動，再加上恆心，才能健康減重且不復胖。減重過程中，營養師扮演重要角色，可讓減重者了解自己的飲食熱量需求，並選適合的運動方式；另外，減重者也應學習了解食物種類、份量，以利平時飲食代換，認識不同食物種類的搭配，獲得均衡及適當熱量的營養。

而三采文化了解您的需求，推出一本綜合各類食物熱量分析、外食食物熱量與各類食材之膳食纖維與GI值介紹、常見便當之熱量分析與減重者食用建議等。希望能享受美食又吃得輕盈者，善用此書、選擇合適食材，讓您吃得健康無負擔！

◎林口長庚紀念醫院營養師
◎臨床營養、健診營養諮詢、癌症中心營養諮詢門診
◎中華民國營養師執照　◎糖尿病衛教學會營養師證照

章曉翠

肉類篇（P66～70,144～152）統籌序

選對食材，減重超EASY！

精緻化的飲食，是否讓你在美食與飲食控制之間長期處於拉鋸戰？

工商社會的時代，一切講求快速，就連飲食也不例外。在長久外食的情況下，很容易造成營養不均衡，讓健康亮起紅燈。《熱量速查輕圖典》中介紹多種外食技巧，讓外食族輕鬆選擇、吃得健康。此外，書中還介紹各類食物的營養素、功效及低熱量烹調訣竅等，讓減重者既能真正享受美食又不增加身體負擔！

◎ 林口長庚紀念醫院營養師
◎ 糖尿病衛教學會營養師證照
◎ 臨床營養、長期照護及血液透析中心營養、健診中心營養諮詢

羅彗君

主食篇（P76～81,88～93,158～167）統籌序

正確攝取熱量，瘦得超輕鬆！

常聽到許多患者說：「我都沒有吃飯，怎麼還會胖？」詢問飲食史的結果，才發現有些人聽說吃飯會胖，所以不吃飯，都只吃麵包或麵食，麵包比飯較無飽足感，可能一餐就吃了2個波蘿麵包，相當於2碗飯，而麵包可能還加了糖或奶油，及額外餡料，無形中會多攝取了熱量。

因此建議三頓正餐以五穀根莖類為主，了解五穀根莖類食物的替換，配合多運動，及多喝溫開水，即可吃得健康，減得輕鬆！

◎林口長庚紀念營養師　◎健診及營養諮詢門診
◎中華民國營養師執照　◎糖尿病衛教學會營養師證照

洪玉娟

GI值統籌序

用對方法，減重輕鬆又健康！

現代人飲食日趨精緻，在尋求美味、享受外食時，如何吃得滿足，卻不需擔心體重增加？如何吃得飽足，卻不需忌口而造成營養失調，影響健康？

本書提供具科學根據的營養觀念，與健康減重的飲食說明，其中所附的各類食物GI參考值，可供減重瘦身者對照參考。並說明正確的食物選擇方法，及各種不同低胰島素飲食的建議，對減重族而言，是本內容實用的參考書籍。只要用對方法，減重超輕鬆健康！

◎林口長庚紀念醫院營養師　◎中華民國營養師執照
◎曾任膳管、腎臟、重症加護病房、減重營養師

謝宜珊

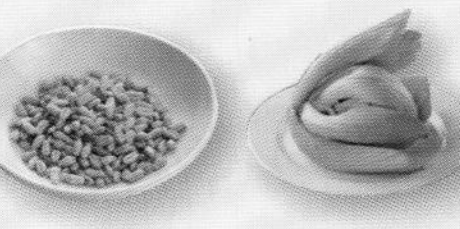
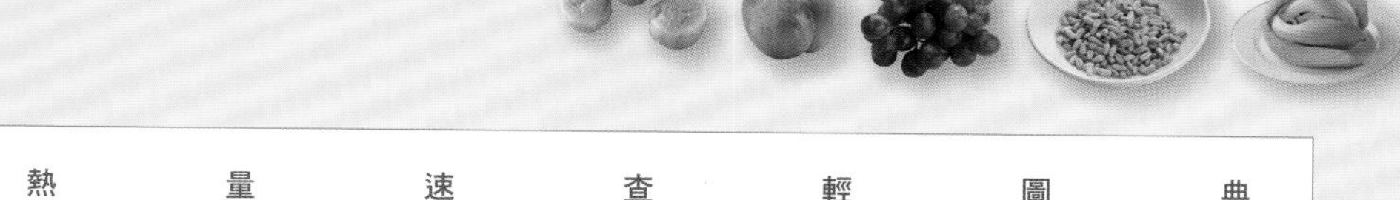

CONTENTS 目錄

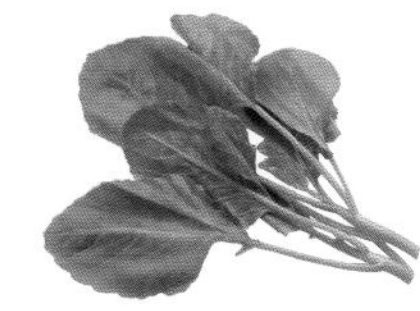

C O N T E N T S

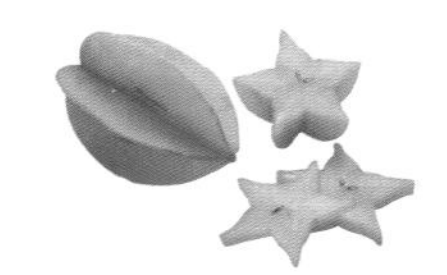

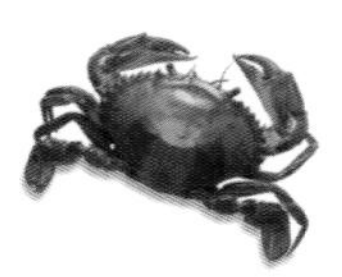

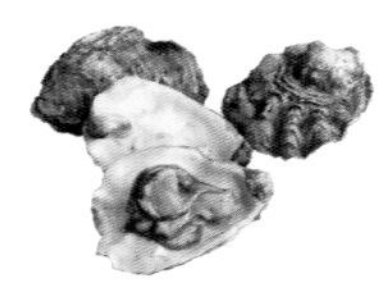

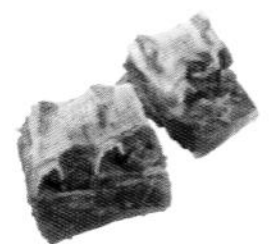

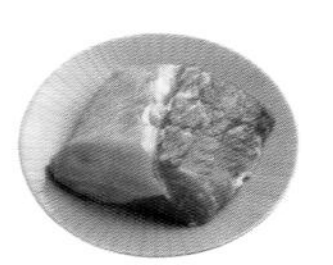

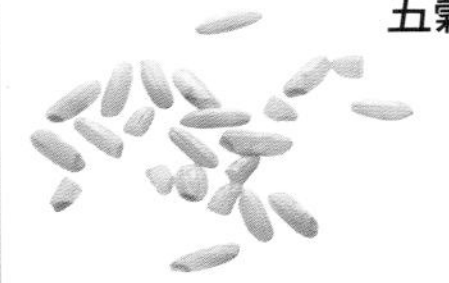

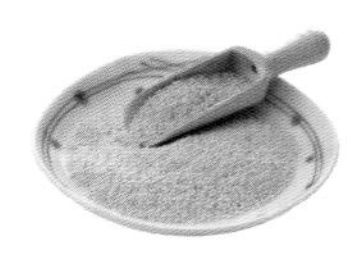

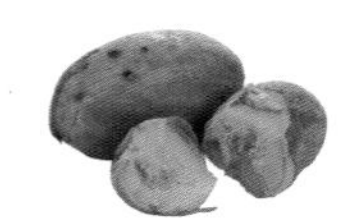

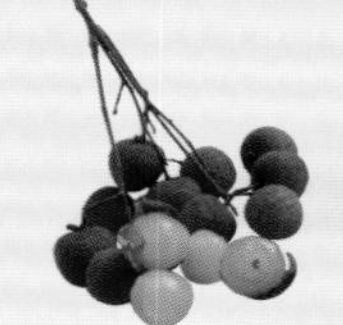
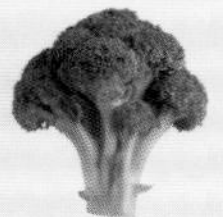
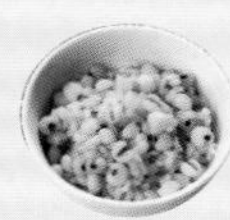
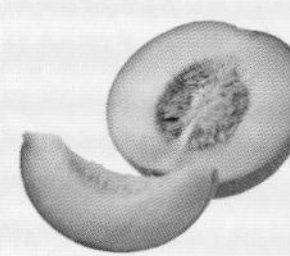

C O N T E N T S

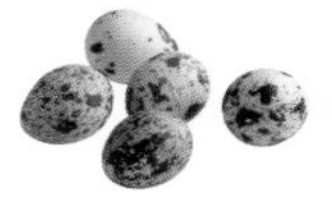
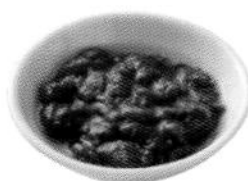

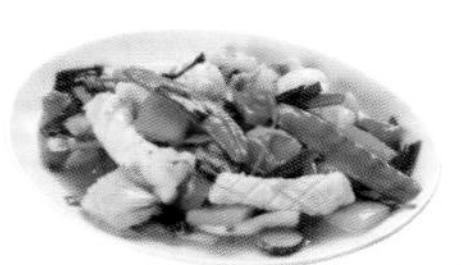
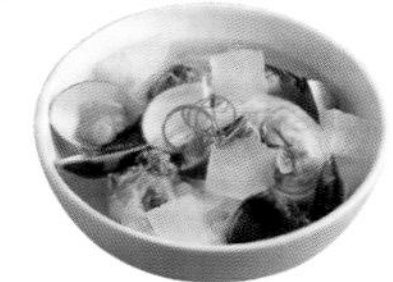

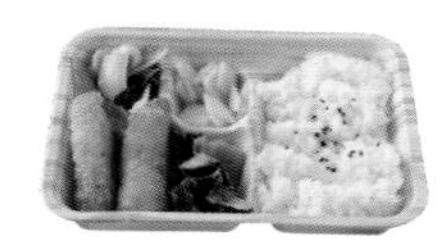

Part 1 營養瘦身大作戰

・諮詢指導/李青蓉（台北醫學大學附設醫院營養師）

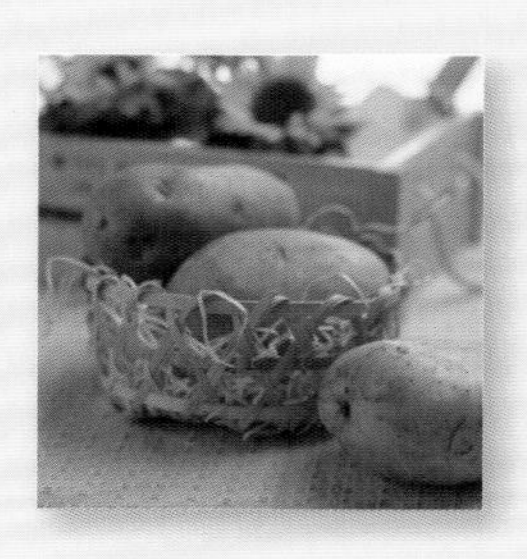

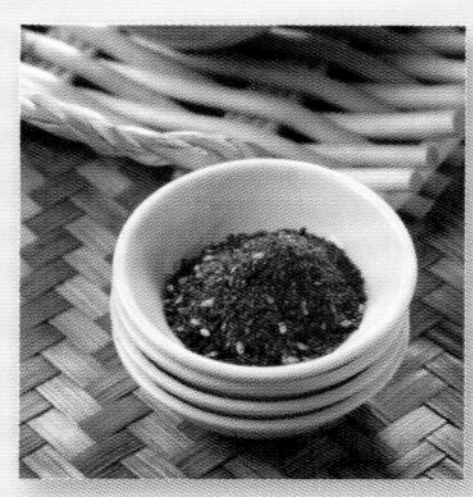

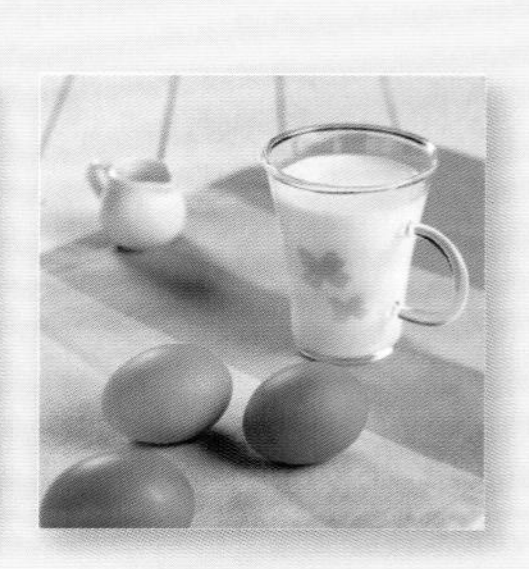

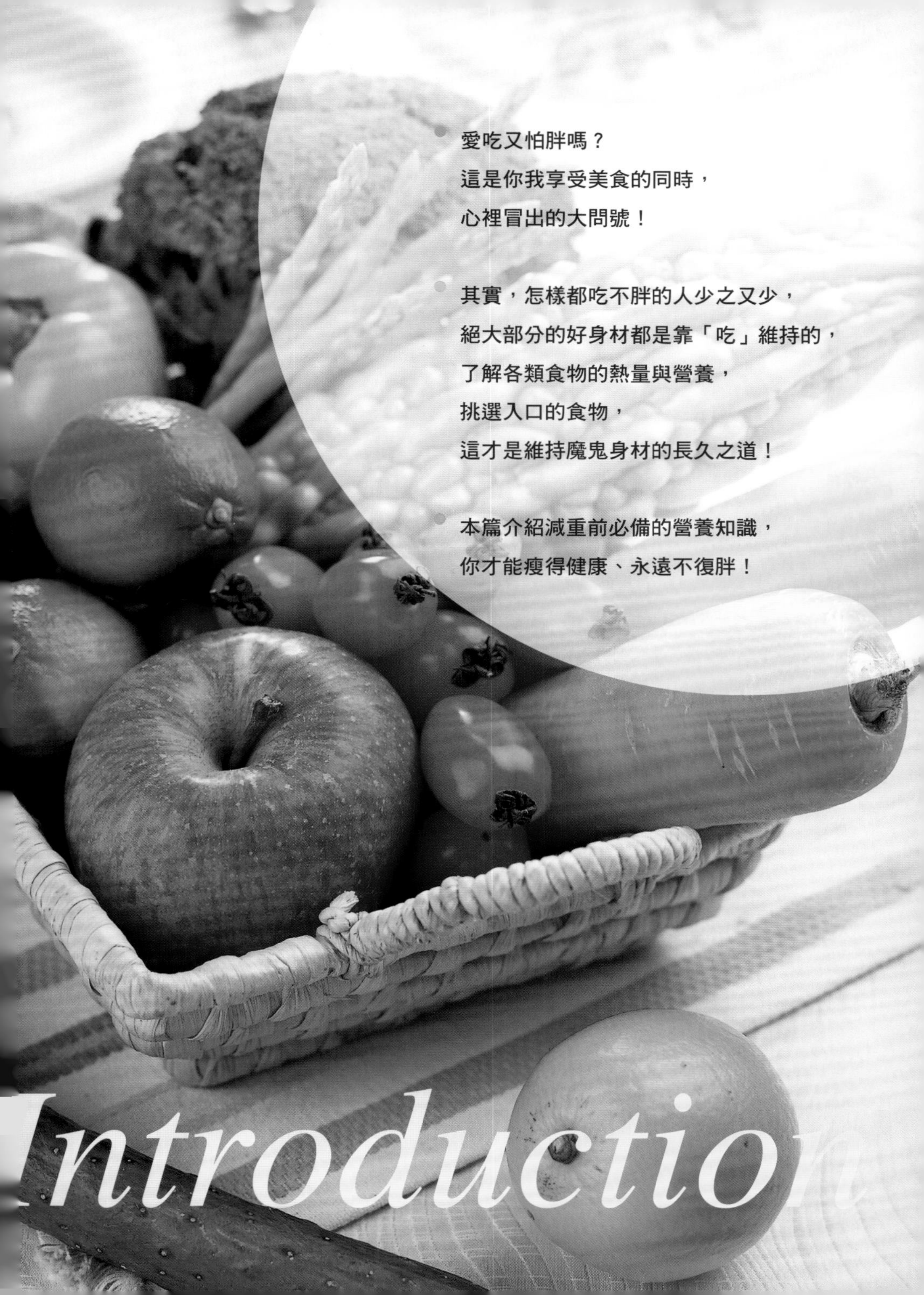

愛吃又怕胖嗎？
這是你我享受美食的同時，
心裡冒出的大問號！

其實，怎樣都吃不胖的人少之又少，
絕大部分的好身材都是靠「吃」維持的，
了解各類食物的熱量與營養，
挑選入口的食物，
這才是維持魔鬼身材的長久之道！

本篇介紹減重前必備的營養知識，
你才能瘦得健康、永遠不復胖！

Introduction

Introduction

PART 1 營養瘦身大作戰

我為何會肥胖？

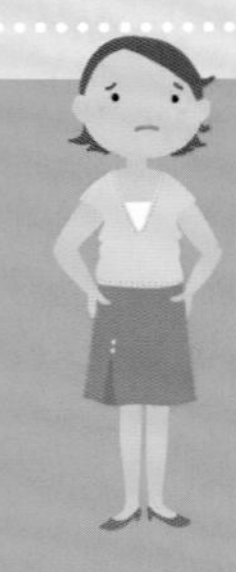

「我為什麼會胖啊？」這是許多想減肥的人，一定會有的疑惑，很多人都以為肥胖是因為吃多動少所造成，但除此之外，其實還有很多原因喔！一起來看看可能造成肥胖的原因吧！

肥胖原因1

熱量失衡為首要

中華民國肥胖研究學會曾指出，有95%以上的肥胖，是因為熱量失衡所造成。通常人體理想的狀態，是從食物中所攝取的熱量，剛好能夠供應每天活動所必須消耗的熱量，但如果吃了過多熱量高的食物，導致熱量吸收過多，身體就會將多餘熱量儲存到脂肪細胞內，就造成肥胖。

肥胖原因2

遺傳因子作祟

由於家族肥胖基因作祟，即使是正常飲食，也很容易造成肉肉的身材，而因遺傳造成的肥胖因素，除了會有身體基礎代謝率比一般人低，及脂肪細胞容量不同於平常人的現象外，也會有如甲狀腺素或性荷爾蒙分泌異常的狀況產生。但要強調的是，遺傳並不是絕對會造成肥胖的因素，它是混合了基因和不當生活習性等因素所產生的疾病。

而天生的胖胖族必須要注意的是，若體重超過理想體重20%，在減重前一定要請教醫生，若是因內分泌所造成，就必須先採用醫療方式控制後，再進行瘦身行動！

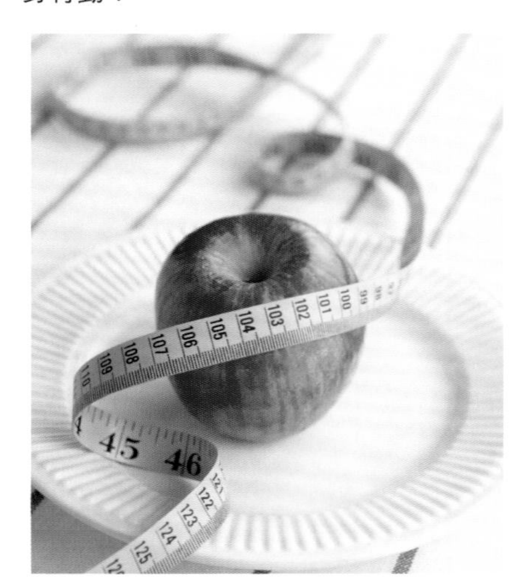

肥胖原因3

藥物和疾病所造成

常見造成肥胖的藥物有口服避孕藥、部分精神安定劑及抗組織胺，這些藥物容易有促進食慾，減緩腸胃蠕動，進而導致肥胖的現象。另外若長期服用類固醇（steroid），則會影響鈉的排泄，使水分滯留於體內，產生水腫現象，更可能會引發骨質疏鬆，呈現月亮臉，水牛肩現象，還可能有啤酒肚，使得體重大幅上揚。

至於疾病造成的肥胖有，甲狀腺機能低下，由於新陳代謝慢，消耗熱量少，進而有肥胖現象，另外生長激素分泌異常，或憂鬱症所造成的飲食失調，及服用抗憂鬱藥物，也都可能會使體重有不正常的波動現象。

肥胖原因4

無法逃脫的中年肥胖夢魘

隨著年齡增長，身體代謝率會逐漸降低，所需熱量也會減少，通常每增長1歲，男性就會減少7大卡，女生則是5大卡，而每增加10歲，基礎代謝率就會下降2%，所以如果你食量沒變，又不運動，或運動量沒有增加，身體就無法燃燒多餘熱量，在不斷囤積的過程中，體重也就直線上升了！

除了以上之外，女性變胖的原因，還有更年期，在停經後，因為基礎代謝率減少，食量增加，所以也會造成肥胖！

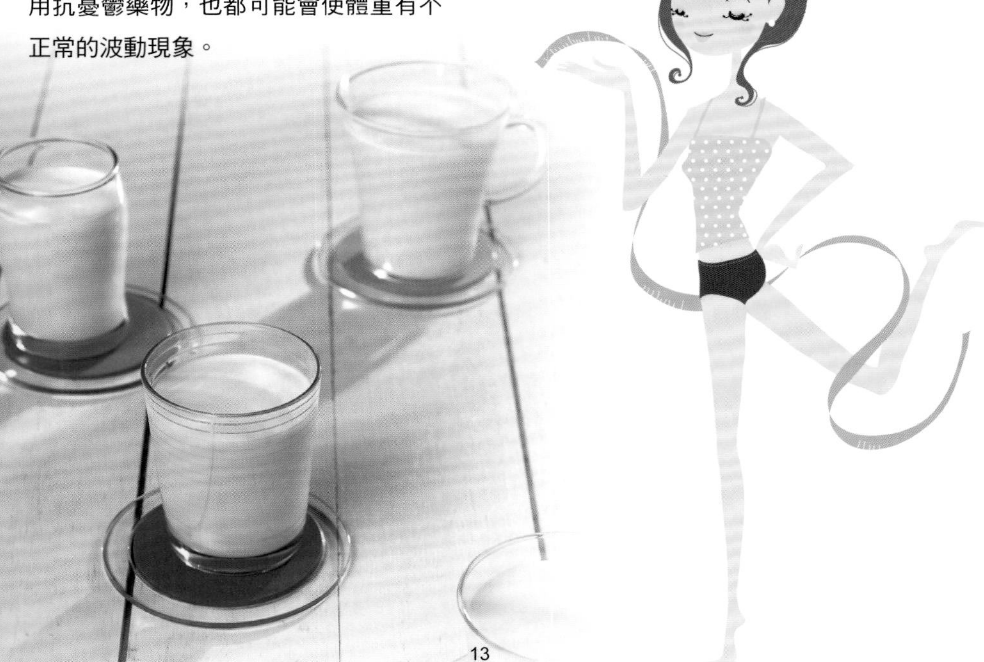

營養瘦身大作戰

我是胖子嗎？

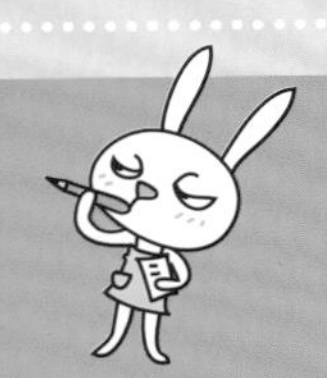

不少人常疑惑，到底自己是否真的肥胖，還是只是對體態過於嚴厲的要求，認為只要沒穿下小一號的衣服就是胖，本章將告訴你，你是真的胖胖族，或只是庸人自擾！

在減重瘦身前，必須認識「理想體重」中的「體重」概念，所謂的體重為「身體所有器官重量的總和」，而體重變化，則反映出身體的熱量平衡狀態，也代表身體組成分的變化。一般來說正常人體內約有1/4是體脂肪，因適量脂肪可保護人體脆弱的內臟器官，使其不移動，達到固定作用，脂肪有存在的必要性。

另外要有的一個認知是，雖然有人會將體重超出平均理想15%～20%以上的人歸類為胖胖族，但是體重過重並不是就表示肥胖，有以下幾種計算體重的方式，趕快來算看看自己的體態吧！

評估肥胖的常見的方法有→理想體重、BMI、體脂肪率

理想體重如何計算？

這是利用身高來計算，是很常見的計算方式，優點是計算簡單，若計算結果超過10%，就是過重，超過20%就屬於肥胖。要注意的是，用此算出的標準體重，會比BMI的算法少1～2公斤。

理想體重（男性）＝（身高（cm）－80）×0.7
理想體重（女性）＝（身高（cm）－70）×0.6

什麼是BMI？

BMI是身體質量指數（Body Mass Index）的縮寫，是衛生署與醫學界最常作為評估肥胖的標準，這是採用體重及身高相對關係，來作為定義肥胖程度的指標。

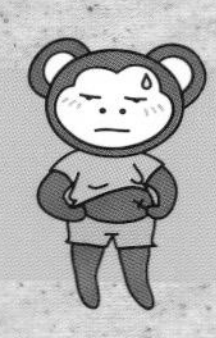

★如何計算BMI？

$$BMI=\frac{體重}{身高(m)\times身高(m)}$$

例如：美美58公斤，168公分，她的BMI值＝ $\frac{58}{1.68\times1.68}$ ＝20

解讀BMI： 理想的體重，是BMI＝22，在此數值10%之內，仍屬於標準，如果超過理想體重10～20%，則屬於過重，超過20%即為過胖。

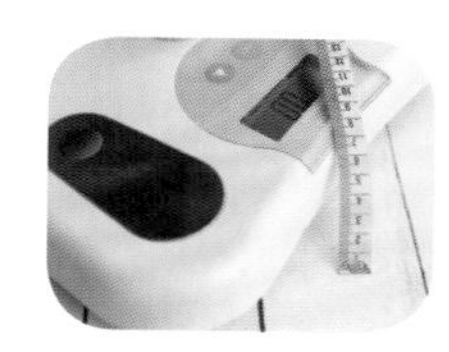

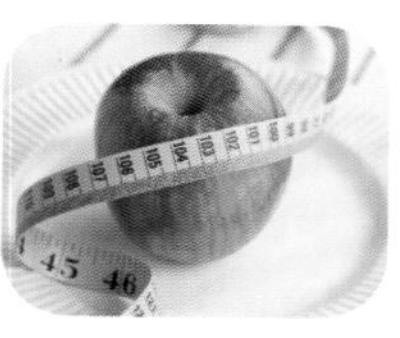

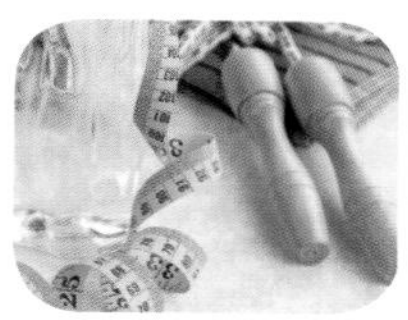

從 BMI 看肥胖及健康！

體重範圍	肥胖判定	身體質量指數BMI（kg/m² ）	BMI與健康的關係
體重過輕		BMI ＜ 18.5	可能會產生腸胃病症或厭食症等疾病
正常範圍		18.5 ≦ BMI ＜ 24	理想狀態
異常範圍	過　重	24 ≦ BMI ＜ 27	如有潛伏性的危險因子，容易誘發
	輕度肥胖	27 ≦ BMI ＜ 30	增加罹患心血管疾病和糖尿病的風險
	中度肥胖	30 ≦ BMI ＜ 35	已為心臟病、高血壓等心血管與糖尿病的高危險群
	重度肥胖	BMI ≧ 35	

＊衛生署以BMI ＝27，或女生腰圍超過80公分，男生腰圍超過90公分，為肥胖切點。

量身訂作的一日熱量計算

一般成人的體重與活動量，女性一天約需要1500～1800kcal（大卡），男性約需2000～2300kcal，但是如果是想要減肥的人，沒靠運動，一天則要為減為1000～1200 kcal（大卡），男性約需1500kcal。但我們先來依照活動量高低，算出自己的一天熱量需求。

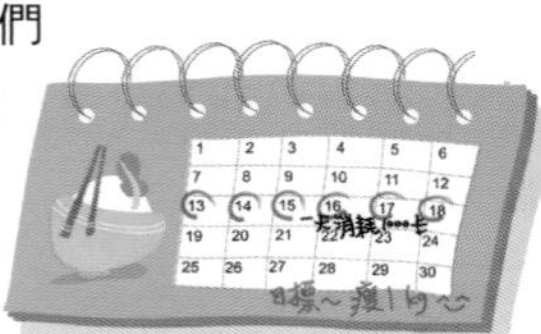

活動量 \ 體型	體重過胖及肥胖者	正常體重者
輕度活動量	25大卡 x 正常體重	30大卡 x 正常體重
稍輕度活動量	30大卡 x 正常體重	35大卡 x 正常體重
中度活動量	35大卡 x 正常體重	40大卡 x 正常體重
高度活動量	40大卡 x 正常體重	45大卡 x 正常體重

以活動度高低建議熱量

年齡（歲）	活動量	熱量（kcal）	
		男	女
19～	輕度	1950	1600
	稍輕度	2250	1800
	中度	2550	2050
	高度	2850	2300
31～	輕度	1850	1550
	稍輕度	2150	1800
	中度	2450	2050
	高度	2750	2300
51～	輕度	1750	1500
	稍輕度	2050	1800
	中度	2300	2050
	高度	2550	2300
71～	輕度	1650	1450
	稍輕度	1900	1650
	中度	2150	1900

資料來源：食品資訊網

如何判定自己的活動量？

輕度活動	從事輕度活動，如：看書、看電視、繪畫、駕駛等，另外如打電腦、與辦公事務等不會流汗者。
稍輕度活動	一天約 1小時不激烈的動態活動，如步行、伸展操、逛街、打掃收拾等。
中度活動	從事中度勞動量的工作，如站立工作者，護士、業務等。或是一天約 1小時較強動態活動，如快走、爬樓梯、舞蹈、騎腳踏車等。
高度活動	從事重度勞動量的工作，如：重物搬運的勞動者，或一天中約有 1小時激烈運動，如：游泳、登山、足球、網球等會大量流汗者。

如何計算體脂肪率？

所謂「肥胖」，主要是指一個人長時間的熱量攝取與消耗不平衡，造成體內脂肪組織囤積過多，讓體內脂肪超出標準量的結果。而「體脂肪率」是指附著在皮下或內臟等身體或器官的所有脂肪，其重量佔全身的比例。

而所謂的脂肪標準量，以男性而言，其體脂肪佔體重的10%～15%，女性則佔25%，如果男性超出25%，女性超出30%以上，就視為肥胖。目前體脂肪率通常要以標準體脂計測量，這是利用體內脂肪較不導電的原理，來測量體內脂肪的比例。一般而言，女性體脂肪率比男性高，但兩者的體脂肪率，都會隨著年齡的增長而增加。

除了利用標準體脂計測量，也可以用BMI來換算：

男性體脂肪率（%）＝

$$1.218 \times \frac{\text{體重}}{\text{身高(m)} \times \text{身高(m)}}$$

女性體脂肪率（%）＝

$$1.48 \times \frac{\text{體重}}{\text{身高(m)} \times \text{身高(m)}}$$

體態	年齡	男（體脂肪率）	女（體脂肪率）
理想體重	30歲以下	14%～20%	17%～24%
	30歲以上	17%～23%	20%～27%
稍微肥胖		25%～30%	30%～35%
中度肥胖		30%～35%	35%～40%
極度肥胖		＞35%	＞40%

PART 1 營養瘦身大作戰

了解營養，更有效幫助減肥！

減肥者首先想到的是減少食量，以為這樣即可減輕體重，其實先了解食物的熱量，選擇對的食物，才是真正降低熱量攝取。也須營養均衡，才能瘦得健康美麗！

每日所需營養成分（飲食金字塔）

一般常見的每日所需營養成分，在國外是以飲食金字塔呈現，但在台灣可是梅花圖喔！且更比飲食金字塔明確標出每日均衡飲食建議量，讓人一目了然！

奶類1~2杯
水果類2個
五穀根莖類3~6碗
蔬菜類3碟
蛋豆魚肉類4份
油脂類2~3湯匙

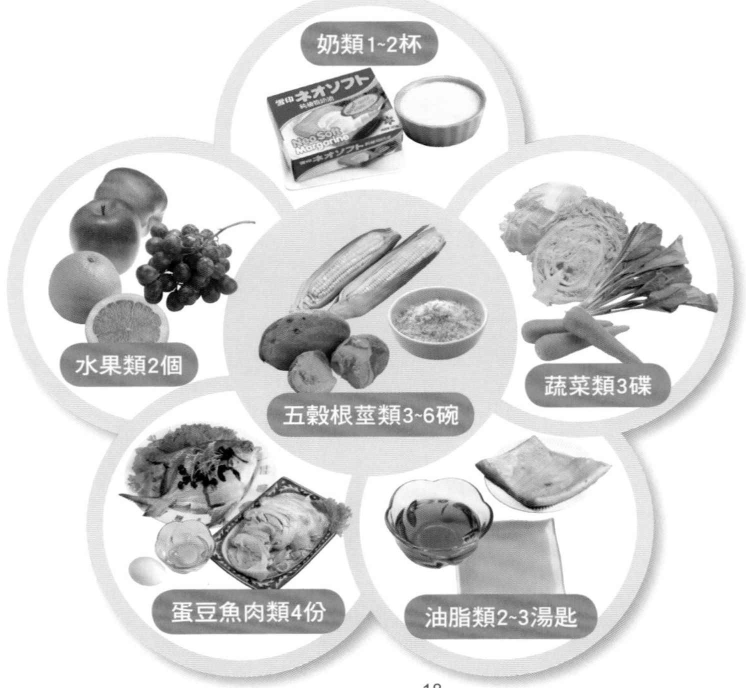

1. 五穀根莖類

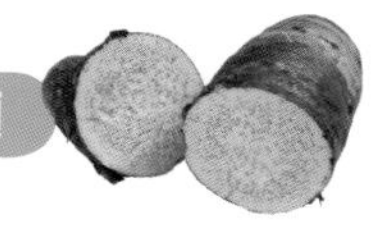

作用：

主要提供醣類及部分蛋白質。如果選擇全穀類，則含較多的維生素B群及纖維素等。

每日均衡飲食建議量：

可從米飯、麵食、麵條、麵包、饅頭等中攝取，每日3～6碗。例如飯1碗約200克；或吐司麵包4片；或中型饅頭1個。

2. 奶類

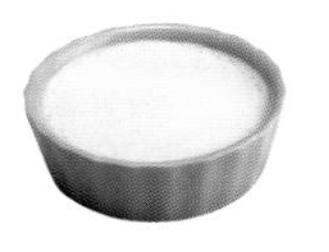

作用：

主要提供人體蛋白質及鈣質。

每日均衡飲食建議量：

1～2杯，例如牛奶1杯約240c.c.，或乳酪1片約30克。

3. 蛋豆魚肉類

作用：

是提供人體主要的蛋白質來源。

每日均衡飲食建議量：

可於肉類如雞蛋、鴨蛋；豆類如黃豆、豆腐、豆漿、豆製品；海產類如魚類、蝦類、貝類；肉類如豬肉、牛肉、雞肉、鴨肉等攝取，每日4份。每份如豆腐1塊約100克；或豆漿1杯約240c.c.或蛋1個；肉或家禽或魚類1兩約30克。

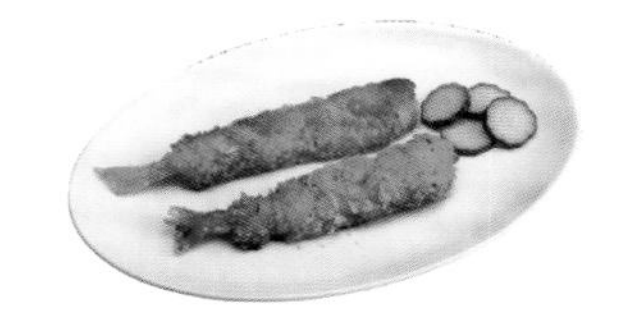

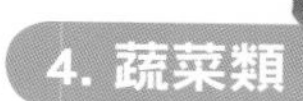

4. 蔬菜類

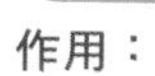

作用：

主要提供人體維生素、礦物質及膳食纖維。

每日均衡飲食建議量：

蔬菜種類繁多，一般而言深綠色、深黃色的蔬菜，其中的維生素及礦物質含量比淺色蔬菜多。建議每日吃3碟，每碟約100克。

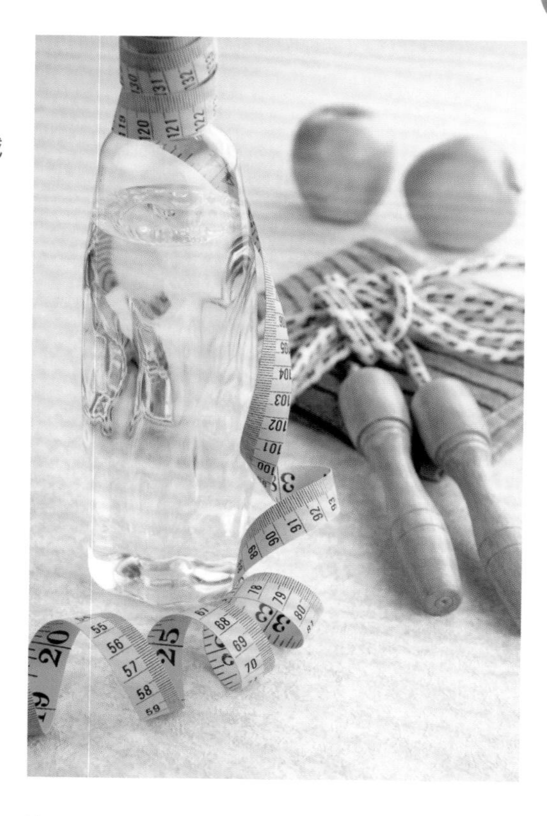

5. 水果類

作用：

主要提供給人體維生素、礦物質及部分醣類。

每日均衡飲食建議量：

每吃2個，每個如中型橘子1個（100克），或番石榴1個。要注意的是，每天的水果中，最好都有1個是屬於枸櫞類水果，如橘子、柳橙等。

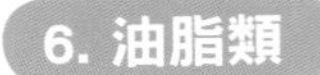

6. 油脂類

作用：

是主要提供人體脂質的來源。

每日均衡飲食建議量：

可從沙拉油、花生油、豬油等中攝取，每日2～3湯匙，一湯匙油為15克。

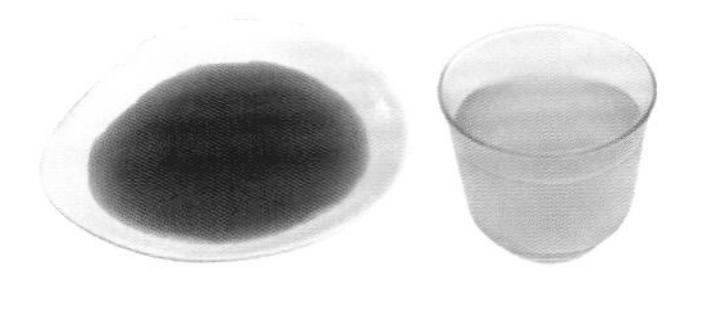

如何決定每日飲食需要量？

食物類別	你的生活活動強度				份量說明
	低	稍低	適度	高	
	1550 (kcal)	1800 (kcal)	2050 (kcal)	2300 (kcal)	
五穀根莖類（碗）	2.5～3	3	3.5	4	1碗=飯1碗=麵2碗=中型饅頭1個=薄片土司麵包4片
奶類（杯）	1～2	2	2	2	1杯=240c.c.
蛋豆魚肉類（份）	2～3	3	3.5	4	1份=熟的肉或家禽或魚肉30克（生重約1兩，半個手掌大）=蛋1個=豆腐1塊（4小格）
蔬菜類（碟）	3	3	4	4	1碟=蔬菜100克（約3兩）
水果類（個）	2	3	3	3	1個=橘子1個=土芭樂1個
油脂類*（湯匙）	2	2	2.5	3	1湯匙=15克烹調用油

*油脂類食物一般由烹調用油即可獲得，不需要另外攝取。

資料來源：食品資訊網

什麼是卡路里？

卡路里（calories）是一個代表熱量的單位，是指吃進去的食物在經過分解後，會以熱量的形式釋放出能量，如果熱量超過身體所需，就會在體內以脂肪的方式囤積在體內，所以可借用卡路里來估算飲食中產生熱量的多寡，藉以達到控制體重，進而瘦身的目的。

卡路里的計算

目前的卡路里的計算單位為「大卡」，1大卡＝1000卡。

在食物的六大營養素中，會提供熱量的營養素是醣類（碳水化合物）、脂質、蛋白質，至於酒精，也會產生熱量，但是不屬於營養素，而這些成分所產生的熱量是，醣類4大卡、蛋白質4大卡、脂質9大卡、酒精7大卡。

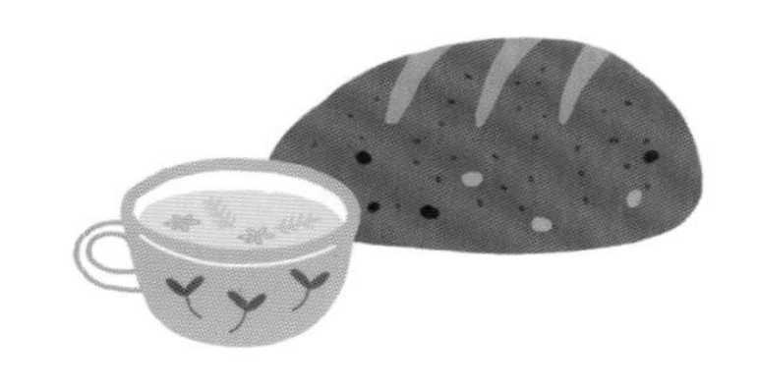

因此在計算食物中的熱量時，要先了解其中熱量營養素的重量，再以下列公式計算：

熱量（大卡）＝
脂質克數×9＋醣類克數×4＋蛋白質克數×4＋酒精克數×7

例如：全脂牛奶
其脂質8克、蛋白質8克、醣類12克
全脂牛奶熱量＝8×9＋8×4＋12×4=152大卡

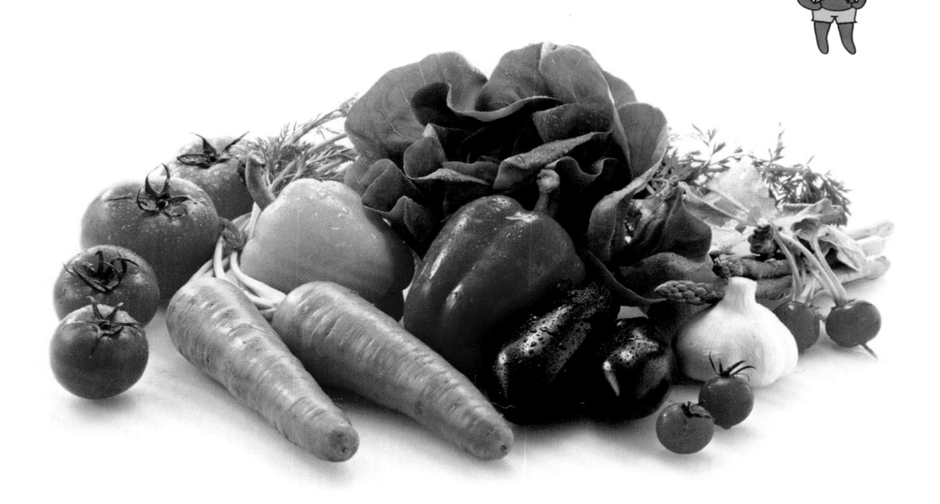

與減肥有關的營養知識！

什麼是膳食纖維？

飲食中的纖維，通稱為「膳食纖維」，主要存在於蔬菜、水果、穀類（如：麥、糙米、燕麥）和豆類或乾豆類，核果類、種子類中。它屬於多醣類的一種，通常是在人體消化道中，如纖維素、半纖維素、果膠、樹膠、木質素等，屬於不能被消化吸收，且不提供熱量的物質，所以沒有辦法被稱為營養素。但卻可以幫助人體刺激腸道蠕動，幫助排便，預防便祕及腸癌，也能降低血清膽固醇，更因為其中的水溶性的纖維素，可以延緩糖尿病病人血糖上升之速度。

為何能幫助減肥？

膳食纖維之所以能幫助減肥，主要是因富含膳食纖維的食物，低熱量又低脂，加上需要有較長的咀嚼時間，吸水性強，故可增加飽足感。所以能幫助人減少攝取不必要的熱量，且又因可結合大量的水分，亦能達到清除宿便的作用。而膳食纖維的一般建議量，為每日攝取20～30克，而攝取時，建議從天然食物中攝取。

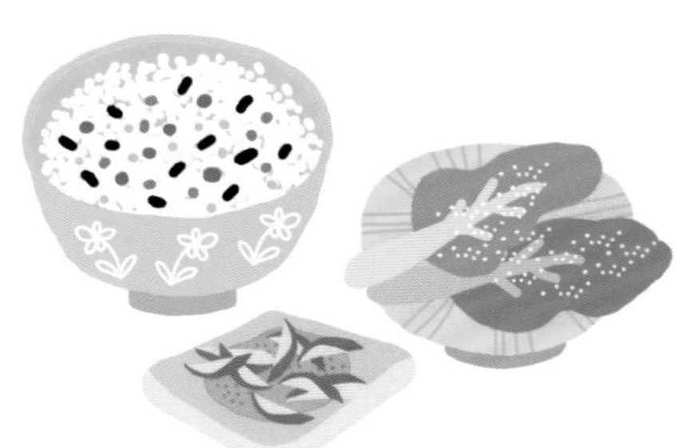

膳食纖維可分為兩種：

1. **水溶性纖維：**可以從全穀類，乾豆類、蔬菜、水果中攝取，主要功能為調整醣類和脂質代謝，降低血清膽固醇，預防心臟病。
2. **非水溶性纖維：**可以從全穀類、小麥麩、全麥麵包、蔬菜中攝取，主要功能為藉其吸收水分的特性，達到預防便祕的作用，並可促進腸胃蠕動的功能，以縮短食物在大腸中滯留的時間，減少有害物質被吸收。

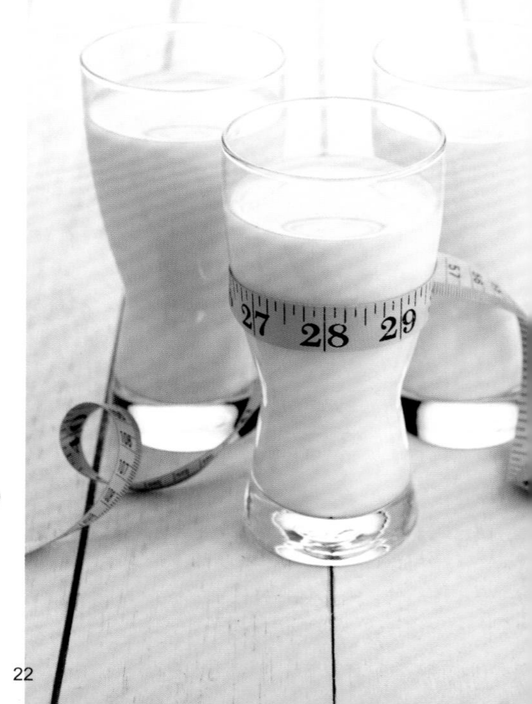

什麼是GI值？

GI值為「升糖指數」或「升血糖指數」，是Glycemic Index的簡寫，是過去為了糖尿病病患所用的一種計算單位，根據吃下的食品，利用科學儀器，觀測血液中血糖濃度增加的快慢，和升高的程度，及胰島素的變化，訂定出各種食品的「GI值」，進而被採用為減重食物的依據，成為「低胰島素（低GI）瘦身法」。目前定義為低於50者為低GI食物，高於60者為高GI食物。

何謂「低GI瘦身法」？

這種瘦身法的原理，在於食用高GI（即高糖飲食）後，會使胰島素快速增加，刺激胰島素分泌，使血糖急速下降，易產生飢餓感，更會促成脂肪合成，使脂肪分解力降低，導致肥胖，而若食用低GI食物，會減緩胰島素分泌過度，體脂肪不易產生，就能瘦身。

但並不是盡吃些低 GI食物就會瘦，因很多食物雖然低GI，但熱量卻都很高，而減重的目的，是以減少熱量攝取為前提。在均衡飲食下，選擇GI值60以下的食物，並遠離油炸與高糖分食物，多吃高纖、未精緻加工的食物，能夠延長飽足感。

本書GI值的使用法！

謝宜珊營養師表示，GI值只是選擇主食的方法，故蔬菜、魚、肉類等含的醣類非常低，是無法測量GI值的，因此「無」並不是不含，而是表示並未提供數據。

食物有酸鹼性？

食物酸鹼性，是將食物經消化吸收後，於體內代謝的結果，若在代謝後，產生較多的硫酸根、氯離子或磷酸根等離子，就表示易在體內形成酸性；若產生較多的鈣、鎂、鈉、鉀等離子，就易在體內產生較多的鹼，造成鹼性反應。而這些酸、鹼反應，都和食物中所含的礦物質有關。食物的酸鹼程度可藉由實驗，將食物乾燥燒成灰後，進行酸鹼測試，磷、硫、氯元素較多的食物就是酸性，如蛋肉類等。而鉀、鈣、鈉、鎂、鐵等元素較多的即是鹼性，如蔬果。

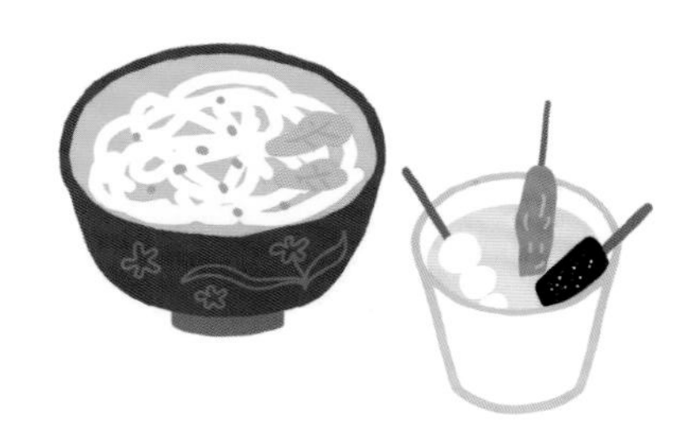

動物性食物中，除牛奶外，多半是酸性食品；植物性食物中，除五穀雜糧、豆類外，多半是鹼性食物；而調味料如鹽、油、糖，或如咖啡、茶等飲料，則屬中性。

食物的酸鹼，對健康有影響嗎？

正常人血液中的酸鹼度是弱鹼性，約為pH7.35～7.45，只要保持在此狀態，可讓體內各種生化作用達到最大的工作效能。因此有人認為，食物的酸鹼會對身體造成極大影響。但是雖然人體血液與體液的酸鹼值只要稍有改變，就會造成新陳代謝失調，但人體本有完善的酸鹼緩衝系統，可讓體液保持一個恆定酸鹼值，更能緩衝酸鹼食物帶來的影響。所以食物的酸鹼，對身體所造成的影響非常微小。

不過，以健康的觀點出發，能酸鹼平衡是最好的，因長期吃過酸或過鹼的食物，都會造成營養失衡，因此少吃些肉，多吃些菜是對的，但千萬不要將食物以「酸鹼」二分為「好壞」，就太矯枉過正了！

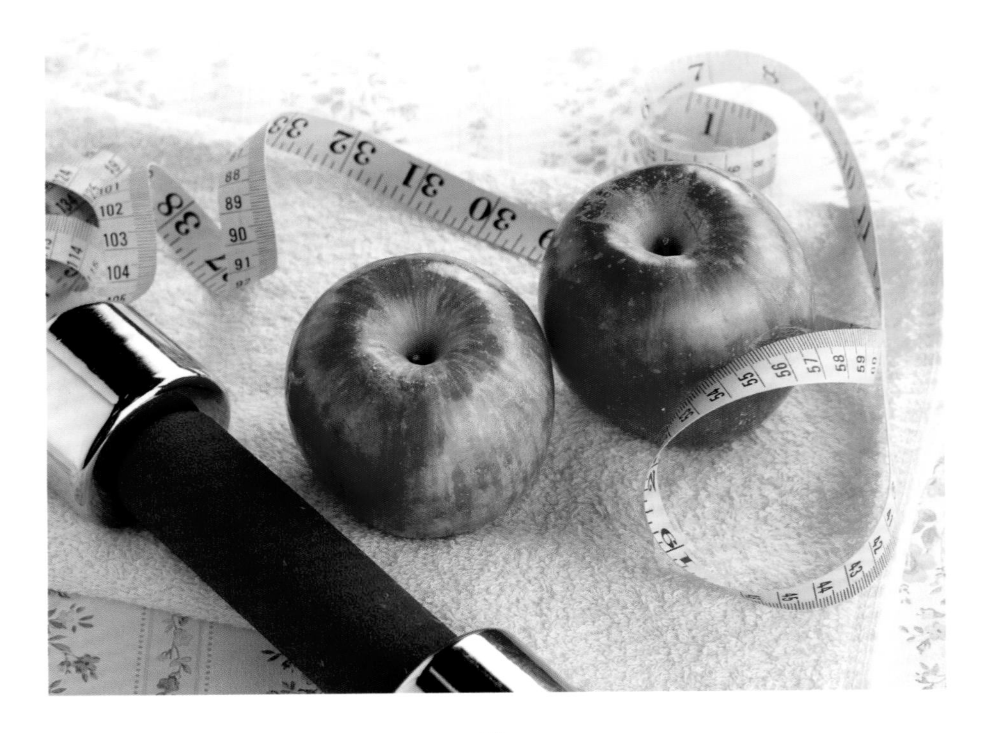

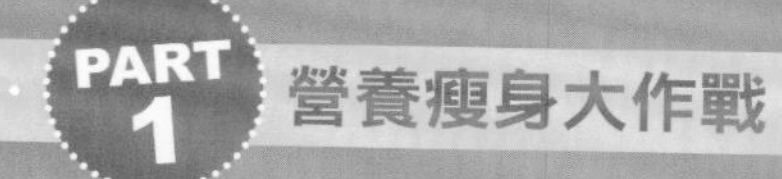

一天1200大卡的減肥大作戰！

如以熱量攝取為減肥的第一考量，1200大卡為最低限度，一起努力變成窈窕美人吧！

雖然每個人減重時最合適的熱量都不同，並可依減重狀況做調整，但北醫附設醫院營養師李青蓉表示，女性減重時光靠節食，每日應攝取1000～1200大卡為最高限度，男性為1200～1500大卡，而1200大卡，則是每天所需要攝取的最低熱量，這裡就以1200大卡作為減肥大作戰的首要目標囉！

如何分配每餐熱量？

以節食作為減重重點時，六大類均衡攝取，且進食份量，應先以早上為重點，依次遞減至晚餐，以下就以一天1200大卡，作為食物份量分配的例子：

「1份」的份量是多少呢？

◎ **五穀根莖類：**一碗的白米飯，是4份，所以1份是1/4碗。

◎ **奶類：**1杯是1份。

◎ **蔬菜類：**1碟是1份。

◎ **水果類：**1個是1份。

◎ **油脂類：**1湯匙是1份。

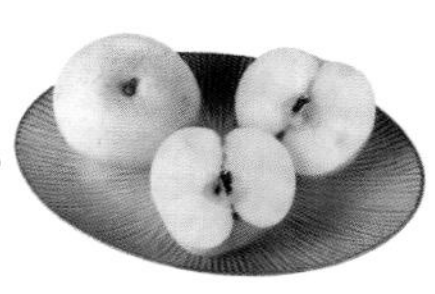

類　別	份量	早餐	早點	午餐	午點	晚餐
五穀根莖類	6.5份	2份		2份		2.5份
蛋豆魚肉類	4份	1份		1.5份		1.5份
奶類	1份	1份				
蔬菜類	3～4份	1份		1份		1份
水果類	2份		1份		1份	
油脂類	2份			1份		1份

最有助於減肥的飲食搭配法

瘦身時一定要選擇多樣食物，不要單吃某一大類的食物，要注意營養均衡，且禁止吃高熱量、甜膩、油炸的食物。也要避免含脂比例高的食物，如豬皮、五花肉。選擇油脂時，不要使用動物性油脂，應用植物性油脂，並多吃高纖維食物。

初期減重時，應先以現有的攝取熱量，每天減少300～500大卡，循序漸進，以免弄壞身體。且細嚼慢嚥，每口至少咀嚼20次，除可增加飽足感，也可避免吃太多。

錯誤節食法！

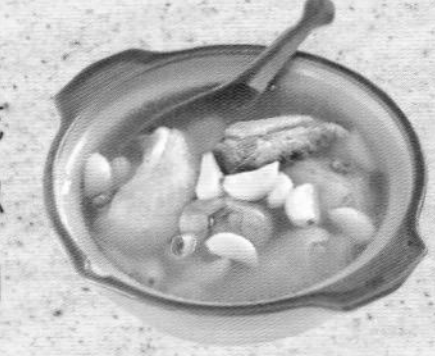

1. **吃肉減肥法：** 又稱為「高蛋白質減肥法」，只吃肉不吃澱粉，認為肉類能促進新陳代謝，所以能減重，但卻忽略了肉類富含膽固醇與三酸甘油酯，若長期食用高蛋白的肉類，會營養不良，更可能酸中毒。
2. **減肥藥瘦身法：** 有人為了快速瘦身會吃減肥藥，但一些如安非他命、利尿劑，雖可抑制食慾，長期食用卻可能罹患糖尿病、痛風，破壞腎功能。目前合法藥物為諾美婷，但仍有噁心、便祕、失眠等副作用，服用前請三思！
3. **南灘減肥法：** 結合吃肉減肥法、低GI減重法和低熱量均衡飲食法（每天減少攝取熱量300～500大卡），方法為先實行2週吃肉減肥法，再進行2～4週低GI減重法，最後實行低熱量均衡飲食法，雖然效果驚人，但體重迅速下降，可能造成身體負擔。
4. **水果減肥法：** 曾流行三餐不限量，七日鳳梨餐或三日蘋果餐的減肥法。雖然鳳梨纖維素高，易有飽足感，但吃多了卻可能會刺激口腔黏膜，造成潰瘍。而蘋果雖利用其所含的果膠，以自然通便的方式減重，但很難堅持到三天，且會營養失衡。

營養瘦身大作戰

飲食搭配運動，瘦身更有效！

雖然飲食控制是減肥首要，但有了持之以恆運動的輔助，才可促進體脂肪燃燒，達到減重事半功倍的效果，所以要瘦就要動喔！

若光靠節食不運動，長期下來會使得肌肉耗損，讓肌肉中會利用醣類和脂肪酸燃燒的「粒線體」失去作用，降低新陳代謝率，讓減重效果與體力下降，因此每天保持200～300大卡的消耗量，每週進行3次如游泳，慢跑等有氧運動，且持續30分鐘，才能有效果，若要更精確，則最好運動時每分鐘心跳數，要達到130下，也就是要達到最大心跳速的65%～85%為最佳（最大心跳率＝220－年齡）。

測量心跳時，要將左手食指與中指，擺放在右手橈骨動脈處，測量每10秒的心跳數，再將所測的數字乘以6，就是每分鐘的心跳次數。

我的美麗瘦身大計！

要減輕1公斤，需要消耗多少大卡呢？答案是要消耗7700大卡的熱量。若每天減少攝取500大卡，15天後可減少1公斤，6個月後就可減少12公斤囉！

如果以一個月要瘦4公斤為例：則

7700大卡×4（公斤）＝30,800大卡

➜一個月共要消耗30,800大卡

$$\frac{30,800（大卡）}{30（天）}＝約1027大卡$$

➜一天要消耗1027大卡

由於一天最低限量的飲食需要1200大卡，若要健康地瘦，一個月瘦4公斤，光靠節食幾乎是不可能，若僅節食，則最理想的瘦身體重，應為一個月2公斤，如下頁：

7700大卡×2（公斤）＝15,400大卡
➜ 一個月共要消耗15,400大卡

$$\frac{15,400（大卡）}{30（天）}＝約513大卡$$

➜ 一天要消耗513大卡

但由於每天運動消耗500大卡，一週約可減輕0.5公斤，以70公斤為例，若每天依照現在攝取的熱量，減少513大卡，每天游泳半小時，約可消耗500大卡，那麼一個月瘦4公斤不成問題，但要選對運動和飲食，且要持之以衡！

現在趕快算出每天應需消耗的熱量後，對照每天應運動消耗熱量表，與應攝取的食物表，魔鬼身材垂手可得！

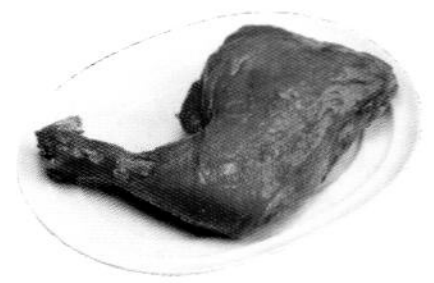
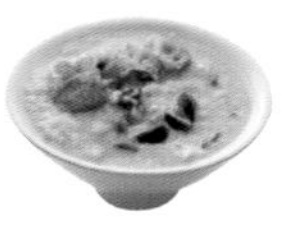

運動消耗的熱量表（每10分鐘）

只要看自己的體重，落在哪一個區間，就能以大概的接近值做參考，找出運動10分鐘會消耗的熱量。

運動項目/體重	50公斤	55公斤	60公斤	65公斤	70公斤
一般家事	34（大卡）	38（大卡）	42（大卡）	46（大卡）	50（大卡）
走路（4公里/小時）	25.8	28.4	31	33.6	36.2
快走（6公里/小時）	36.7	40.3	44	47.7	51.3
跑步（10公里/小時）	78	85	94	97	100
搖呼拉圈	19	21	23	25	27
有氧舞蹈	42	46	50	54	59
羽毛球	42.5	46.8	51	55.3	59.5
網球	51.7	56.8	62	67.2	72.3
排球	42.5	46.8	51	55.3	59.5
跳繩	75	82	89	97	104
高爾夫球	30.8	33.9	37	40	43.2
蛙式游泳	99	108	118	128	138
自由式游泳	145	160	175	189	204

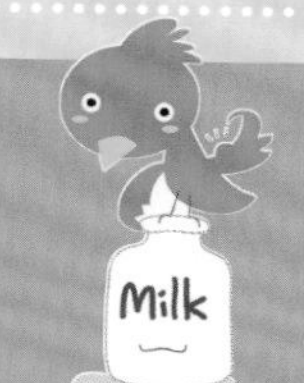

食物紅綠燈，幫你輕鬆瘦身！

將食物分類成3區，只要有簡單的概念，即可幫助你從日常飲食中，調整好飲食習慣，輕鬆變成瘦美人！

依據熱量，有人將常吃的食物，分成每天必須攝取的「綠燈食物」（又稱安全食物），需限量攝取的「黃燈食物」（普通食物），及只能偶而攝取的「紅燈食物」（危險食物），以下將常吃食材簡略分類，讓你在挑選食物時就有瘦身概念。

◎綠燈食物：

是指含人體必需營養素，特點是高營養、熱量較低、糖量較少，能促進身體健康，適合天天食用。

◎黃燈食物：

是指含人體必需的營養素，營養適中、熱量適中，但糖、脂肪或鹽分過高，是必須攝取限量的食物。

◎紅燈食物：

是指僅提供熱量、糖、油和鹽分，但其他必需營養素含量很少，且低營養、高熱量，只能偶而食用的食物。

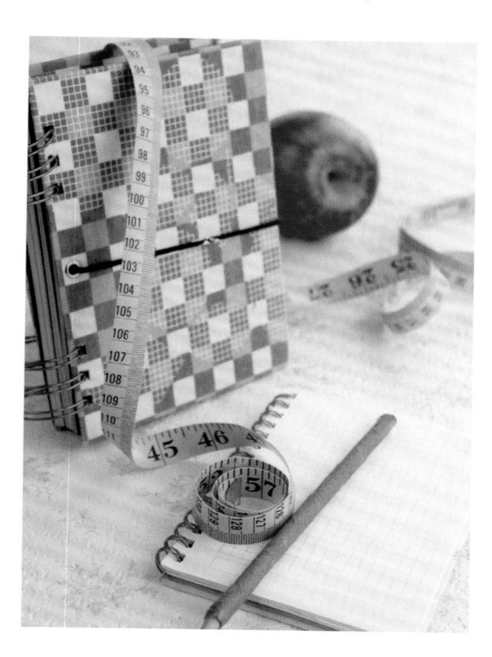

食物種類	綠燈食物	黃燈食物	紅燈食物
奶類	低脂奶、脫脂奶、無糖優酪乳、低脂乳酪。	全脂奶、調味奶、低脂乳、乳酪、奶昔、低脂優格。	霜淇淋、調味乳、煉乳。
蛋類	蒸蛋、水煮蛋、茶葉蛋、滷蛋。	皮蛋、鹹蛋。	炒蛋、荷包蛋。
豆製品	清漿、涼拌豆腐、滷豆乾。	含糖豆漿、紅豆湯。	油炸各式豆製品，如油豆腐、臭豆腐、豆包。
海產類	清蒸或水煮新鮮魚類及海鮮類。	油煎、炸或炒的魚或海鮮類、魚罐頭、魚鬆。	鹹魚。
肉類	燉、烤、蒸、滷或水煮的各種瘦豬肉、瘦牛肉、瘦羊肉，及去皮、去肥肉的雞、鴨、鵝肉。	煎、炒或炸的瘦肉類及家禽類、肉罐頭、肉鬆、西式火腿、貢丸。	中式火腿、培根、五花肉、臘肉、香腸、油漬罐頭。
五穀根莖類	糙米飯、稀飯、湯麵、烤番藷或馬鈴薯、水煮玉米、饅頭、土司。	碗粿、炒米粉、煎蘿蔔糕、年糕、馬鈴薯泥。	炒飯、炒麵、炸薯條、小西點、月餅、速食麵、油飯。
蔬菜類	水煮、涼拌蔬菜、少油炒蔬菜、生菜、泡菜。	油炒蔬菜、醃漬蔬菜。	油炸蔬菜。
水果類	新鮮水果、新鮮果汁。	水果沙拉、水果罐頭、乾果、100%果汁。	蜜餞、甜果汁、水果沙拉。
油脂類	如橄欖油、花生油、芥花油等含單元不飽和脂肪酸多者。或含多元不飽和脂肪酸多者，如葵花油、玉米油等。	杏仁、腰果、核果、堅果類等。	含飽和脂肪酸多者（如豬油、奶油、酥油、豬皮、雞皮等），花生醬等。
其他	開水、麥茶、無糖飲料、蒟蒻、仙草。	漢堡、披薩、海綿蛋糕、米果、醬油膏。	蜂蜜、洋芋片、蛋糕、糖果、巧克力、汽水、含糖飲料、沙茶醬、番茄醬。

Part 2

新鮮蔬菜

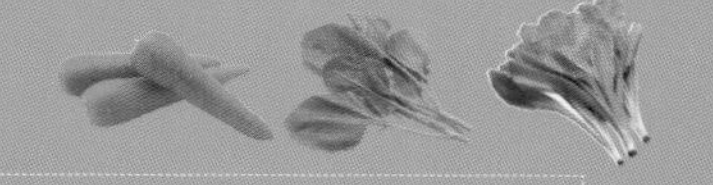

蔬菜不但熱量低，
營養又豐富，
是減重時的超級好幫手！

不妨利用低熱量的烹調方式，
多多食用蔬菜，
健康窈窕美人就是你！

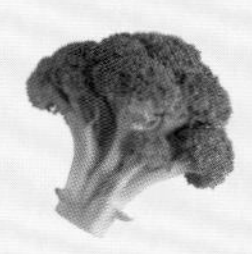

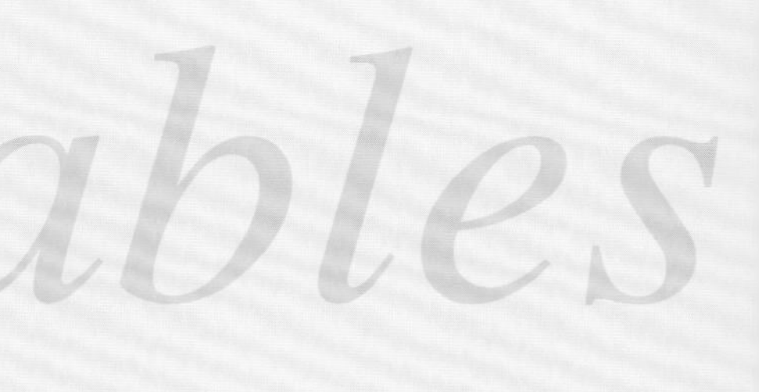

Vegetables

新鮮蔬菜 Vegetables
聰明吃，輕鬆瘦！

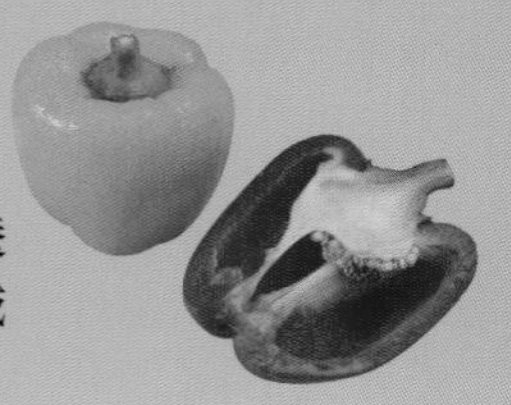

蔬菜富含多種營養素，不僅能維持身體正常機能，且具美容養顏功效。多吃蔬菜，營養又健康！但如何處理及烹調，才能減低熱量攝取，且不流失蔬菜的營養美味呢？

低熱量烹調訣竅

1.採汆燙、水煮、清蒸等方式烹調：烹調蔬菜一般以炒、燙、煮、炸等方式為主，但對減肥者，應採低熱量的料理方式，因此儘量採汆燙、水煮等方式，少用油炸及熱炒，以減少油脂及調味料的吸收；油炒也可以，只要減少用油量、加點溫水燜煮也是一種低熱量的烹調方式。

2.採生食方式：像是西生菜、苜蓿芽、小黃瓜、洋蔥、紫高麗菜等，不妨採生食，可嚐到天然滋味，且保留完整養分，同時達到低熱量攝取的目的，但菜要洗淨，也要注意農藥殘留。

3.連同葉片、外皮一起食用：有些蔬菜的葉片和外皮含有豐富的營養，像芹菜、胡蘿蔔等，可連同葉片、外皮一起食用。

不同烹調方式，熱量不同：
以烹調洋蔥為例（100克，1人份）
生洋蔥（約1碗）41 kcal
洋蔥湯（約1碗）74 kcal
洋蔥炒蛋（約1碗）135 kcal
炸洋蔥圈（約1碗）230 kcal
熱量
低
高

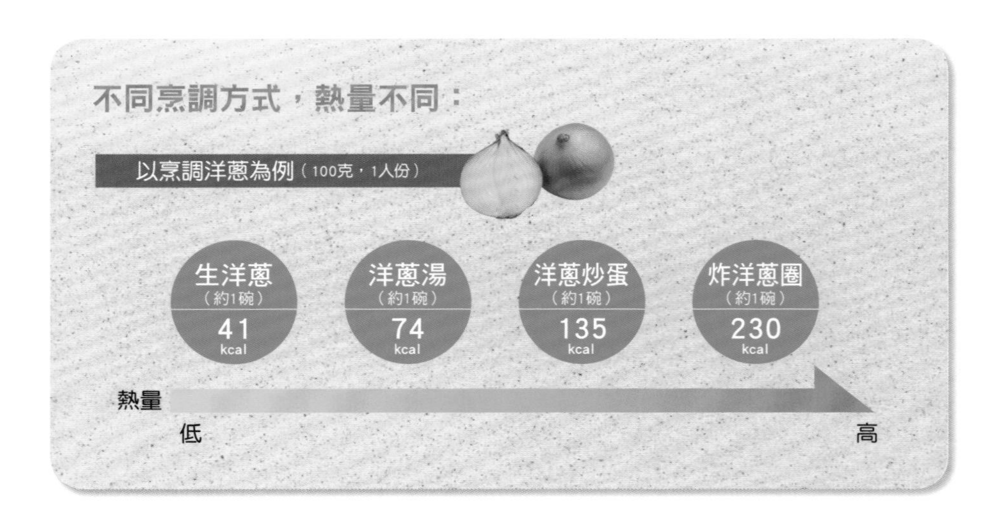

蔬菜中的營養寶庫！

蔬菜中含有豐富的維生素A、C及適量的維生素B群，並富含鐵、鈣、磷、鉀等各種人體必要的礦物質，可維持生理機能、增強皮膚抵抗力、防止皮膚乾燥、促進腸胃蠕動、增加新陳代謝，因此具有美容、減肥的效果。而不同蔬菜所含的營養素各有不同：

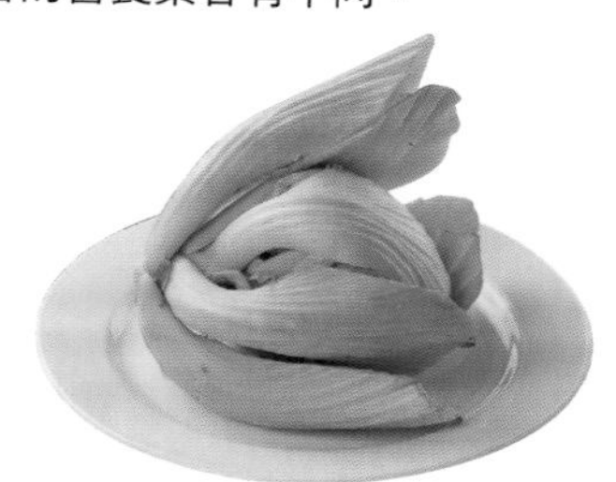

蔬菜中的營養寶庫！

營養素	功效	代表食物
維生素A	可以防止皮膚黏膜乾燥角質化，能有效提升人體免疫力。	胡蘿蔔、菠菜、韭菜、茼蒿、油菜、蘆筍、番藷葉、青江菜等。
維生素B1	缺乏易引起腳氣病，且使精神不濟、食慾不佳。	蘆筍、茄子等。
維生素B2	消除疲勞、協助體內進行氧化還原作用、維持呼吸道及皮膚的正常作用。	莧菜、番藷葉、空心菜、蘑菇、竹筍等。
維生素C	促進傷口癒合、提升免疫力、抗氧化及抑制黑色素增生。	芥藍菜、芹菜、花椰菜、菠菜、白菜、洋蔥等。
鐵	促進紅血球的生成、預防貧血、提升人體免疫力。	菠菜、莧菜、芥菜、茼蒿、紅鳳菜等。
鈣	促進骨骼及牙齒的發育、協助血液凝固、控制神經及肌肉的正常功能。	菠菜、莧菜、芥藍菜、芥菜、白菜等。
磷	調節身體酸鹼平衡，是骨骼及牙齒發育的主要成分。	洋蔥、莧菜、芋頭等。
鉀	維持正常的神經傳導作用、維持肌肉與心肌的正常收縮活動。	芹菜、豆芽菜、白菜、蘑菇、竹筍、茄子等。

新鮮蔬菜
Vegetables

新鮮蔬菜的熱量低、營養豐富，想減重的朋友不妨可以多食用，並取代其他高熱量的食物，瘦身也可以很美味又健康！

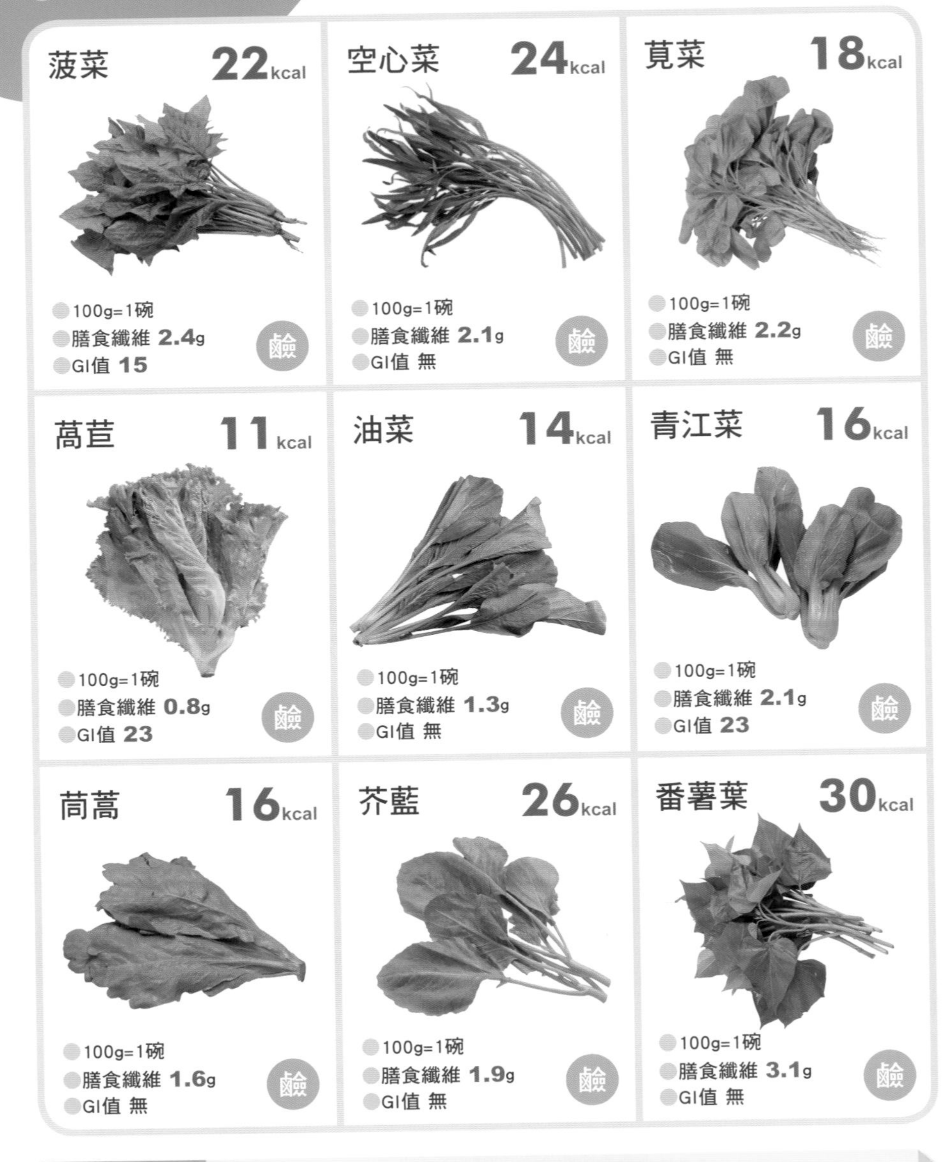

Diet's note 此處的一碗，是家中飯碗的大小，以一平碗為標準。

芥菜 19kcal	韭菜 27kcal	韭菜花 28kcal
100g=1碗 膳食纖維 1.6g GI值 無 鹼	100g=1碗 膳食纖維 2.4g GI值 52 鹼	100g=1碗 膳食纖維 2.3g GI值 無 鹼
韭黃 17kcal	**包心白菜 12kcal**	**小白菜 13kcal**
100g=1碗 膳食纖維 1.7g GI值 無 鹼	100g=1碗 膳食纖維 0.9g GI值 無 鹼	100g=1碗 膳食纖維 1.8g GI值 無 鹼
花椰菜 23kcal	**青花菜 31kcal**	**九層塔 28kcal**
100g=1碗 膳食纖維 2.2g GI值 25 鹼	100g=1碗 膳食纖維 2.7g GI值 無 鹼	100g=1碗 膳食纖維 3.4g GI值 無 鹼

Diet's note

衛生署建議，每人每天吃3碟蔬菜，1碟的份量約100克，3碟即300克。其中至少一碟為深綠色或深黃色蔬菜。

新鮮蔬菜

Vegetables

高麗菜 23kcal

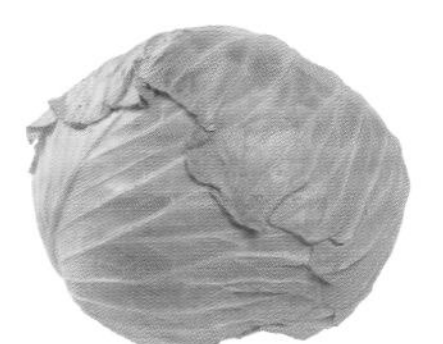

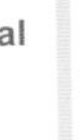

- 100g=1碗
- 膳食纖維 1.3g
- GI值 26

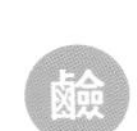

紅鳳菜 25kcal

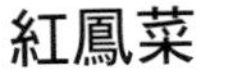

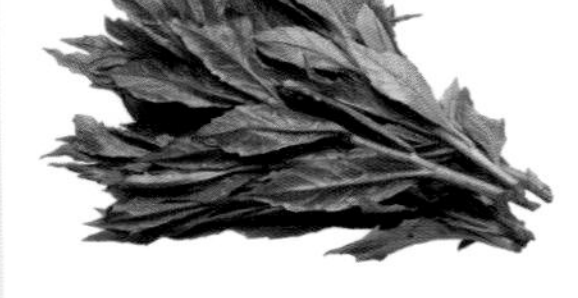

- 100g=1碗
- 膳食纖維 3.1g
- GI值 無

蘿蔔 21kcal

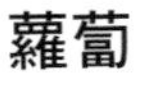

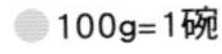

- 100g=1碗
- 膳食纖維 1.3g
- GI值 26

胡蘿蔔 38kcal

- 100g=1碗
- 膳食纖維 2.6g
- GI值 47±16

龍鬚菜 17kcal

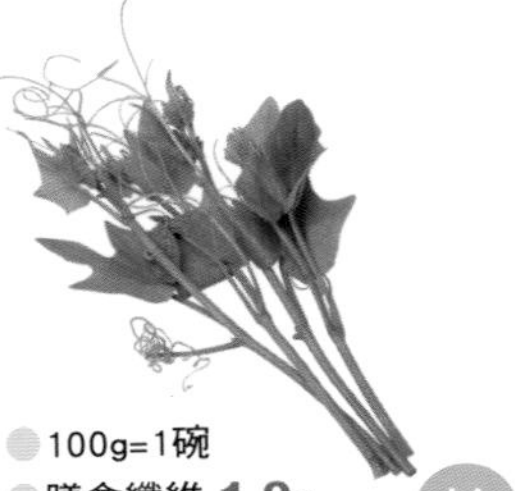

- 100g=1碗
- 膳食纖維 1.9g
- GI值 無

綠豆芽 33kcal

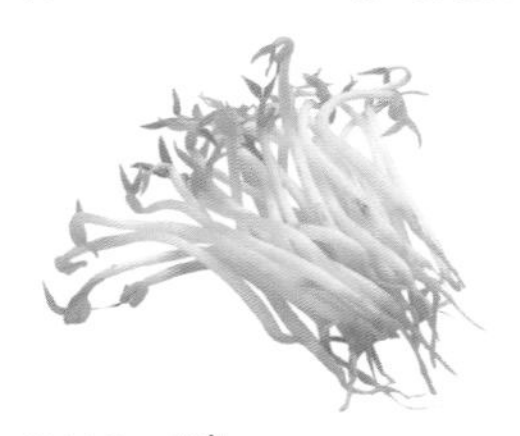

- 100g=1碗
- 膳食纖維 1.7g
- GI值 22

黃豆芽 37kcal

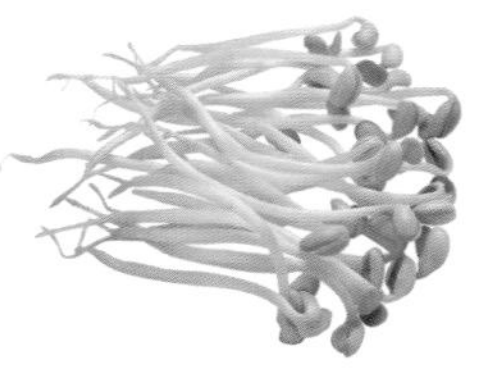

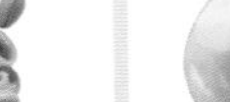

- 100g=1碗
- 膳食纖維 3g
- GI值 無

鹼

苜蓿芽 21kcal

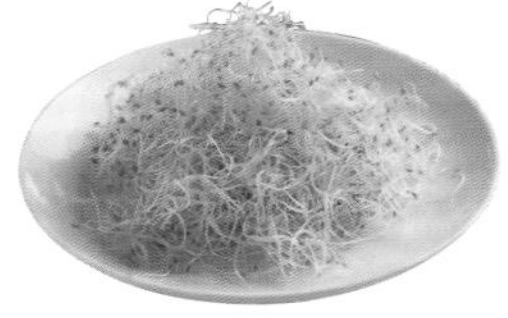

- 100g=1碗
- 膳食纖維 2g
- GI值 無

荷蘭豆 49kcal

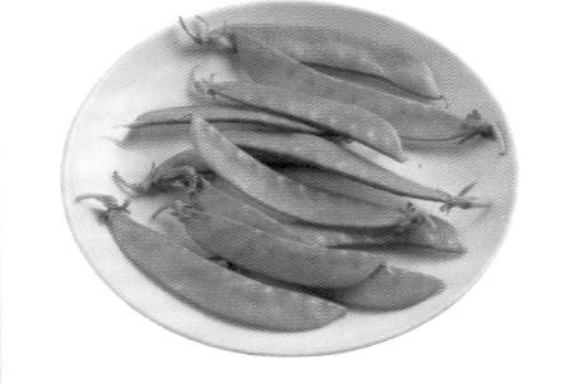

- 100g=1碗
- 膳食纖維 4.8g
- GI值 26

Diet's note 此處的一碗，是家中飯碗的大小，以一平碗為標準。

菜豆 30kcal

- 100g=1碗
- 膳食纖維 2.8g
- GI值 39±6

鹼

甜豌豆 41kcal

- 100g=1碗
- 膳食纖維 2.7g
- GI值 48±5

鹼

敏豆 34kcal

- 100g=1碗
- 膳食纖維 2.5g
- GI值 無

鹼

青蒜 36kcal

- 100g=1碗
- 膳食纖維 3.5g
- GI值 無

鹼

茄子 25kcal

- 100g=1碗
- 膳食纖維 2.3g
- GI值 25

鹼

甜椒 25kcal

- 100g=1碗
- 膳食纖維 2.2g
- GI值 無

鹼

芫荽 28kcal

- 100g=1碗
- 膳食纖維 2.5g
- GI值 無

鹼

胡瓜 17kcal

- 100g=1碗
- 膳食纖維 0.9g
- GI值 無

鹼

蒲瓜 18kcal

- 100g=1碗
- 膳食纖維 1.2g
- GI值 無

鹼

Diet's note

衛生署建議，每人每天吃3碟蔬菜，1碟的份量約100克，3碟即300克。其中至少一碟為深綠色或深黃色蔬菜。

新鮮蔬菜
Vegetables

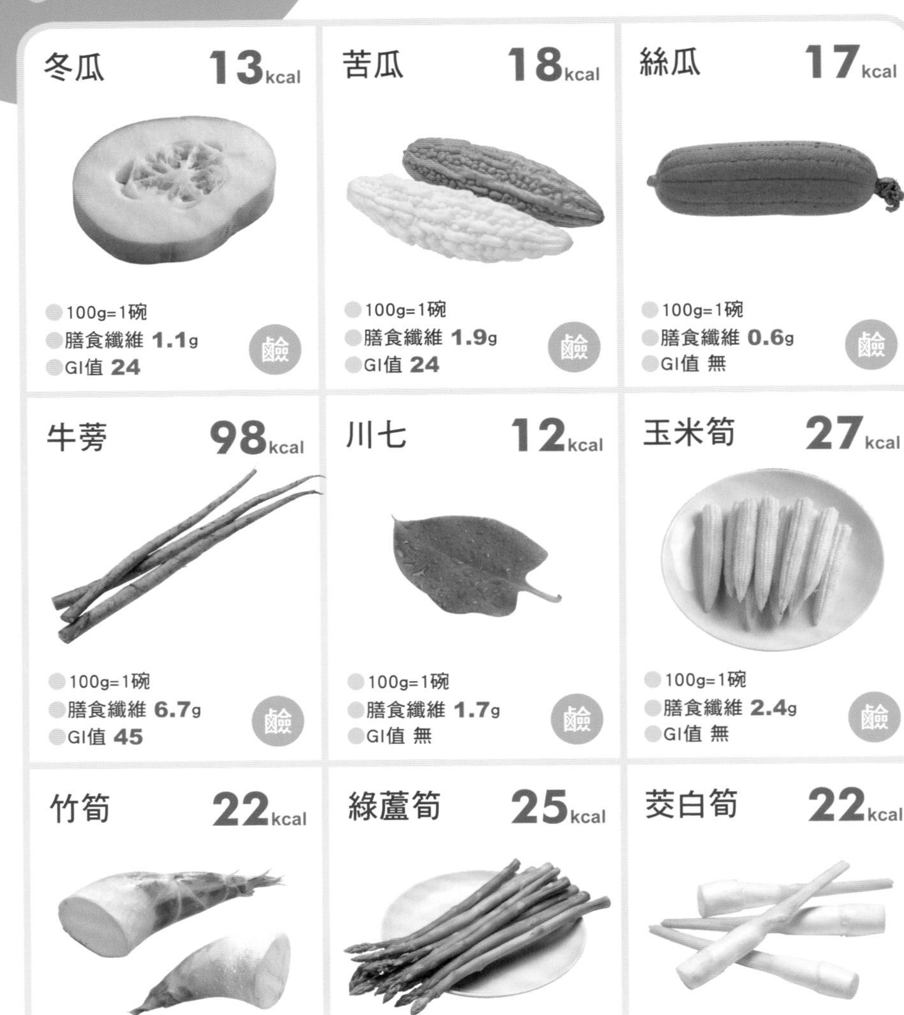

Diet's note 此處的一碗，是家中飯碗的大小，以一平碗為標準。

黃秋葵 40kcal	洋蔥 41kcal	洋菇 27kcal
100g=1碗 膳食纖維 4.1g GI值 無 鹼	100g=1碗 膳食纖維 1.6g GI值 30 鹼	100g=1碗 膳食纖維 1.8g GI值 無 鹼
香菇 40kcal	**草菇 34kcal**	**金針菇 41kcal**
100g=1碗 膳食纖維 3.9g GI值 28 鹼	100g=1碗 膳食纖維 2.7g GI值 無 鹼	100g=1碗 膳食纖維 2.9g GI值 29 鹼
木耳 35kcal	**半天筍 31kcal**	**芹菜 17kcal**
100g=1碗 膳食纖維 6.5g GI值 無 鹼	100g=1碗 膳食纖維 2.5g GI值 無 鹼	100g=1碗 膳食纖維 1.6g GI值 25 鹼

Diet's note

衛生署建議，每人每天吃3碟蔬菜，1碟的份量約100克，3碟即300克。其中至少一碟為深綠色或深黃色蔬菜。

新鮮蔬菜
Vegetables

青蔥 28kcal
100g=1碗
膳食纖維 2.6g
GI值 30
鹼
海帶 16kcal
100g=1碗
膳食纖維 3g
GI值 17
酸
洋菜 306kcal
100g=1碗
膳食纖維 73.6g
GI值 無
註：此處的洋菜為乾貨
酸
紫菜 229kcal
100g=1碗
膳食纖維 11.7g
GI值 無
註：此處的紫菜為乾貨
酸
芋莖 20kcal
100g=1碗
膳食纖維 1.5g
GI值 無
鹼
球莖甘藍 23kcal
100g=1碗
膳食纖維 1.3g
GI值 無
鹼
紫甘藍 28kcal
100g=1碗
膳食纖維 2.2g
GI值 無
鹼
雪裡紅 20kcal
100g=1碗
膳食纖維 1.9g
GI值 無
鹼
麻竹筍 21kcal
100g=1碗
膳食纖維 2g
GI值 無
鹼

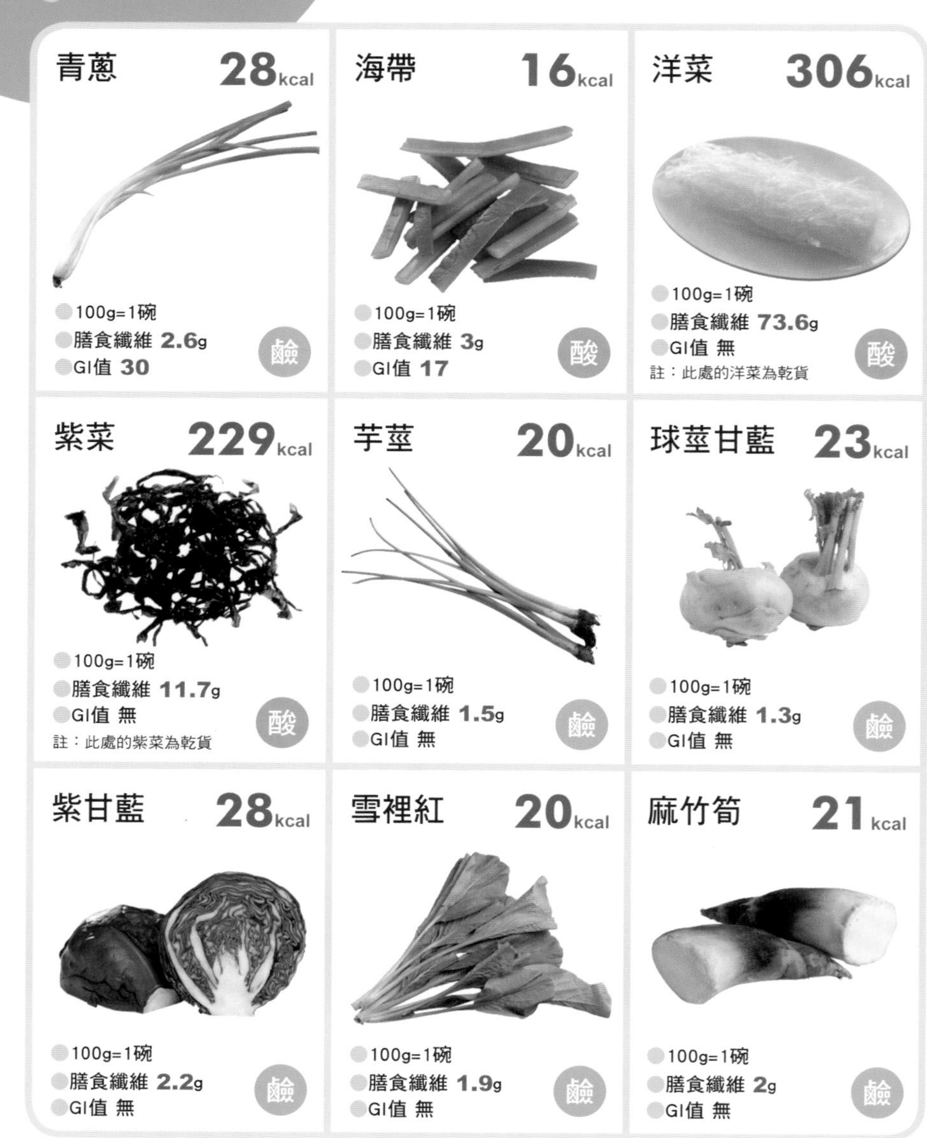

Diet's note 此處的一碗，是家中飯碗的大小，以一平碗為標準。

嫩薑 21kcal

- 100g=1碗
- 膳食纖維 1.4g
- GI值 無

鹼

薑 20kcal

- 100g=1碗
- 膳食纖維 2g
- GI值 27

鹼

白蘆筍 27kcal

- 100g=1碗
- 膳食纖維 1.9g
- GI值 25

鹼

紅蔥頭 87kcal

- 100g=1碗
- 膳食纖維 2.9g
- GI值 無

鹼

美國芹菜 13kcal

- 100g=1碗
- 膳食纖維 1g
- GI值 24

鹼

柳松菇 37kcal

- 100g=1碗
- 膳食纖維 2.9g
- GI值 無

鹼

山東白菜 15kcal

- 100g=1碗
- 膳食纖維 1.3g
- GI值 無

鹼

毛豆 125kcal

- 100g=1碗
- 膳食纖維 4.9g
- GI值 30

鹼

香椿 99kcal

- 100g=1碗
- 膳食纖維 5.9g
- GI值 無

鹼

Diet's note

衛生署建議，每人每天吃3碟蔬菜，1碟的份量約100克，3碟即300克。其中至少一碟為深綠色或深黃色蔬菜。

新鮮蔬菜
Vegetables

紅莧菜 22kcal

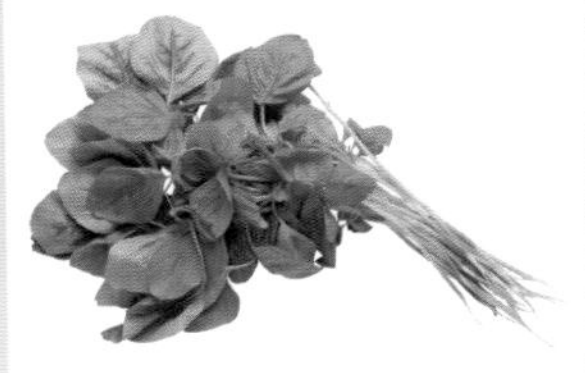

- 100g=1碗
- 膳食纖維 2.6g
- GI值 無

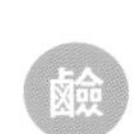

金針菜 32kcal

- 100g=1碗
- 膳食纖維 2.5g
- GI值 無

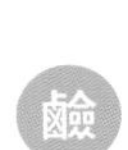

花胡瓜 15kcal

- 100g=1碗
- 膳食纖維 0.9g
- GI值 無

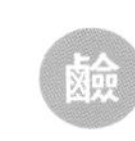

澎湖絲瓜 18kcal

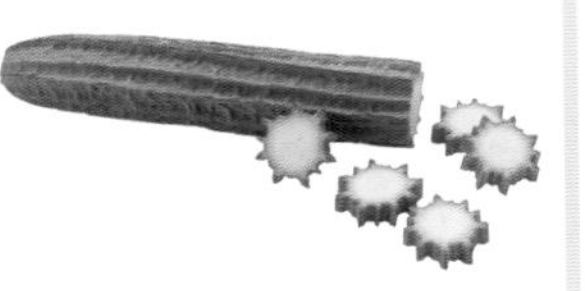

- 100g=1碗
- 膳食纖維 1.8g
- GI值 無

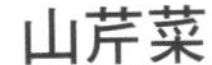

山芹菜 14kcal

- 100g=1碗
- 膳食纖維 1.7g
- GI值 無

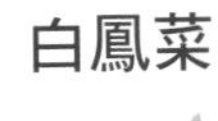
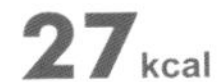

白鳳菜 27kcal

- 100g=1碗
- 膳食纖維 3.3g
- GI值 無

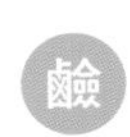

高麗菜芽 33kcal

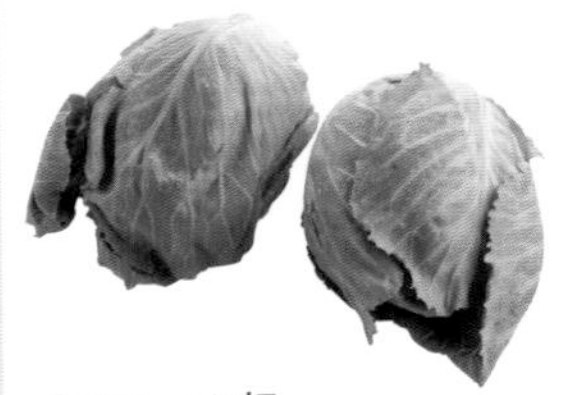

- 100g=1/2把
- 膳食纖維 0.7g
- GI值 無

杏鮑菇 31kcal

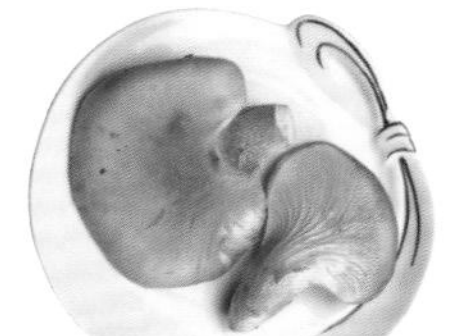

- 100g=1/2把
- 膳食纖維 2.1g
- GI值 無

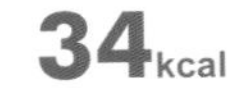

豌豆苗 34kcal

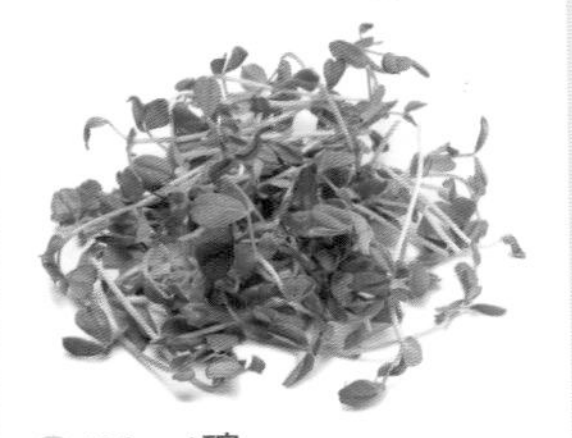

- 100g=1碗
- 膳食纖維 1.9g
- GI值 無

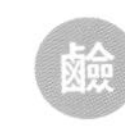

Diet's note 此處的一碗，是家中飯碗的大小，以一平碗為標準。

Part 3 新鮮水果

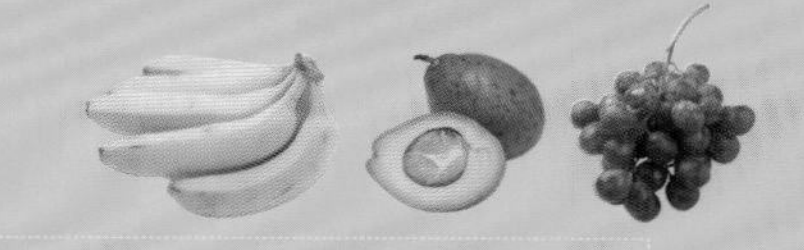

水果也是天天要吃的
健康食材之一，
但有些水果含糖量較高，
想減重的人必須減少食用！

選擇低熱量的水果、搭配食用，
才能吃出健康美麗！

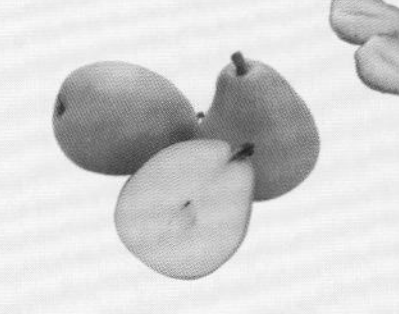

Fruits

新鮮水果 Fruits
聰明吃，輕鬆瘦！

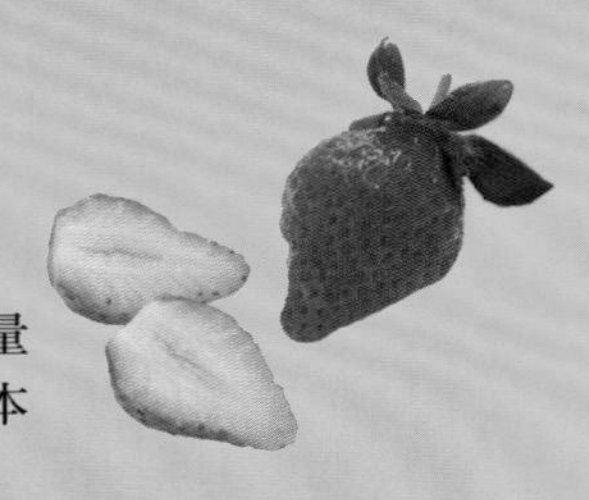

水果能養顏美容、促進新陳代謝。然而有些水果甜度高，熱量也高，對減重者是一種負擔。因此選擇食用的水果很重要。本章告訴你如何有效地低熱量攝取水果。

水果的低熱量攝取訣竅

1. **選擇糖分低的水果：** 水果雖香甜可口、營養價值高，但有些水果糖分高、熱量高，像是榴槤、芒果、荔枝、香蕉、龍眼、哈密瓜、木瓜、葡萄等，攝取過量，反而容易造成肥胖。減重族不妨選擇蘋果、檸檬、李子、櫻桃、奇異果、柑橘類等糖分較低的水果食用。
2. **選擇新鮮水果，少喝果汁：** 水果一般以新鮮食用為主，也可榨汁、入菜烹調，或做成果乾、果醬、蜜餞等加工食品。對減重者而言，最好選擇新鮮水果，少喝果汁。吃新鮮水果較易飽足，可減少其他食物的攝取（建議在餐前食用水果）。

不同烹調方式，熱量不同：
以鳳梨為例（100克或100c.c）
新鮮鳳梨（約1/2碗）46 kcal
鳳梨汁（約1/4碗）43 kcal
鳳梨罐頭（約1/2碗）81 kcal
鳳梨醋（約1/4碗）185 kcal
鳳梨蜜餞（約1/2碗）353 kcal
熱量
低
高

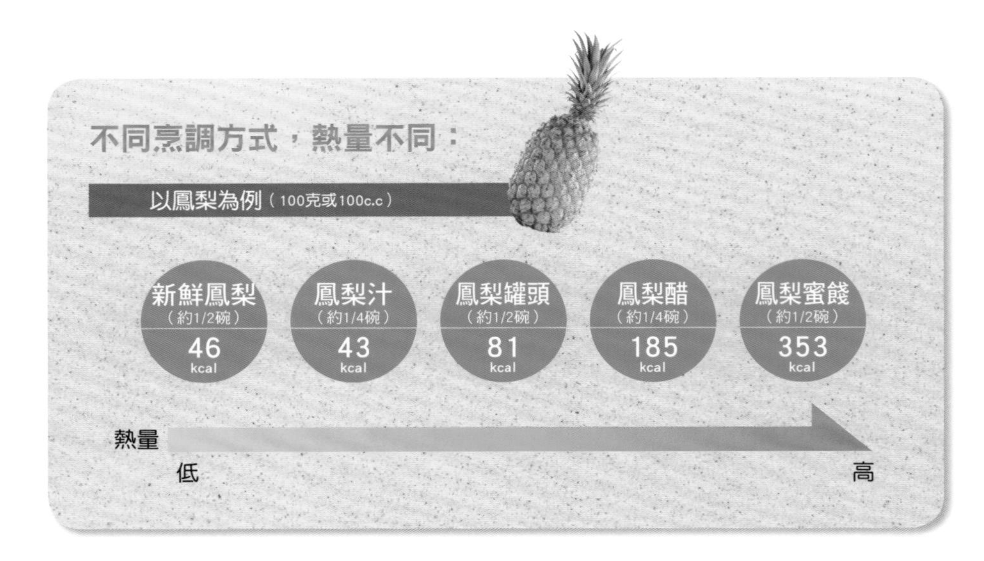

3.**少吃水果加工品：**至於果乾、果醬、蜜餞、罐頭等加工食品，應儘量少食用，因其在加工過程中，往往加入大量糖分及化學合成劑，會造成維生素C及膳食纖維大量流失，不僅不利於減肥，過多恐造成身體負擔。

4.**儘量單吃水果：**食用時儘量單吃為宜，最好不要拌沙拉醬或糖、煉乳等食用，也可減低熱量攝取。

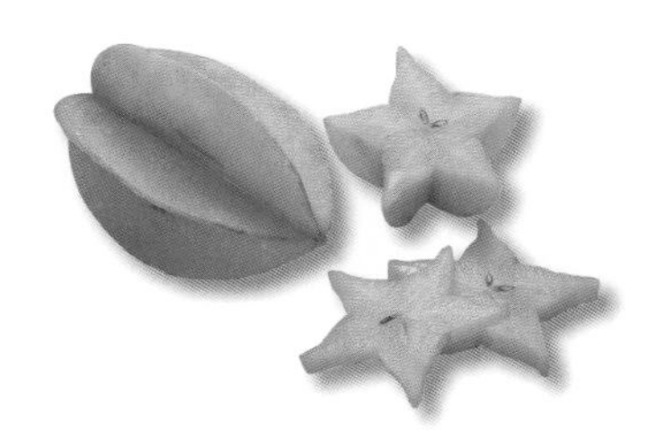

水果富含的營養為何？

營養素	功效	代表食物
維生素A	可防止皮膚黏膜乾燥角質化，有效提升免疫力。	木瓜、芭樂、香蕉、芒果、柿子、柑桔、枇杷、楊桃、蘋果、龍眼等。
維生素B1	缺乏易引起腳氣病，且精神不濟、食慾不佳。	葡萄、荔枝、釋迦、柑桔、鳳梨等。
維生素B2	消除疲勞、協助體內進行氧化還原作用、維持呼吸道及皮膚的正常作用。	葡萄、桃子、釋迦、李子、龍眼、橄欖等。
維生素C	促進傷口癒合、提升免疫力、抗氧化及抑制黑色素增生。	芒果、芭樂、鳳梨、番茄、檸檬、奇異果、葡萄柚等。
鐵	促進紅血球的生成、預防貧血、提升免疫力。	芭樂、香瓜、桃子、李子、楊桃、鳳梨、葡萄等。
鈣	促進骨骼及牙齒的發育、協助血液凝固、控制神經及肌肉的正常功能。	芭樂、鳳梨、楊桃、檸檬、釋迦、柑桔、香瓜、葡萄柚等。
磷	調節身體酸鹼平衡，是骨骼及牙齒發育的主要成分。	龍眼、芭樂、釋迦、桃子等。
鉀	維持正常的神經傳導作用、維持肌肉與心肌的正常收縮活動。	柳丁、柑橘、葡萄、櫻桃、鳳梨、草莓、木瓜、楊桃等。

新鮮水果

Fruits

新鮮水果不但健康，對美麗也十分有幫助，但要注意水果含糖量高，美顏的同時別忘了注意體重喔！

五爪蘋果 50kcal
100g=1/2碗
膳食纖維 1.6g
GI值 39±3
鹼
龍眼 73kcal
100g=1/2碗
膳食纖維 1.1g
GI值 無
鹼
草莓 39kcal
100g=1/2碗
膳食纖維 1.8g
GI值 40±7
鹼
香蕉 91kcal
100g=1/2碗
膳食纖維 1.6g
GI值 52±4
鹼
水蜜桃 43kcal
100g=1/2碗
膳食纖維 1.5g
GI值 56
鹼
聖女番茄 35kcal
100g=1/2碗
膳食纖維 1.4g
GI值 無
鹼
荔枝 59kcal
100g=1/2碗
膳食纖維 1.3g
GI值 79±8
鹼
木瓜 52kcal
100g=1/2碗
膳食纖維 1.7g
GI值 59±1
鹼
楊桃 35kcal
100g=1/2碗
膳食纖維 1.1g
GI值 無
鹼

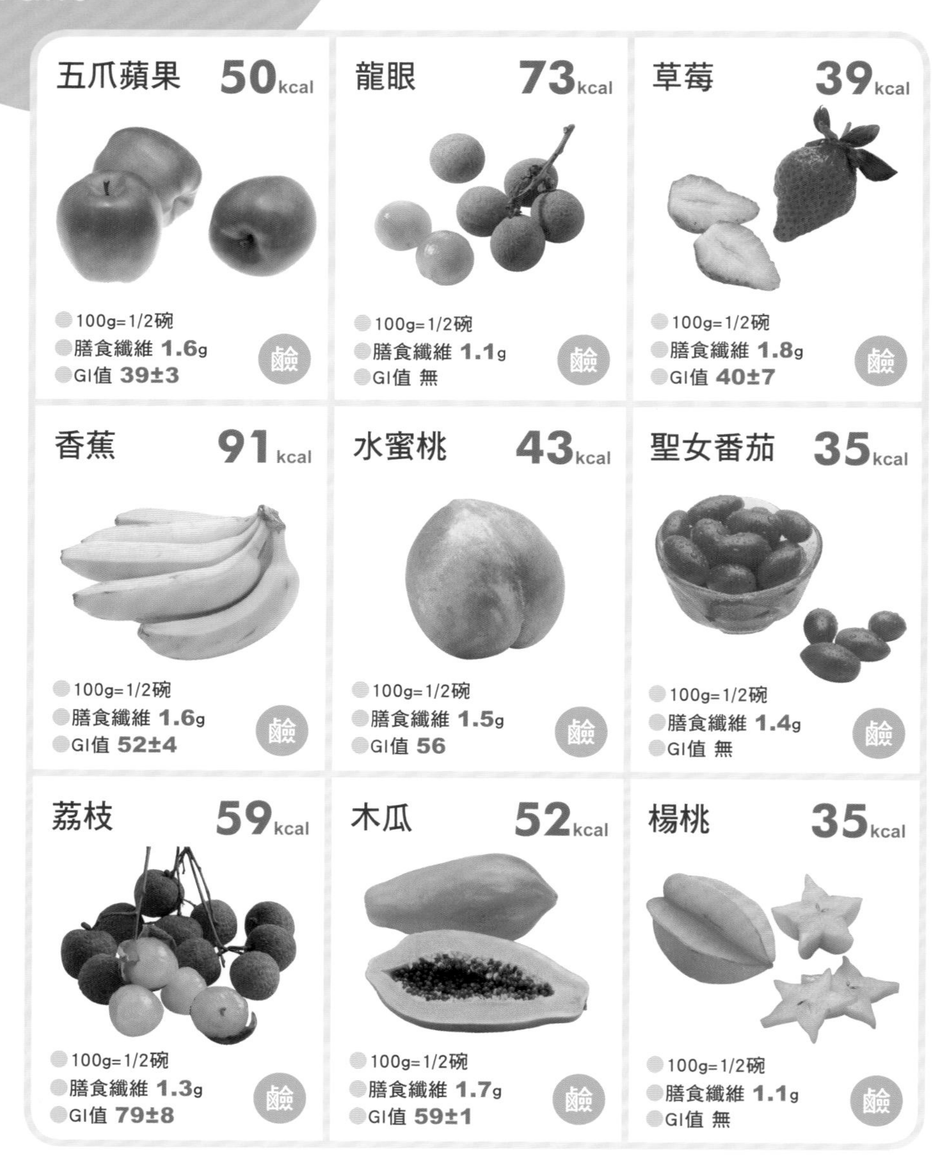

Diet's note

此處的一碗，是家中飯碗的大小，以一平碗為標準。

愛文芒果 40kcal	山竹 71kcal	蓮霧 34kcal
100g=1/2碗 膳食纖維 0.8g GI值 51±5 鹼	100g=1/2碗 膳食纖維 1.5g GI值 無 鹼	100g=1/2碗 膳食纖維 1g GI值 無 鹼

文旦 32kcal	葡萄柚 33kcal	釋迦 104kcal
100g=1/2碗 膳食纖維 1g GI值 無 鹼	100g=1/2碗 膳食纖維 2.7g GI值 25 鹼	100g=1/2碗 膳食纖維 1.2g GI值 無 鹼

棗子 46kcal	椰子 18kcal	枇杷 32kcal
100g=1/2碗 膳食纖維 1.8g GI值 29±4 鹼	100g=1/2碗 膳食纖維 0g GI值 無 鹼	100g=1/2碗 膳食纖維 1.2g GI值 無 鹼

Diet's note 水果攝取過多，也會有熱量過高而肥胖的問題產生。

新鮮水果
Fruits

加州李 56kcal

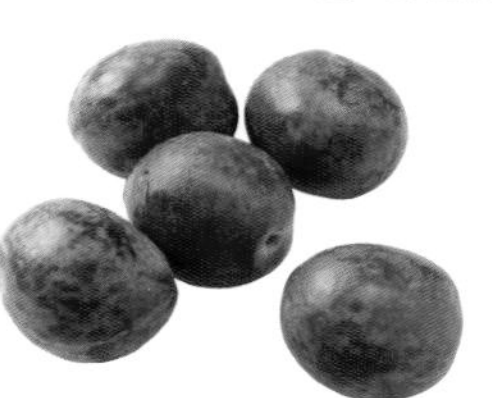

- 100g=1/2碗
- 膳食纖維 1.5g
- GI值 53

李子 57kcal

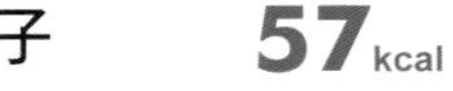

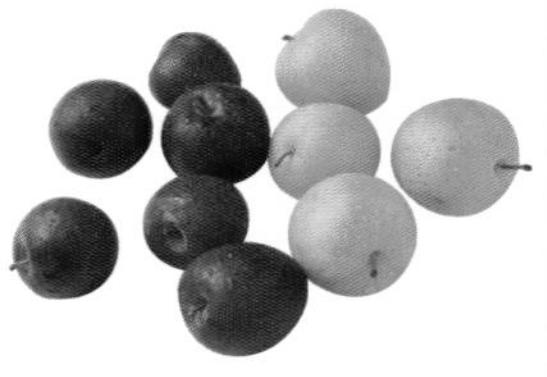

- 100g=1/2碗
- 膳食纖維 1.6g
- GI值 24

玫瑰桃 51kcal

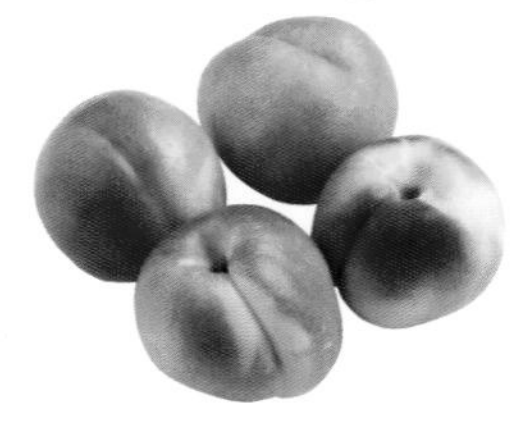

- 100g=1/2碗
- 膳食纖維 1.7g
- GI值 28

桃子 47kcal

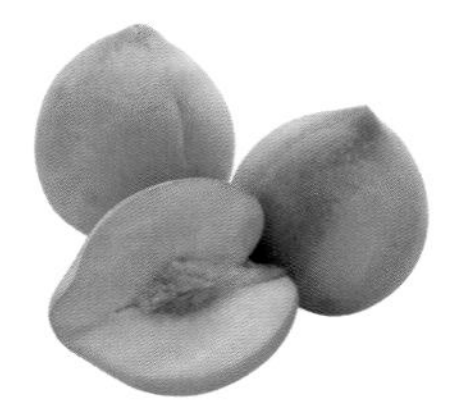

- 100g=1/2碗
- 膳食纖維 2.4g
- GI值 41

酸

檸檬 32kcal

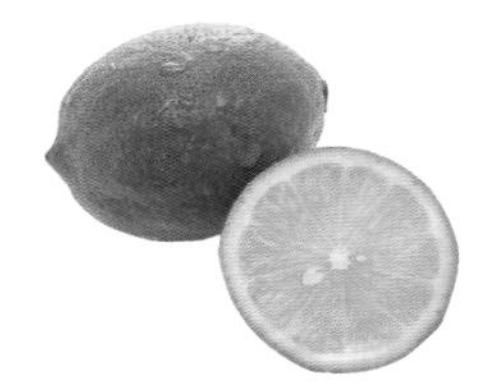

- 100g=1/2碗
- 膳食纖維 1g
- GI值 34

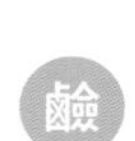

柳丁 43kcal

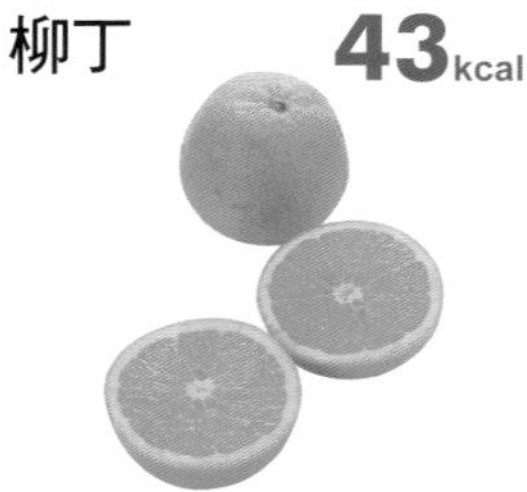

- 100g=1/2碗
- 膳食纖維 2.3g
- GI值 31

桔子 32kcal

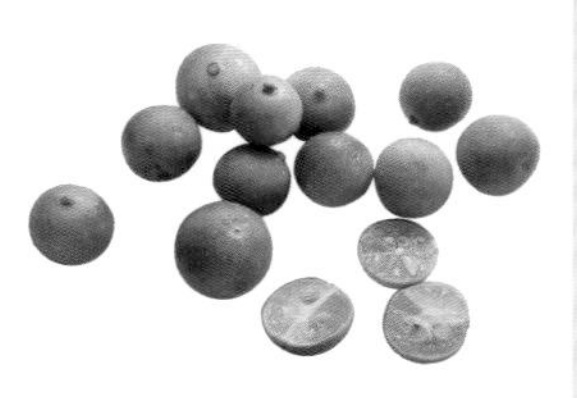

- 100g=1/2碗
- 膳食纖維 2.2g
- GI值 無

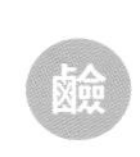

鳳梨 46kcal

- 100g=1/2碗
- 膳食纖維 1.4g
- GI值 59±8

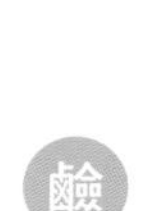

柑橘 40kcal

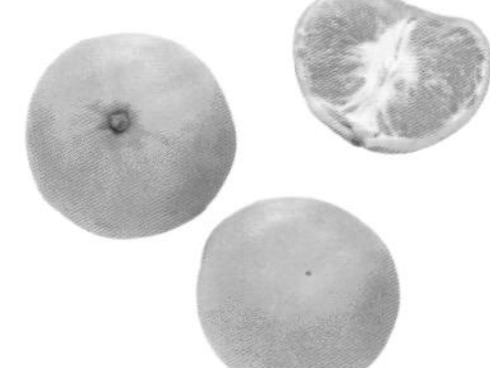

- 100g=1/2碗
- 膳食纖維 1.7g
- GI值 31

Diet's note 衛生署建議，每人每天吃2個水果，每個＝中型橘子1個（100克），或番石榴1個。

泰國芭樂 38kcal

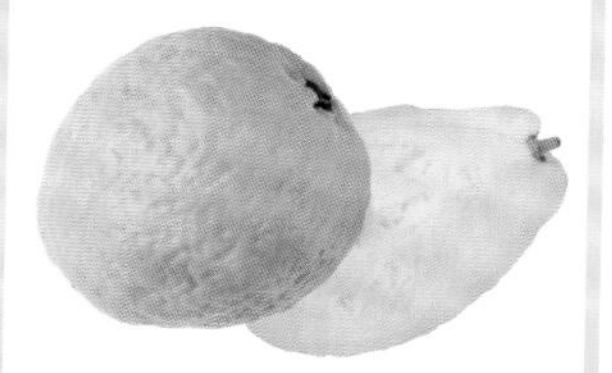

- 100g=1/2碗
- 膳食纖維 **3**g
- GI值 無

土芭樂 39kcal

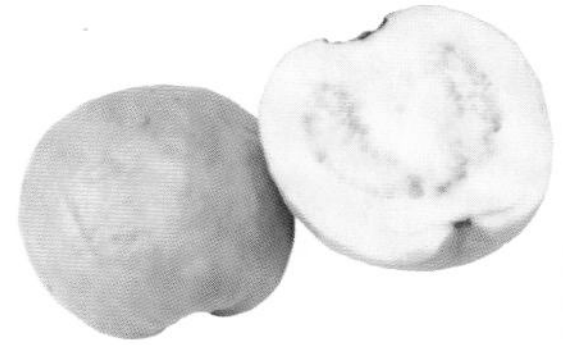

- 100g=1/2碗
- 膳食纖維 **5**g
- GI值 無

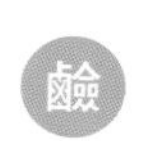

西洋梨 60kcal

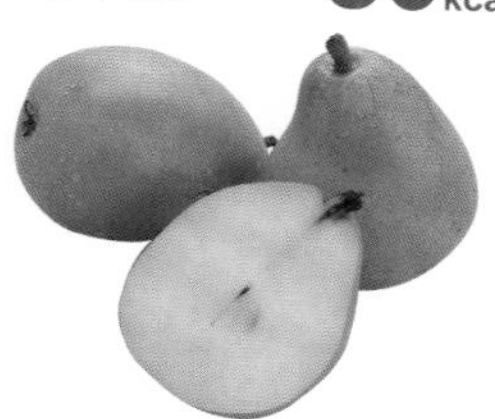

- 100g=1/2碗
- 膳食纖維 **3**g
- GI值 **38±2**

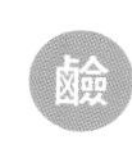

葡萄 57kcal

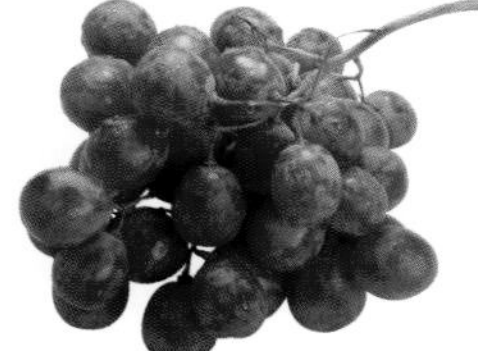

- 100g=1/2碗
- 膳食纖維 **0.6**g
- GI值 **50**

加州葡萄 62kcal

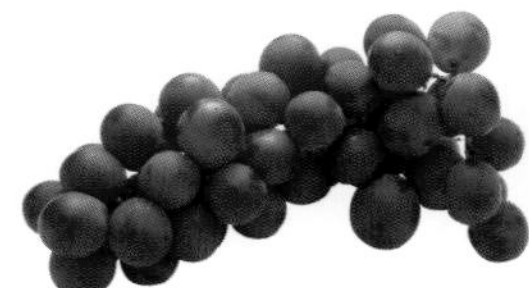

- 100g=1/2碗
- 膳食纖維 **0.5**g
- GI值 **46±3**

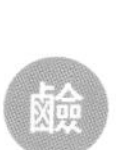

水梨 40kcal

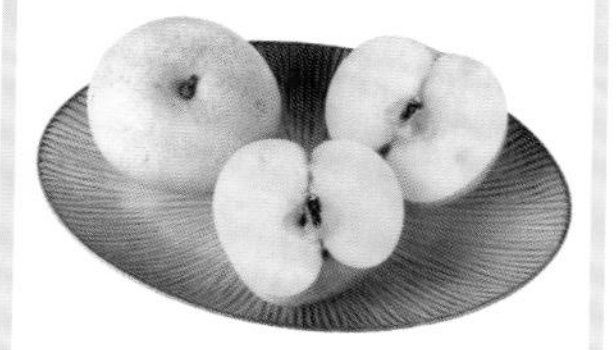

- 100g=1/2碗
- 膳食纖維 **1.6**g
- GI值 **32**

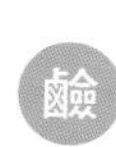

小玉西瓜 32kcal

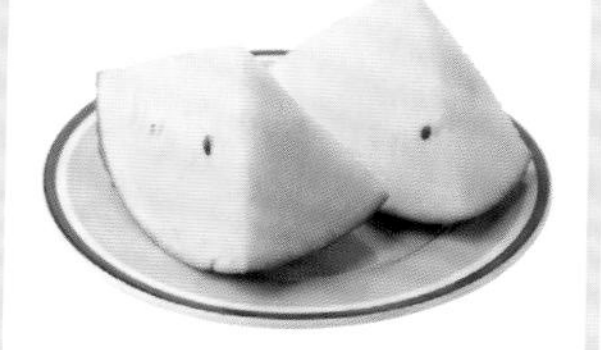

- 100g=1/2碗
- 膳食纖維 **0.4**g
- GI值 **72±13**

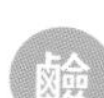

西瓜 25kcal

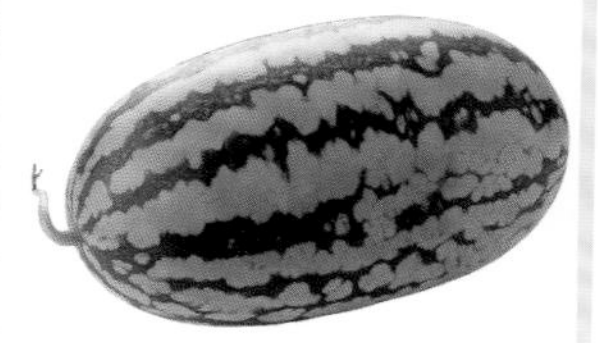

- 100g=1/2碗
- 膳食纖維 **0.3**g
- GI值 **80**

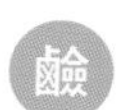

哈密瓜 31kcal

- 100g=1/2碗
- 膳食纖維 **0.8**g
- GI值 **65±9**

鹼

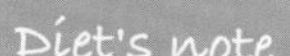

水果攝取過多，也會有熱量過高而肥胖的問題產生。

新鮮水果

Fruits

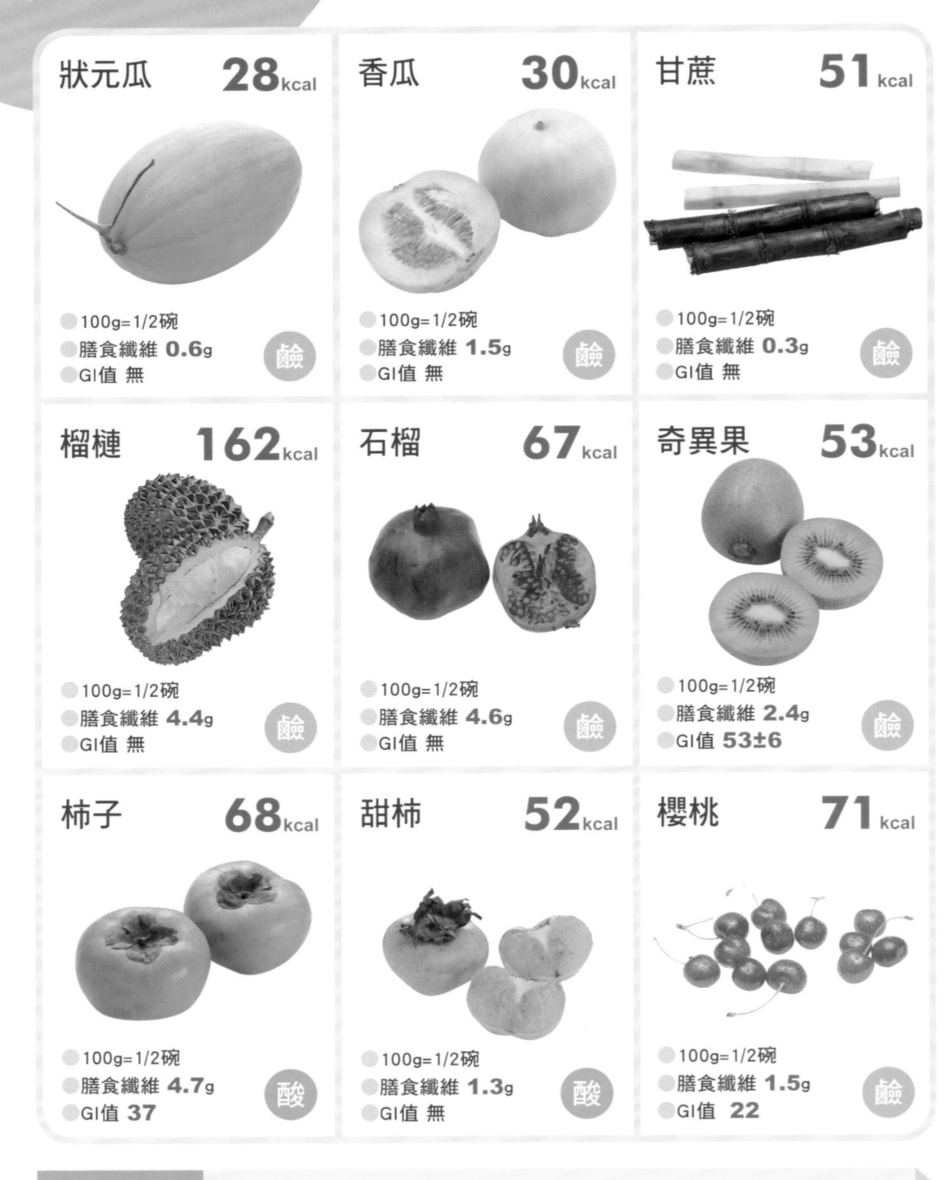

Diet's note 此處的一碗，是家中飯碗的大小，以一平碗為標準。

百香果 66kcal

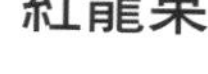

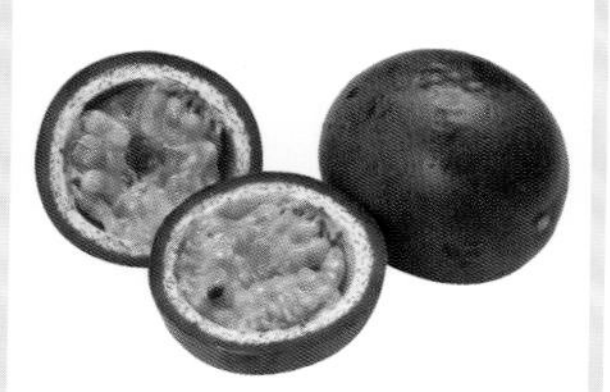

- 100g=1/2碗
- 膳食纖維 **5.3**g
- GI值 無

鹼

紅龍果 50kcal

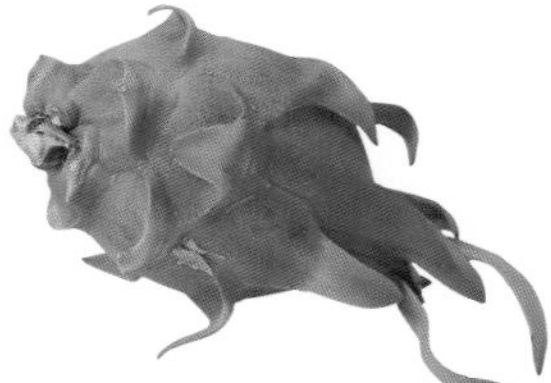

- 100g=1/2碗
- 膳食纖維 **1.7**g
- GI值 無

酪梨 58kcal

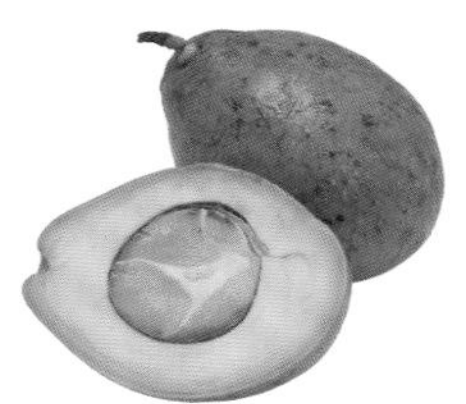

- 100g=1/2碗
- 膳食纖維 **2.5**g
- GI值 無

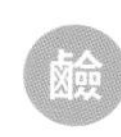

紅毛丹 77kcal

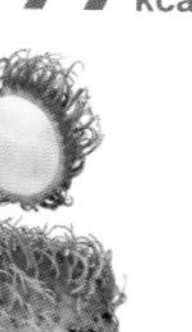

- 100g=1/2碗
- 膳食纖維 **1.1**g
- GI值 **56±11**

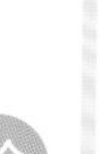

金棗 50kcal

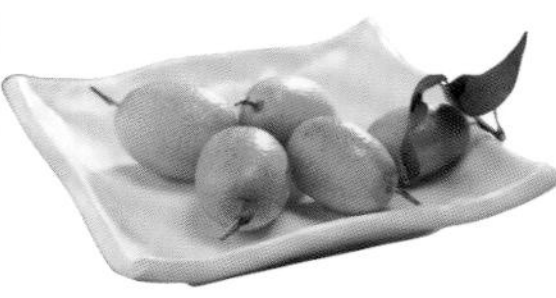

- 100g=1碗
- 膳食纖維 **3.7**g
- GI值 無

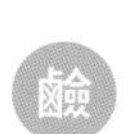

海梨 40kcal

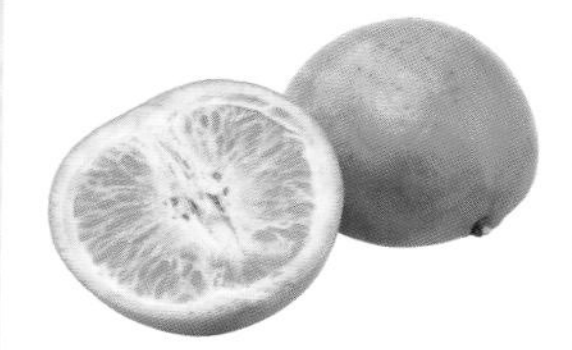

- 100g=1碗
- 膳食纖維 **2.1**g
- GI值 無

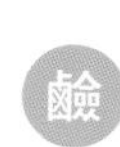

青玉蘋果 45kcal

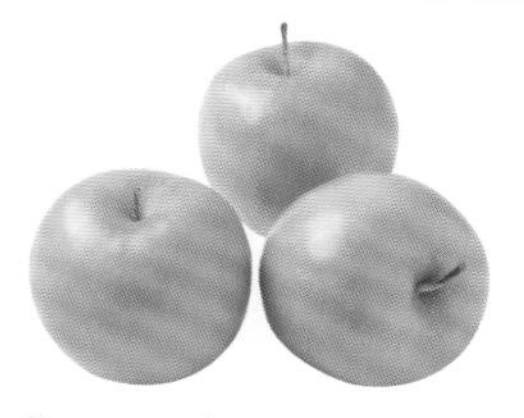

- 100g=1碗
- 膳食纖維 **1.8**g
- GI值 **39±3**

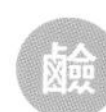

青龍蘋果 32kcal

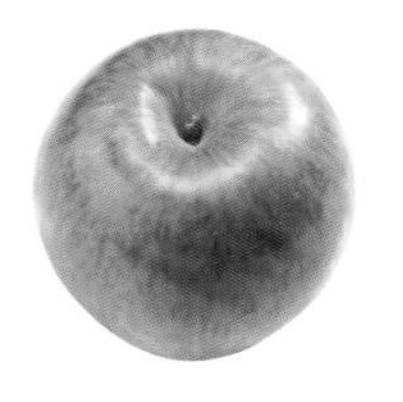

- 100g=1/2碗
- 膳食纖維 **0**g
- GI值 **39±3**

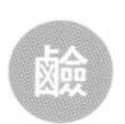

富士蘋果 46kcal

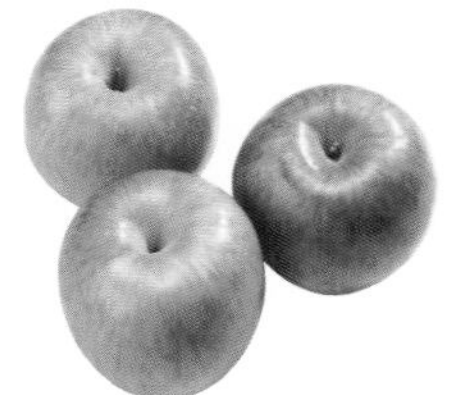

- 100g=1碗
- 膳食纖維 **1.2**g
- GI值 無

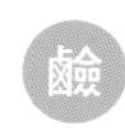

Diet's note 水果攝取過多，也會有熱量過高而肥胖的問題產生。

新鮮水果

Fruits

粗梨 50kcal
100g=1碗
膳食纖維 1.8g
GI值 36
鹼
土芒果 55kcal
100g=1碗
膳食纖維 0.8g
GI值 51±5
鹼
金煌芒果 59kcal
100g=1碗
膳食纖維 1.1g
GI值 51±5
鹼
白葡萄 46kcal
100g=1碗
膳食纖維 0.5g
GI值 46±3
鹼
人蔘果 83kcal
100g=1碗
膳食纖維 9g
GI值 無
鹼
海頓芒果 60kcal
100g=1碗
膳食纖維 1.9g
GI值 51±5
鹼
白柚 37kcal
100g=1碗
膳食纖維 1.2g
GI值 25
鹼
椪柑 40kcal
100g=1碗
膳食纖維 1.7g
GI值 無
鹼
櫻桃番茄 22kcal
100g=1碗
膳食纖維 1.8g
GI值 30
鹼

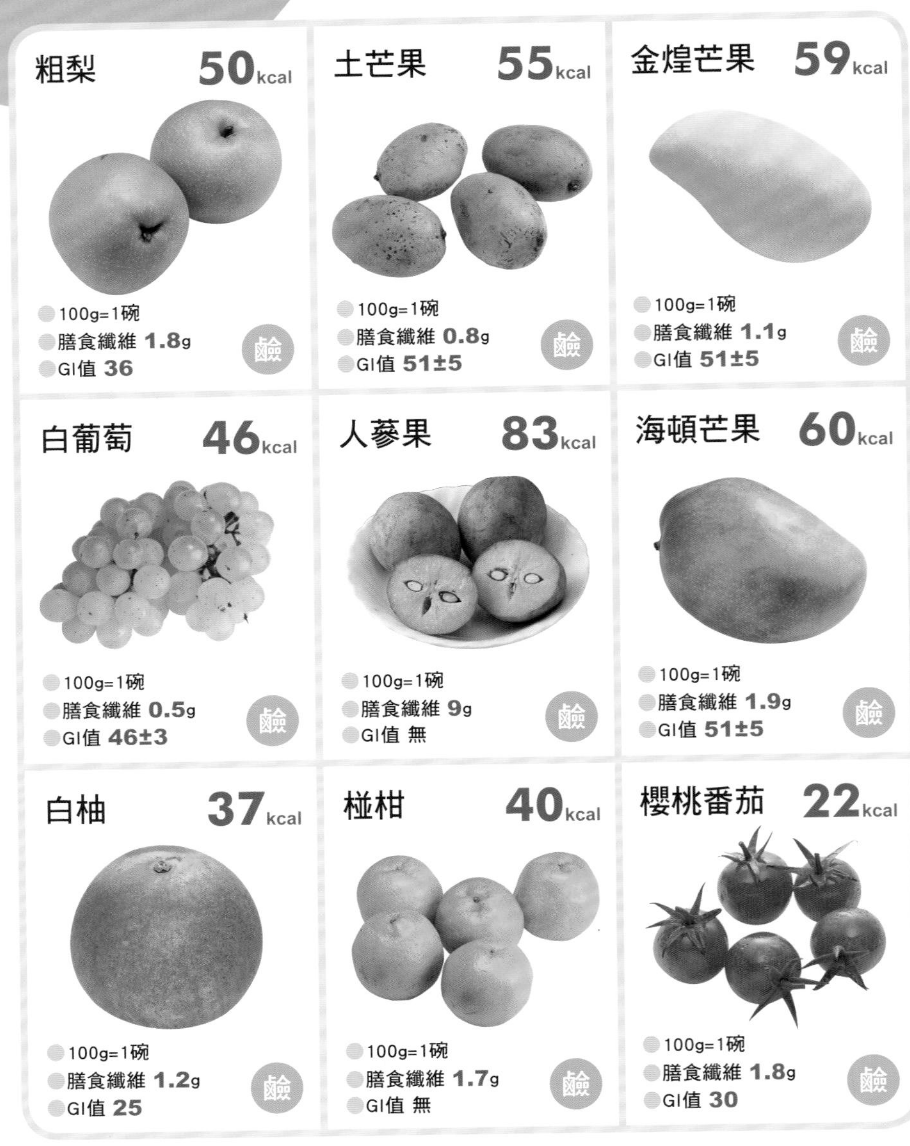

Diet's note 此處的一碗，是家中飯碗的大小，以一平碗為標準。

新疆哈密瓜 25kcal

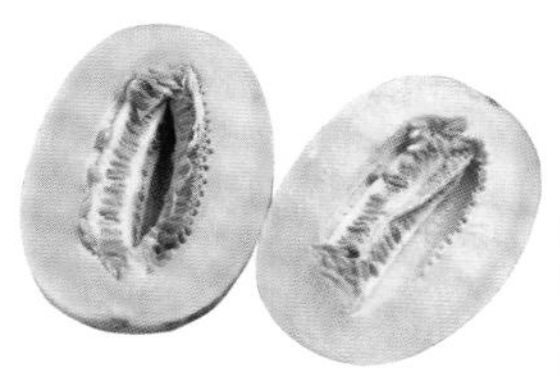

- 100g=1碗
- 膳食纖維 0.5g
- GI值 65±9

鹼

芭蕉 357kcal

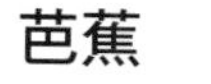

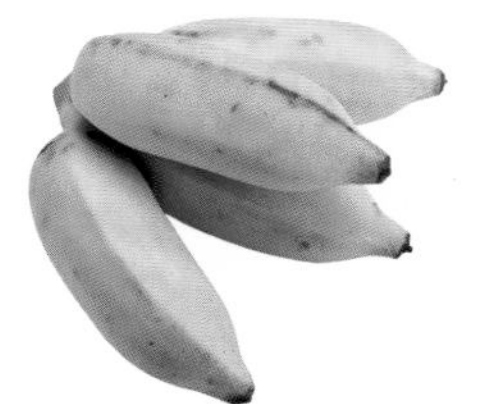

- 100g=1碗
- 膳食纖維 3.3g
- GI值 53

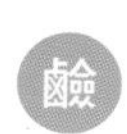

紅柿 60kcal

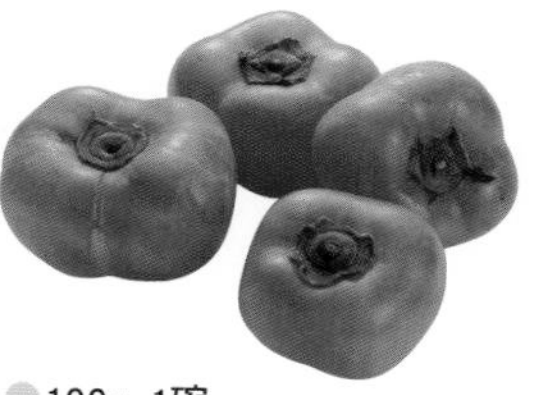

- 100g=1碗
- 膳食纖維 4.7g
- GI值 37

無花果 74kcal

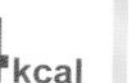

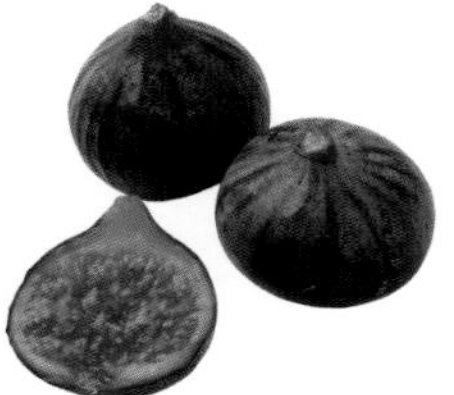

- 100g=1碗
- 膳食纖維 5.5g
- GI值 無

鹼

紅柚 37.5kcal

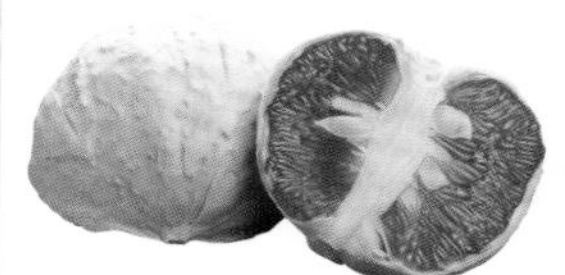

- 100g=1碗
- 膳食纖維 1.2g
- GI值 無

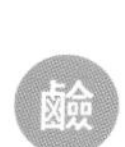

紅肉李 42.8kcal

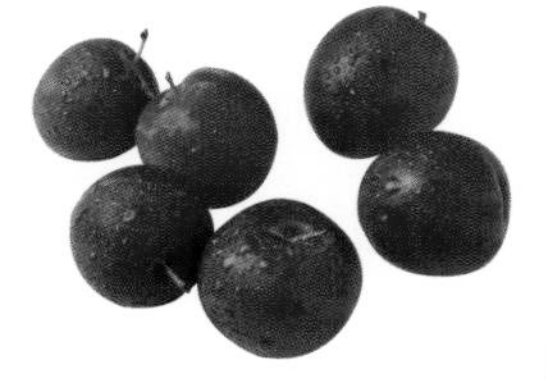

- 100g=1碗
- 膳食纖維 1.6g
- GI值 無

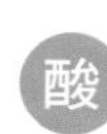

樹梅 28kcal

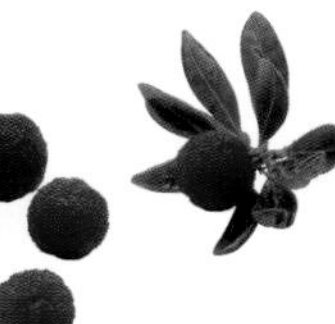

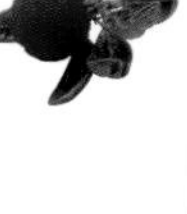

- 100g=1碗
- 膳食纖維 1g
- GI值 無

鹼

桑椹 49kcal

- 100g=1碗
- 膳食纖維 4.1g
- GI值 無

青梅 33kcal

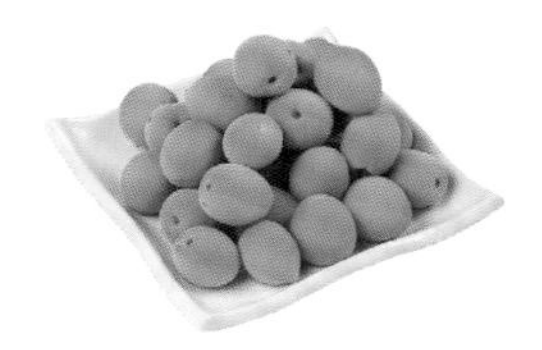

- 100g=1碗
- 膳食纖維 1g
- GI值 無

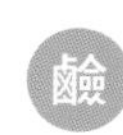

Diet's note 水果攝取過多，也會有熱量過高而肥胖的問題產生。

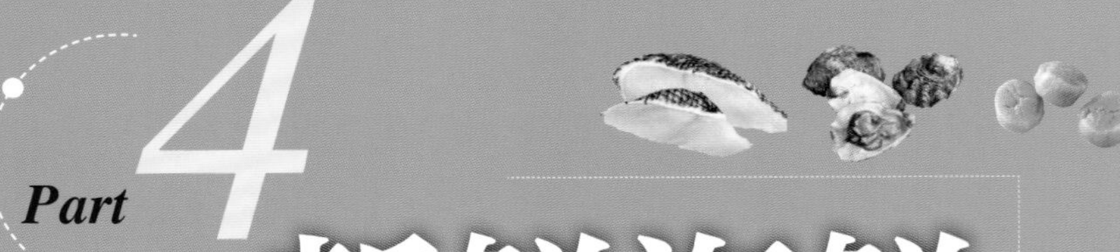

Part 4

新鮮海鮮

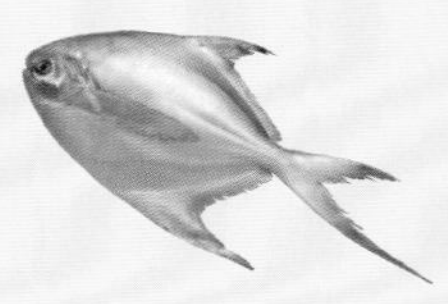

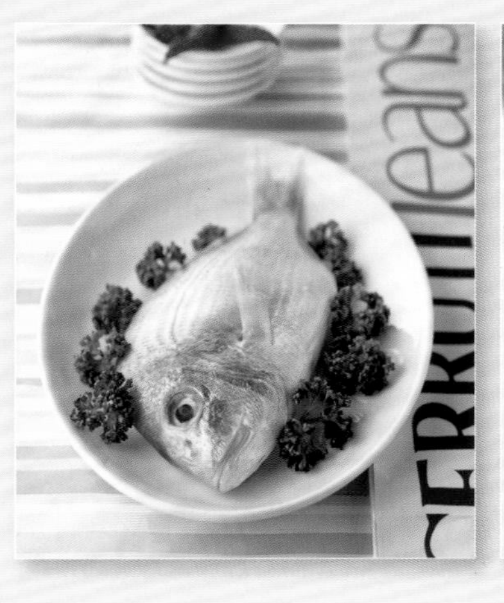

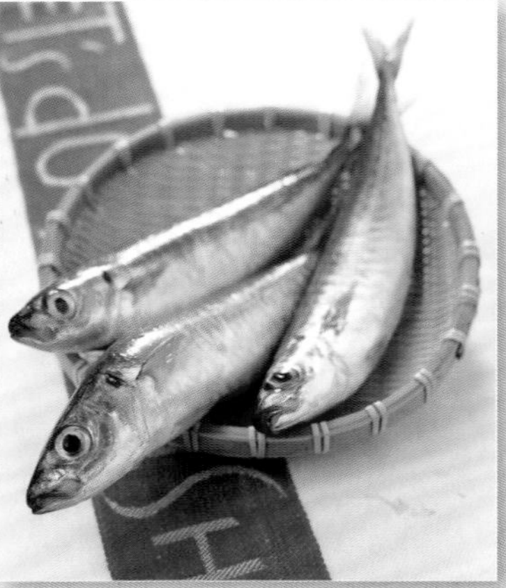

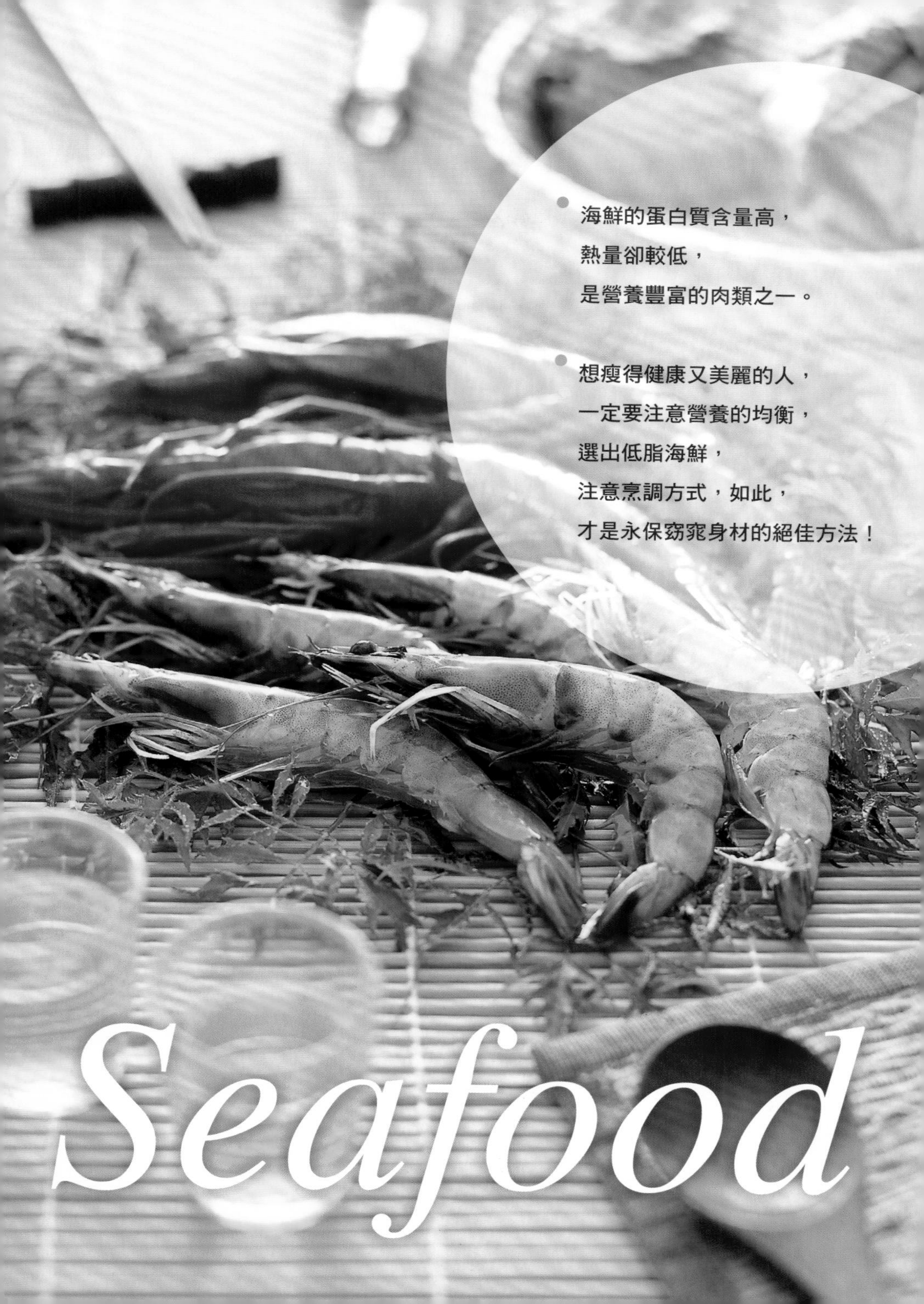
海鮮的蛋白質含量高，
熱量卻較低，
是營養豐富的肉類之一。
想瘦得健康又美麗的人，
一定要注意營養的均衡，
選出低脂海鮮，
注意烹調方式，如此，
才是永保窈窕身材的絕佳方法！
Seafood

新鮮海鮮 Seafood
聰明吃，輕鬆瘦！

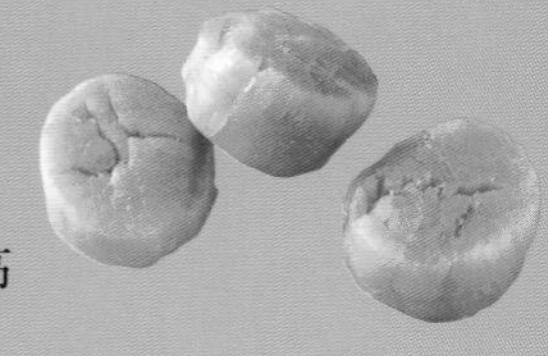

海鮮對減重族而言，熱量不高，是很好的營養食材，可代替高脂肉類，減少熱量攝取！

海鮮種類繁多，包括：魚類（海水魚、淡水魚）、蝦類、蟹類、螺貝類、頭足類（章魚、魷魚、烏賊）和其他海味等，是很好的蛋白質來源，並提供豐富的必需胺基酸、維生素及鈣、鐵等礦物質，對人的牙齒、骨骼、眼睛、皮膚都很重要；而魚油中所含的DHA可以幫助幼兒腦部發育及智力發展。

海鮮的低熱量烹調訣竅！

1. **避開高脂海鮮：**大部分海鮮屬於低脂肉類，減重族只要避開虱目魚肚、秋刀魚、鱈魚、旗魚丸、花枝丸等高脂肉類。
2. **生食或採清蒸、燉煮方式烹調：**海鮮種類多，烹調方法也多樣，不論清蒸、油煎、紅燒、油炸，風味不同。料理上儘量採清蒸、燉煮方式烹調，或直接生食，均可降低熱量攝取。

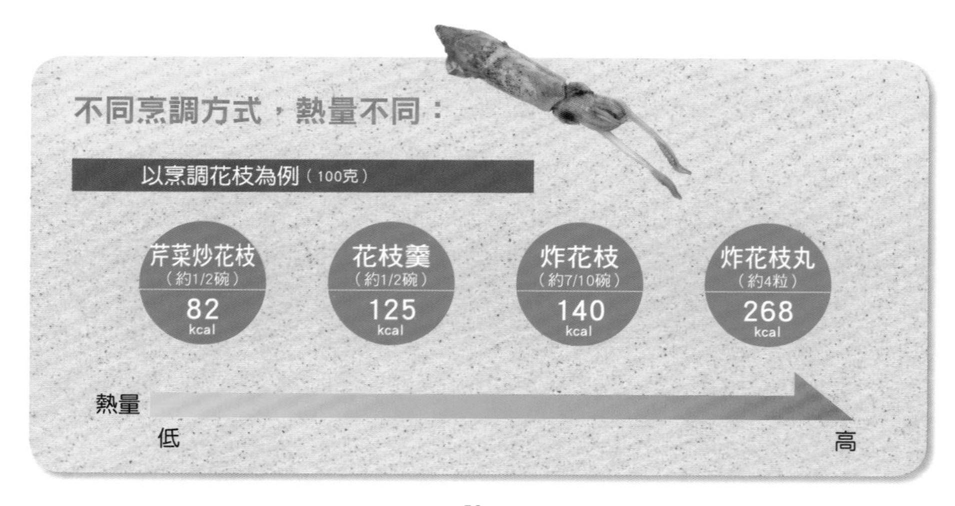

白肉魚、紅肉魚的營養成分有何不同？

白肉魚、紅肉魚，主要在於魚的肌肉中蛋白質含鐵量而不同。 白肉魚含鐵量少；紅肉魚含鐵量高，脂肪、蛋白質、浸出物含量高，且魚肉中含有核酸及預防動脈硬化的不飽和脂肪酸。所以紅肉魚的營養價值較高，可多加選擇食用。

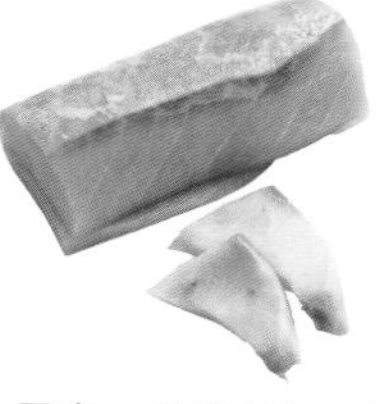

◎ **白肉魚**：鱈魚、比目魚、真鯛魚、土魠魚、鯧魚、魟魚等。

◎ **紅肉魚**：金槍魚、青花魚、鮪魚、沙丁魚、鯷魚、鯡魚等。

海鮮富含的營養為何？

營養素	功效	代表食物
蛋白質	修補組織並建造新組織、維持身體的酸鹼平衡、產生熱量。	秋刀魚、鮭魚、鱈魚、鰹魚、鯖魚、章魚、鮑魚、烏賊、蛤蜊、扇貝等。
維生素A	可防止皮膚黏膜乾燥角質化，有效提升免疫力。	秋刀魚、鰻魚、鱈魚、海膽、魚卵等。
維生素B1	缺乏易引起腳氣病，且使精神不濟、食慾不佳。	鰻魚、香魚、鰹魚、鯉魚、鯛魚、鱈魚卵等。
維生素B2	消除疲勞、協助體內進行氧化還原作用、維持呼吸道及皮膚的正常作用。	鰻魚、鯖魚、秋刀魚、鱸魚、鱈魚、鮭魚、蜆等。
維生素D	調解鈣磷之代謝、維持血鈣之正常濃度、促進嬰幼兒的生長。	鰹魚、鮭魚、鰻魚、鯖魚、鮪魚、鱒魚、秋刀魚等。
鐵	促進紅血球的生成、預防貧血、提升免疫力。	鰻魚、鰹魚、鯽魚、蝦皮、蜆、蛤蜊等。
鈣	促進骨骼及牙齒的發育、協助血液凝固、控制神經及肌肉的正常功能。	吻仔魚、魚乾、鱈魚、海鰻、蝦乾、蜆、鮑魚等。
鋅	促進組織再生、抑制傷口發炎、提升免疫力。	比目魚、蝦類、蟹類、魷魚、章魚、牡蠣、扇貝等。
DHA	促進大腦細胞發育、降低自體免疫系統的發炎反應、提供嬰幼兒神經發育所需。	鰹魚、鯖魚、青花魚、沙丁魚、秋刀魚、鮪魚、鯉魚、鯛魚、蝦類、蟹類、魷魚、牡蠣等。

新鮮海鮮
Seafood

營養學上將魚肉類區分成低脂、中脂、高脂，一份低脂肉類能提供55大卡熱量，中脂則是75大卡，高脂則是120大卡，謹慎選擇食材，才能輕鬆瘦！

線紋鸚哥魚 70kcal

- 100g=1/2碗
- 膳食纖維 0g
- GI值 無

酸

白帶魚 102kcal

- 100g=1碗
- 膳食纖維 0g
- GI值 無

酸

白鱸 76kcal

- 100g=1/2碗
- 膳食纖維 0g
- GI值 無

酸

海鱸 125kcal

- 100g=1/2碗
- 膳食纖維 0g
- GI值 無

酸

白鯧魚 132kcal

- 100g=7/10碗
- 膳食纖維 0g
- GI值 無

酸

大目鮪 103kcal

- 100g=1/2碗
- 膳食纖維 0g
- GI值 40

酸

鰹魚 149kcal

- 100g=1/2碗
- 膳食纖維 0g
- GI值 無

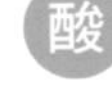

鰻魚 340kcal

- 100g=1/2碗
- 膳食纖維 0g
- GI值 無

鯖魚 417kcal

- 100g=1/2碗
- 膳食纖維 0g
- GI值 無

Diet's note 此處的一碗，是家中飯碗的大小，以一平碗為標準。

大比目魚 90kcal 100g=1/2碗 膳食纖維 0g GI值 無 酸	**剝皮魚 76kcal** 100g=1/2碗 膳食纖維 0g GI值 無 酸	**大眼金梭魚 157kcal** 100g=1/2碗 膳食纖維 0g GI值 無 酸
吳郭魚 130kcal 100g=1/2碗 膳食纖維 0g GI值 無 酸	**福壽魚（南洋鯽仔） 143kcal** 100g=1/2碗 膳食纖維 0g GI值 無 酸	**干貝 302kcal** 100g=1/2碗 膳食纖維 0g GI值 42 酸
烏賊 71kcal 100g=1/2碗 膳食纖維 0g GI值 無 酸	**小卷 74kcal** 100g=1碗 膳食纖維 0g GI值 無 酸	**章魚 61kcal** 100g=1/2碗 膳食纖維 0g GI值 無 酸

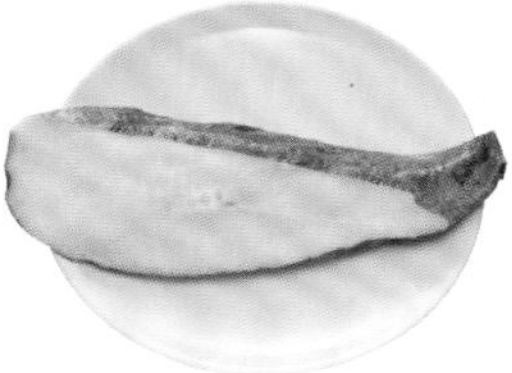

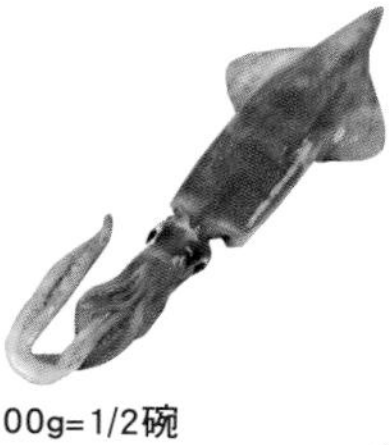

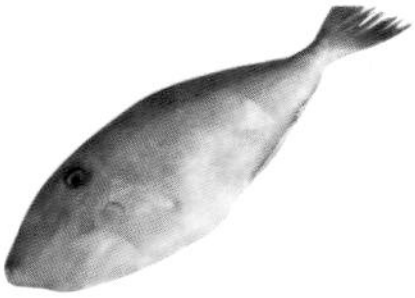

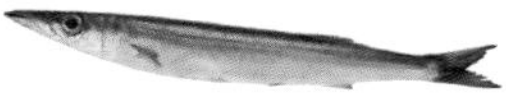

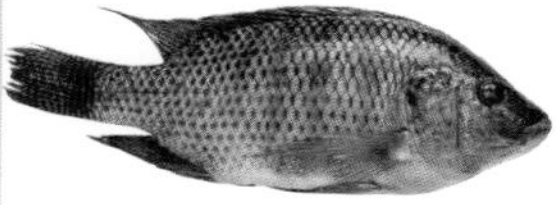

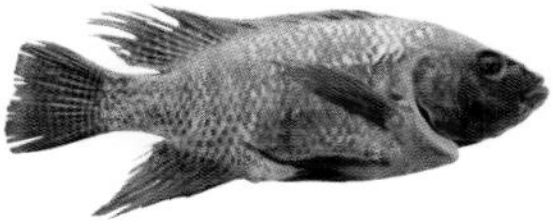

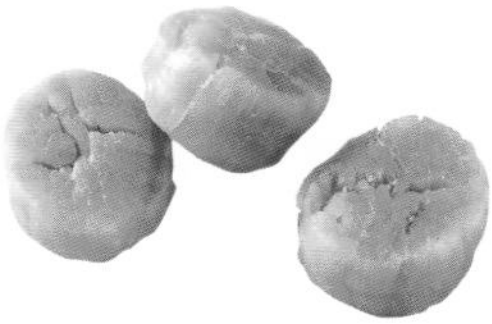

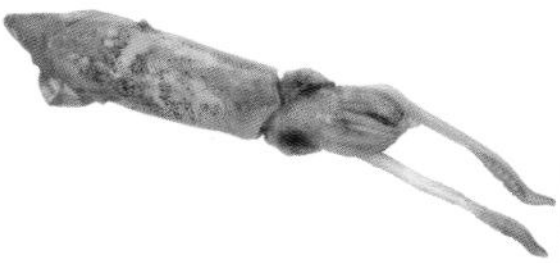

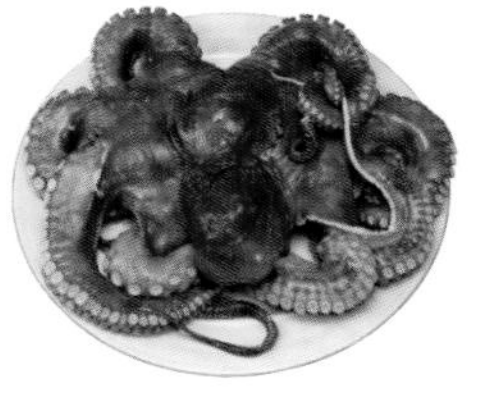

Diet's note
衛生署建議，蛋豆魚肉類每人每天4份，可選擇1份海鮮類（約1兩，30克）。

新鮮海鮮

Seafood

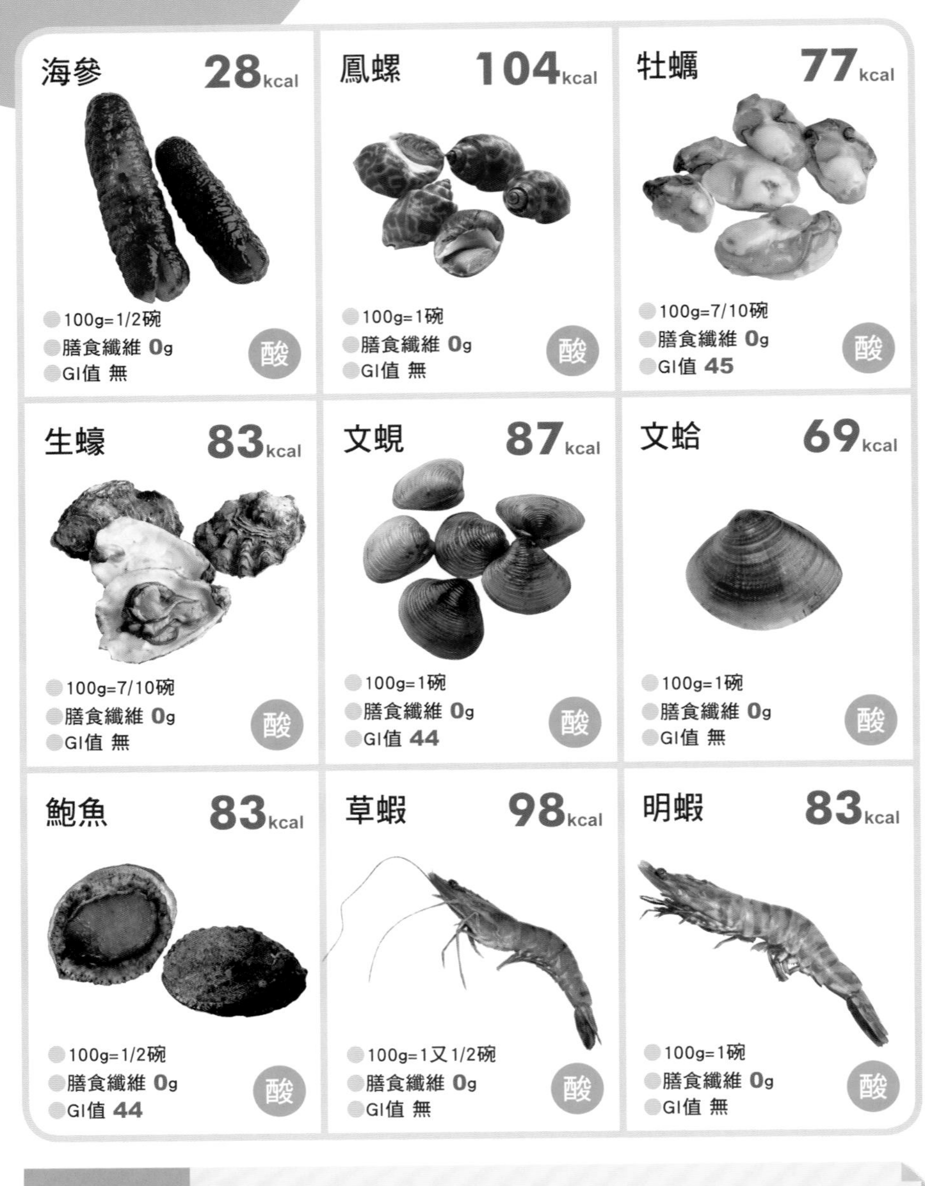

Diet's note 此處的一碗，是家中飯碗的大小，以一平碗為標準。

劍蝦 79kcal	粗皮龍蝦 91kcal	大頭蝦 93kcal
100g=1又1/2碗 膳食纖維 0g GI值 無 酸	100g=1/2碗 膳食纖維 0g GI值 無 酸	100g=3/4碗 膳食纖維 0g GI值 無 酸
蝦猴 63kcal	**旭蟹 78kcal**	**紅蟳 142kcal**
100g=1/2碗 膳食纖維 0g GI值 無 酸	100g=1又1/2碗 膳食纖維 0g GI值 無 酸	100g=1又1/2碗 膳食纖維 0g GI值 無 酸
土魠魚 176kcal	**烏魚 180kcal**	**肉鯽 156kcal**
100g=1/2碗 膳食纖維 0g GI值 無 酸	100g=1/2碗 膳食纖維 0g GI值 無 酸	100g=1/2碗 膳食纖維 0g GI值 無 酸

Diet's note 衛生署建議，蛋豆魚肉類每人每天4份，可選擇1份海鮮類（約1兩，30克）。

新鮮海鮮
Seafood

白鰆馬加白腹仔 180kcal

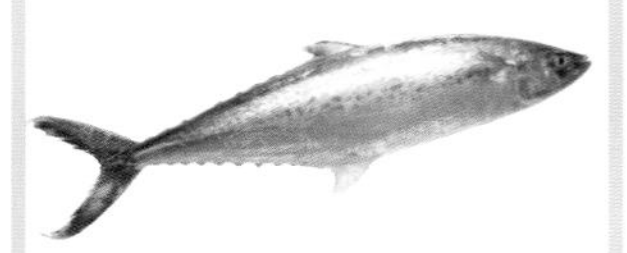

- 100g=1/2碗
- 膳食纖維 0g
- GI值 無

酸

鱈魚 240kcal

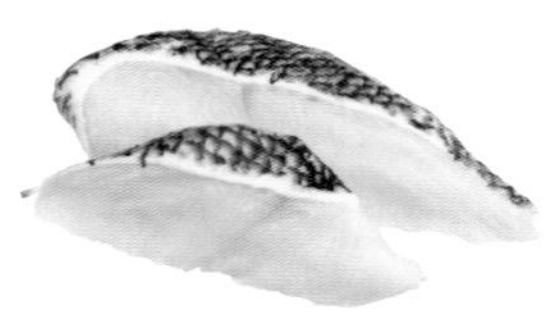

- 100g=7/10碗
- 膳食纖維 0g
- GI值 無

酸

秋刀魚 342kcal

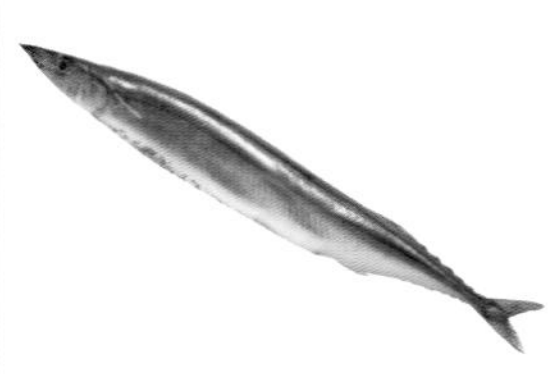

- 100g=1碗
- 膳食纖維 0g
- GI值 無

酸

魷魚 138kcal

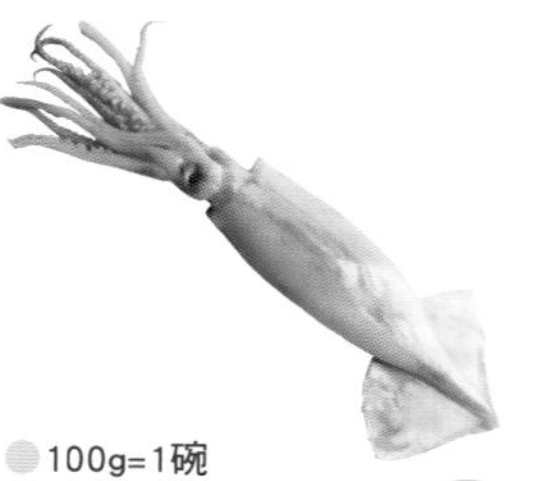

- 100g=1碗
- 膳食纖維 0g
- GI值 無

酸

黃雞仔 190kcal

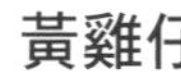

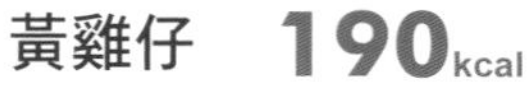

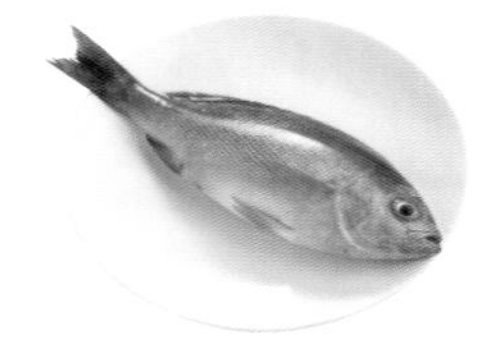

- 100g=1碗
- 膳食纖維 0g
- GI值 無

酸

鮭魚 156kcal

- 100g=1碗
- 膳食纖維 0g
- GI值 45

酸

虱目魚 220kcal

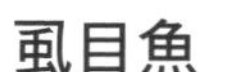

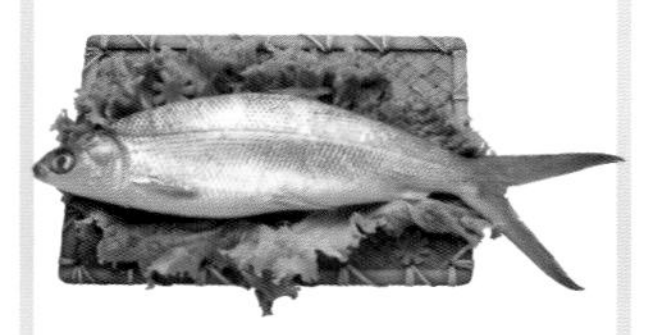

- 100g=1碗
- 膳食纖維 0g
- GI值 無

酸

花枝 137kcal

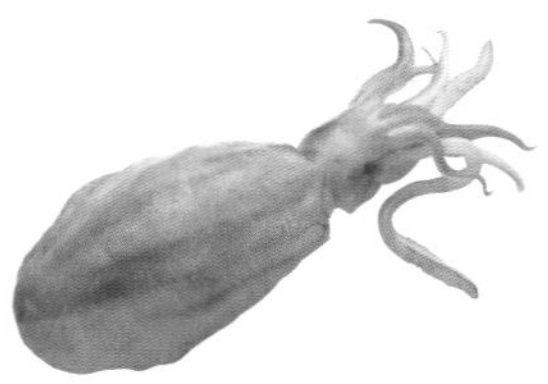

- 100g=1碗
- 膳食纖維 0g
- GI值 40

酸

正鰹 130kcal

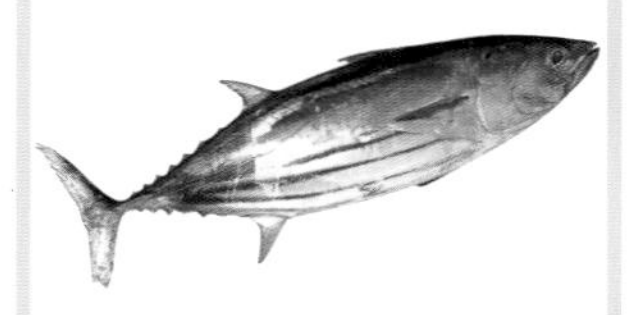

- 100g=1碗
- 膳食纖維 0g
- GI值 無

酸

Diet's note 此處的一碗，是家中飯碗的大小，以一平碗為標準。

金線鰱 110kcal

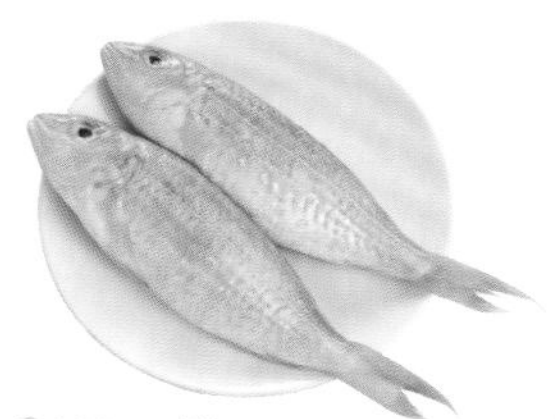

- 100g=1碗
- 膳食纖維 **0**g
- GI值 無

酸

小蝦米 275kcal

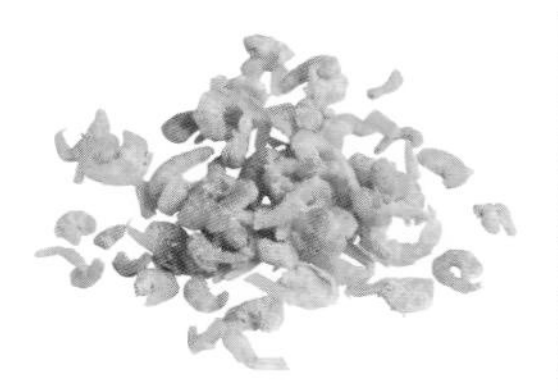

- 100g=1碗
- 膳食纖維 **0**g
- GI值 無

蛤蜊 30kcal

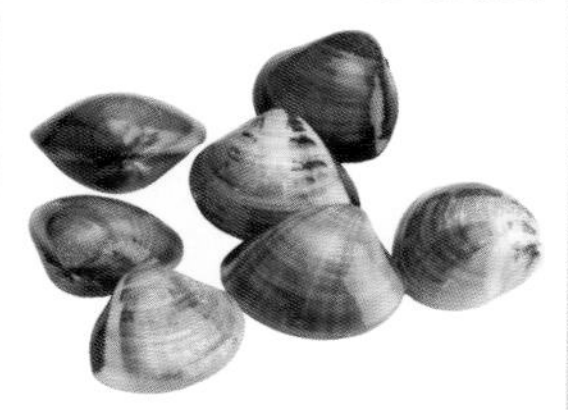

- 100g=1碗
- 膳食纖維 **0**g
- GI值 **40**

海鰻 220kcal

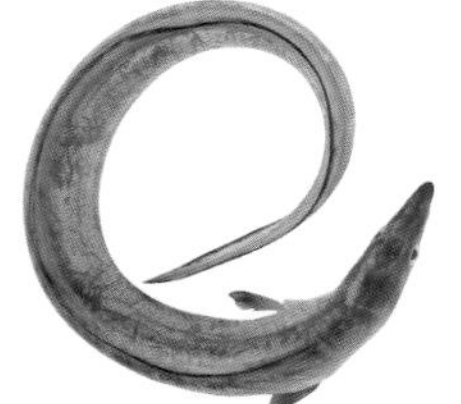

- 100g=1碗
- 膳食纖維 **0**g
- GI值 無

沙丁魚 113kcal

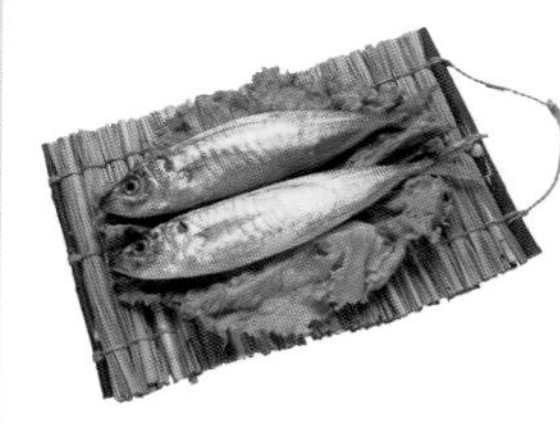

- 100g=1碗
- 膳食纖維 **0**g
- GI值 **40**

鯡魚 220kcal

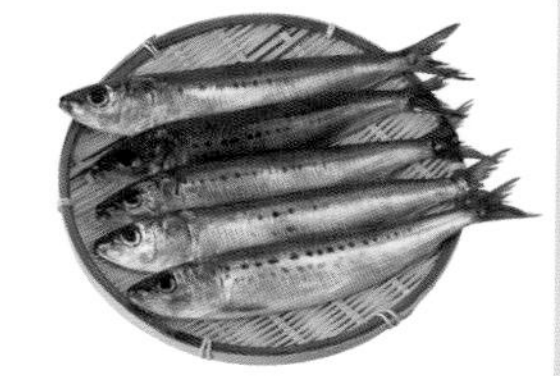

- 100g=1碗
- 膳食纖維 **0**g
- GI值 無

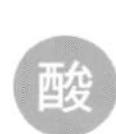

老鼠斑 83kcal

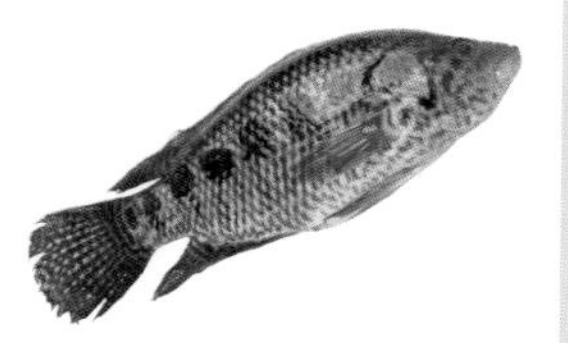

- 100g=1碗
- 膳食纖維 **0**g
- GI值 無

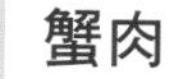

蟹肉 14kcal

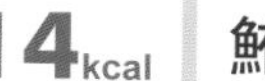

- 100g=1碗
- 膳食纖維 **0**g
- GI值 無

鮪魚 125kcal

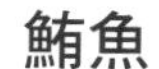

- 100g=1碗
- 膳食纖維 **0**g
- GI值 **40**

Diet's note

除了海鮮之外的其他3份蛋豆魚肉類，可選擇畜肉或家禽1兩（約30克，1份），或豆腐1塊（約100克，1份），或豆漿1杯（240c.c.，1份）或蛋1個（1份）。

新鮮海鮮
seafood

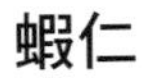

蝦仁 51kcal

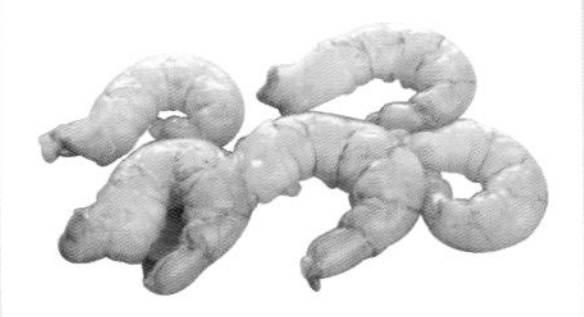

- 100g=1碗
- 膳食纖維 **0**g
- GI值 **40**

台灣鰆（白北） 119kcal

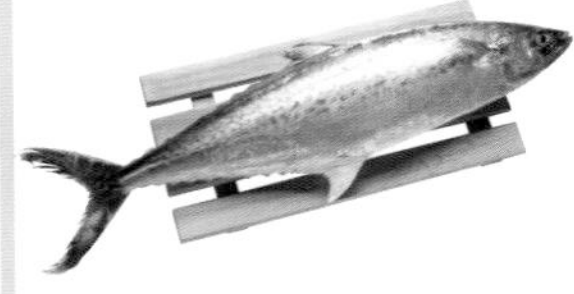

- 100g=1碗
- 膳食纖維 **0**g
- GI值 無

雪螺 80kcal

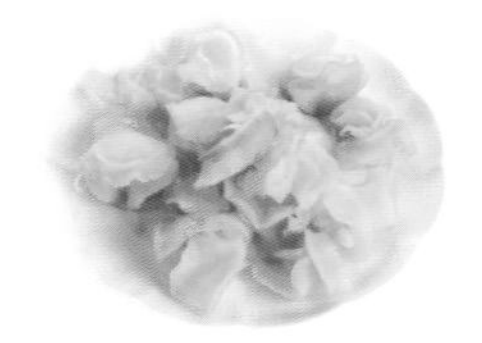

- 100g=1碗
- 膳食纖維 **0**g
- GI值 無

花腹鯖（花鰱） 144kcal

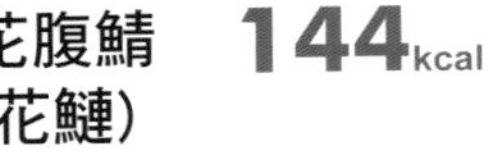

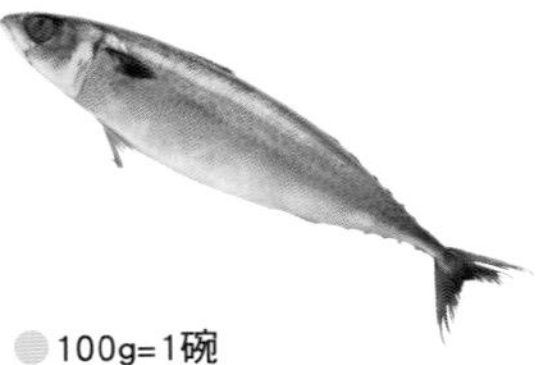

- 100g=1碗
- 膳食纖維 **0**g
- GI值 無

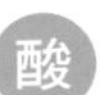

海蛤 119kcal

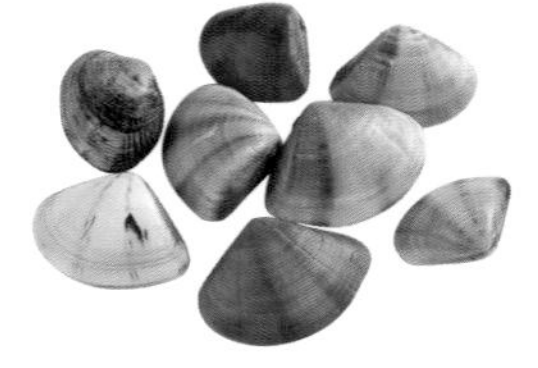

- 100g=1碗
- 膳食纖維 **0**g
- GI值 無

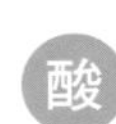

火燒蝦 119kcal

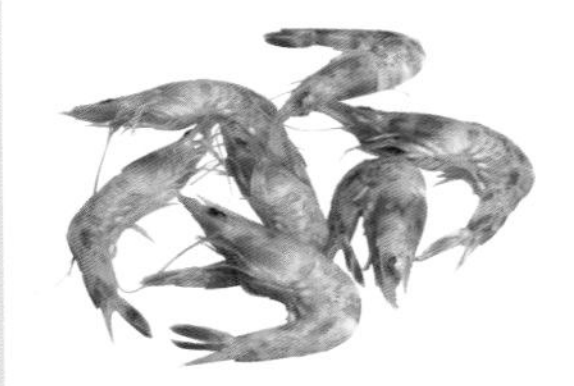

- 100g=1碗
- 膳食纖維 **0**g
- GI值 無

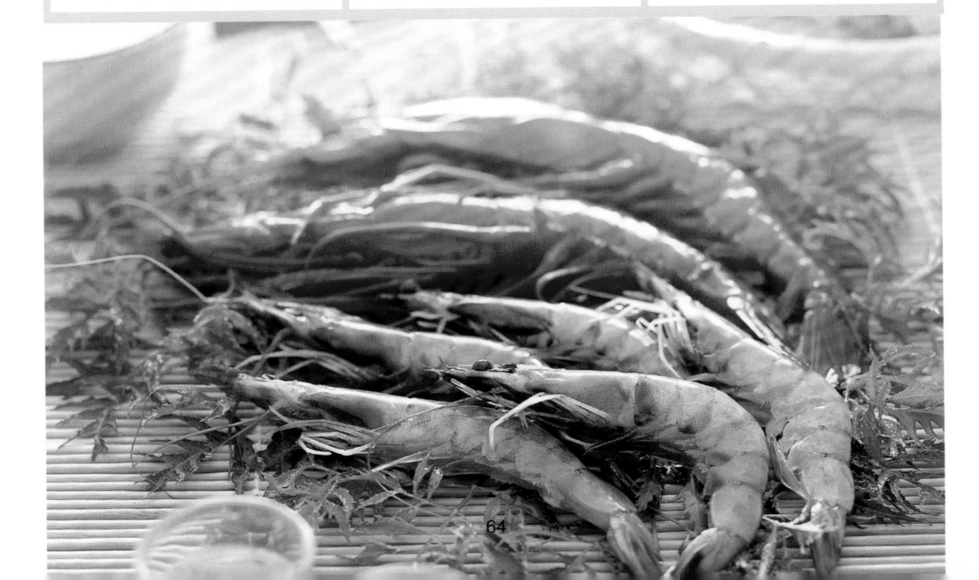

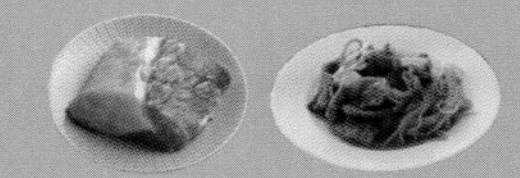

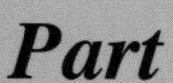

Part 5

新鮮肉類

一般來說，

肉類的熱量較高，

所以食用肉類時，

更要慎選烹調方式，

不要為了一時的口腹之慾，

而賠上了身材喔！

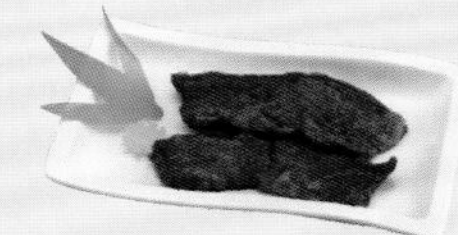

Meat

新鮮肉類 Meat
聽明吃，輕鬆瘦！

減重族不可過量攝取肉類，以免影響減重計劃。如何掌握低熱量的烹調要訣？而各種肉類的營養特點為何呢？一起來了解吧！

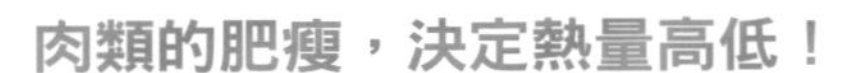

一般食用的肉類主要來源為畜肉或家禽，以雞、鴨、鵝、豬、牛、羊最為普遍食用，肉類提供豐富的動物性蛋白質、胺基酸、脂質、礦物質和維生素。而這些肉類往往因種類、部位及肥瘦的不同，含有不同程度的營養成分，尤其肥瘦程度不同的肉類，蛋白質和脂肪的含量差別極為顯著，想減重的朋友須多注意！

肉類的低熱量烹調訣竅！

1. **清淡、少調味：** 舉凡雞、鴨、鵝、豬、牛、羊等不同肉類，各具有特殊的口感和風味，在烹調上，無論清蒸、油煎、紅燒、涮食、油炸、滷燉、煮湯均適宜，但由於大部分肉類均有高量脂肪，因此減重族不僅要控制肉類的攝取量，烹調時最好採清淡、少調味的方式，避免紅燒或油炸，儘量選擇清蒸、煮湯、涮食等都是不錯的料理方法。
2. **選擇瘦肉食用：** 可選擇食用雞肉、全瘦的豬肉、牛肉，少吃三層肉、五花肉、香腸、臘肉等。
3. **食用前，將皮剝除：** 在處理肉類時，不妨將外皮及附著在肉類上的脂肪剝除再煮，可降低熱量攝取。

紅肉、白肉，營養有何不同？

肉類中富含的蛋白質和礦物質，提供人體生長所需；但也含大量的膽固醇及飽和脂肪酸，恐對健康造成威脅，因此不宜過量攝取。肉類一般有紅肉及白肉之分，以下介紹這兩種肉類的不同。

◎什麼是紅肉？

紅肉的特點是纖維粗硬、脂肪含量較高，豬肉、牛肉、羊肉、鹿肉、兔肉等屬於紅肉。

◎什麼是白肉？

白肉纖維細膩，脂肪含量較低，且脂肪中不飽和脂肪酸含量較高。魚肉、禽肉（雞、鴨、鵝、火雞等）、兩棲動物、爬行動物、甲殼類動物（蝦蟹等）、雙殼類動物（牡蠣、蛤蜊）等，屬於白肉。

有研究發現，吃紅肉的人，罹患結腸癌、乳腺癌等慢性病的危險性增高。因此，可以少吃紅肉，儘量選擇白肉食用。但就不偏食的營養立場，還是可以斟酌搭配食用，營養不偏廢，才能真正健康！

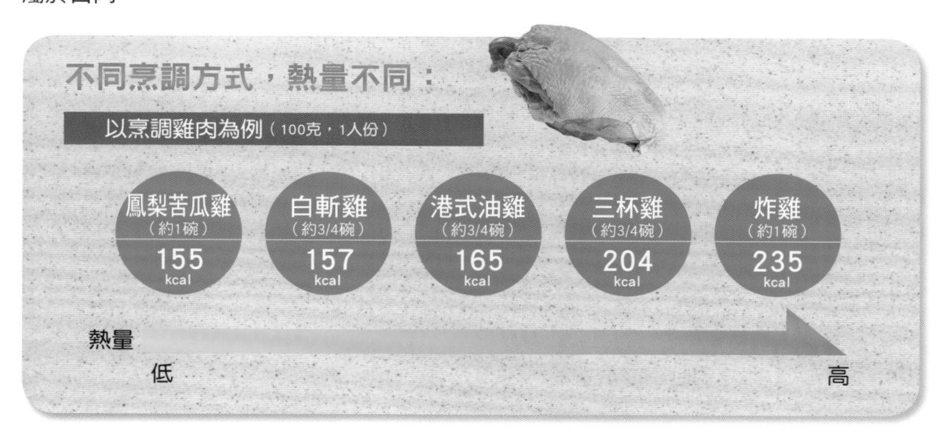

肉類中的營養寶庫

營養素	代表食物	功效
蛋白質	能修補組織並建造新組織、維持身體的酸鹼平衡、產生熱量。	豬肉、牛肉、雞肉、雞胸肉、豬腿、羊肉、鵝肉、鴨肉等。
維生素A	可防止皮膚黏膜乾燥角質化，有效提升人體免疫力。	雞肉、雞翅、豬肉、豬肚、鵝肉、鴨肉、牛肉、羊肉等。
維生素B1	缺乏易引起腳氣病，且使精神不濟、食慾不佳。	豬肉、牛肉、雞肉、羊肉等。
維生素B2	消除疲勞、協助體內進行氧化還原作用、維持呼吸道及皮膚的正常作用。	豬肉、牛肉、雞肉、羊肉等。
鐵	促進紅血球的生成、預防貧血、提升人體免疫力。	牛肉、豬肉、豬肚、羊肉、鵝肉、鴨肉等。

新鮮肉類
Meat

幾乎人人都愛吃肉，但對於想要減肥的人來說，太多肉類是減肥大敵，如果一定要吃的話，記得挑選低熱量的，對體重比較不會造成負擔喔！

豬大里肌 187kcal

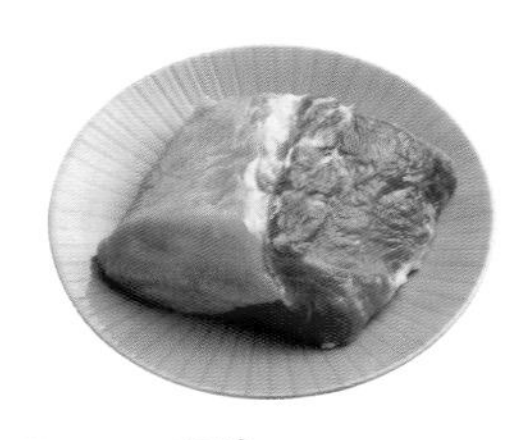

- 100g=1/2碗
- 膳食纖維 0g
- GI值 無

酸

豬腱 127kcal

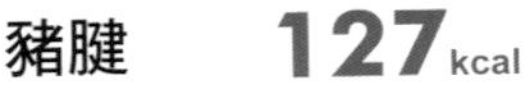

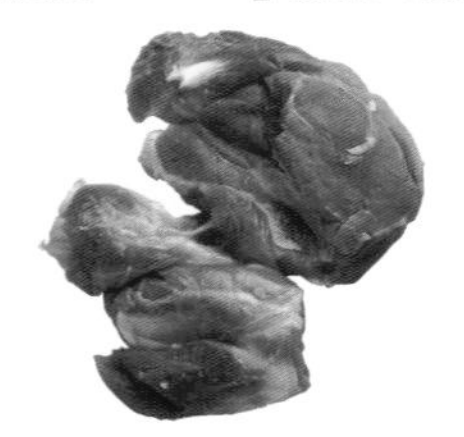

- 100g=1/2碗
- 膳食纖維 0g
- GI值 無

酸

豬心 125kcal

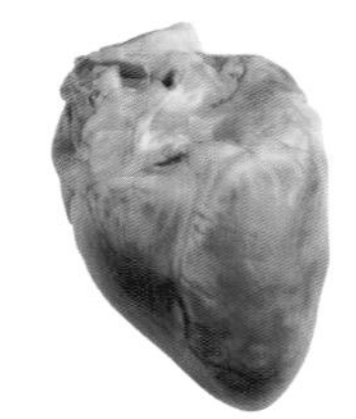

- 100g=4/5碗
- 膳食纖維 0g
- GI值 無

酸

豬肝 119kcal

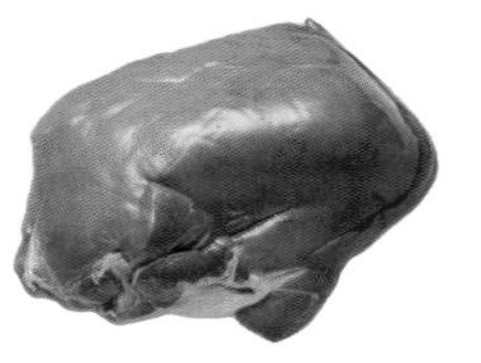

- 100g=約4/5碗
- 膳食纖維 0g
- GI值 無

酸

豬腰子 64kcal

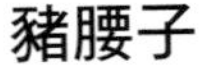

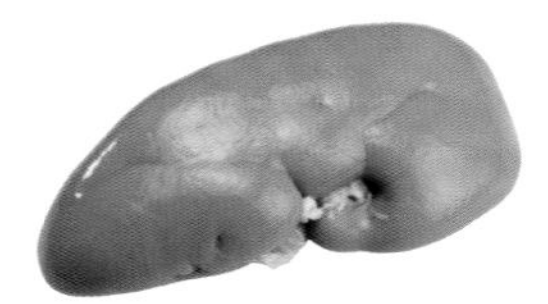

- 100g=約4/5碗
- 膳食纖維 0g
- GI值 無

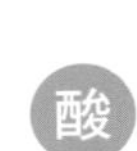

酸

牛腱 123kcal

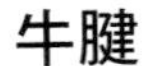

- 100g=1/2碗
- 膳食纖維 0g
- GI值 無

酸

牛肚 109kcal

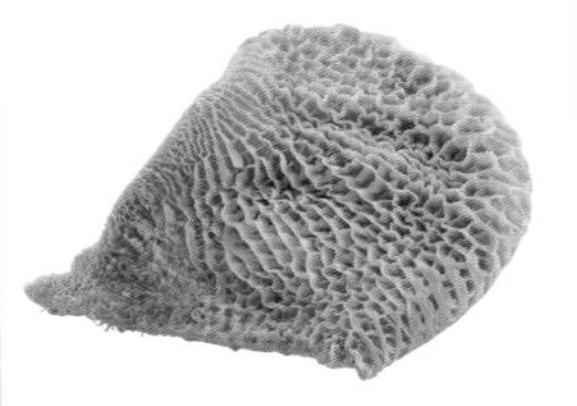

- 100g=約4/5碗
- 膳食纖維 0g
- GI值 無

酸

雞胸肉／土雞 121kcal

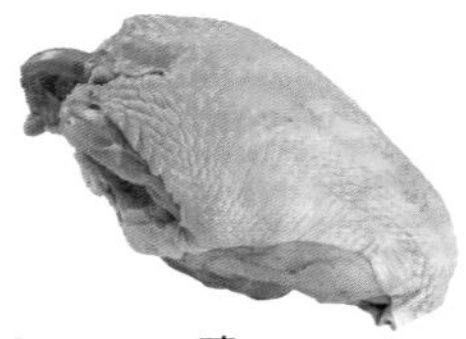

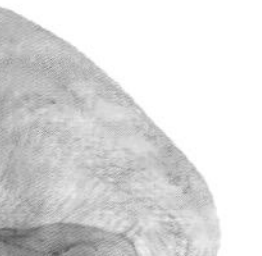

- 100g=1/2碗
- 膳食纖維 0g
- GI值 無

酸

雞胸肉／肉雞 104kcal

- 100g=1/2碗
- 膳食纖維 0g
- GI值 無

酸

Diet's note

此處的一碗，是家中飯碗的大小，以一平碗為標準。
衛生署建議，蛋豆魚肉類每人每天4份，可選擇1份畜肉或家禽（約1兩，30克）。

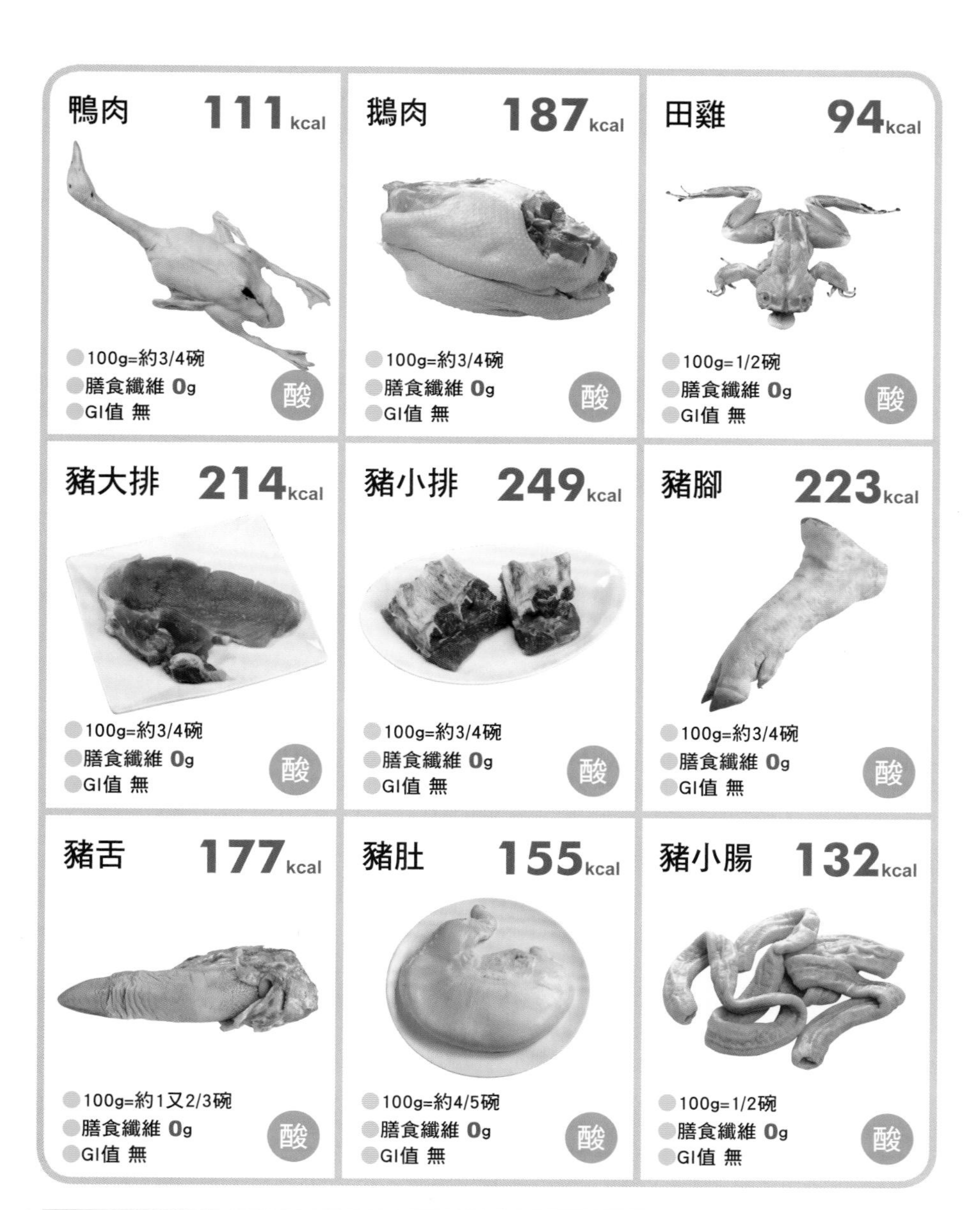

Diet's note

衛生署建議，蛋豆魚肉類每人每天4份，可選擇1份畜肉或家禽（約1兩，30克）。

新鮮肉類

Meat

全雞 248kcal

- 100g=約3/4碗
- 膳食纖維 **0**g
- GI值 無

酸

羊肉 198kcal

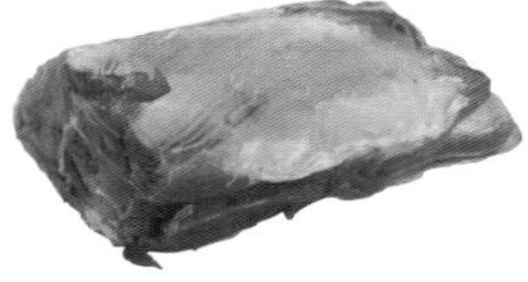

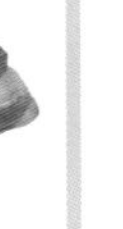

- 100g=約3/4碗
- 膳食纖維 **0**g
- GI值 無

酸

山羊肉 123kcal

- 100g=約3/4碗
- 膳食纖維 **0**g
- GI值 無

酸

豬五花肉 393kcal

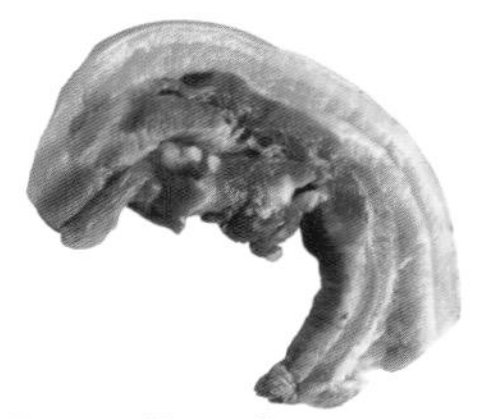

- 100g=約1/2碗
- 膳食纖維 **0**g
- GI值 無

酸

豬梅花肉 341kcal

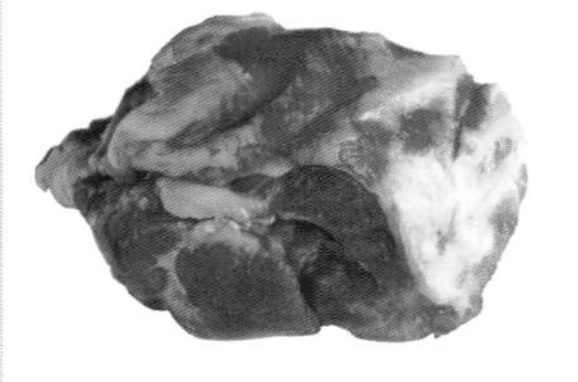

- 100g=約1/2碗
- 膳食纖維 **0**g
- GI值 無

酸

豬肝連 254kcal

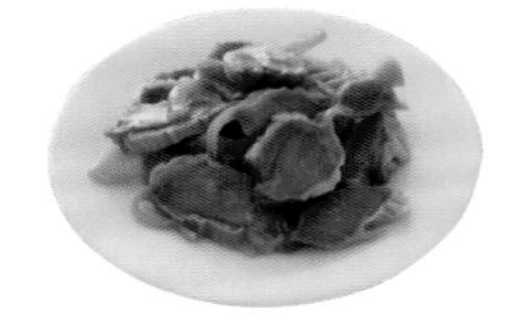

- 100g=約4/5碗
- 膳食纖維 **0**g
- GI值 無

酸

豬大腸 213kcal

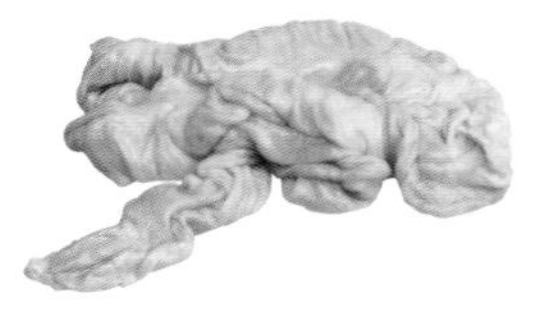

- 100g=約1/2碗
- 膳食纖維 **0**g
- GI值 無

酸

牛腩 331kcal

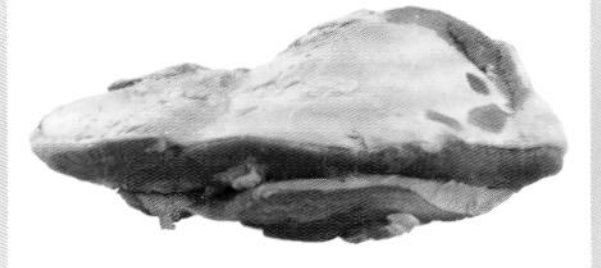

- 100g=約1/2碗
- 膳食纖維 **0**g
- GI值 無

酸

牛小排 390kcal

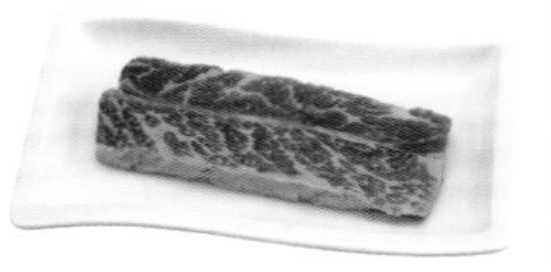

- 100g=約3/4碗
- 膳食纖維 **0**g
- GI值 無

酸

Diet's note

除了肉類的其他3份，可選擇海鮮1兩（約30克，1份），或豆腐1塊（100克，1份），或豆漿1杯（240c.c.，1份）或蛋1個（1份）。

豬頸肉 140kcal

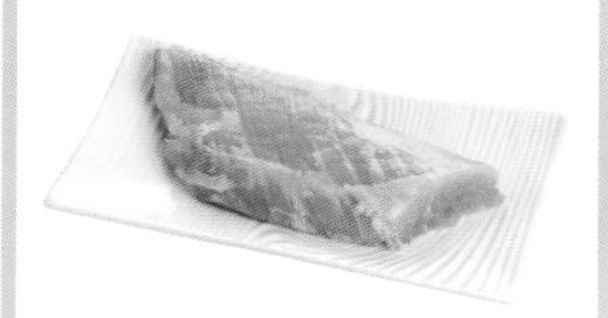

- 100g=1碗
- 膳食纖維 0g
- GI值 無

豬後腿肉 117kcal

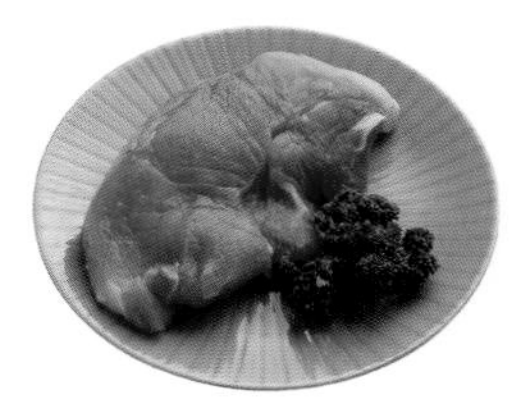

- 100g=1碗
- 膳食纖維 0g
- GI值 無

豬後腿瘦肉 114kcal

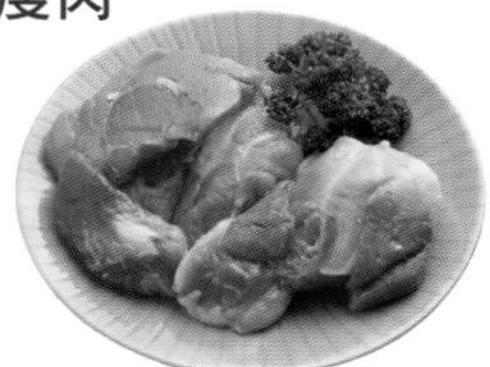

- 100g=1碗
- 膳食纖維 0g
- GI值 無

豬血 19kcal

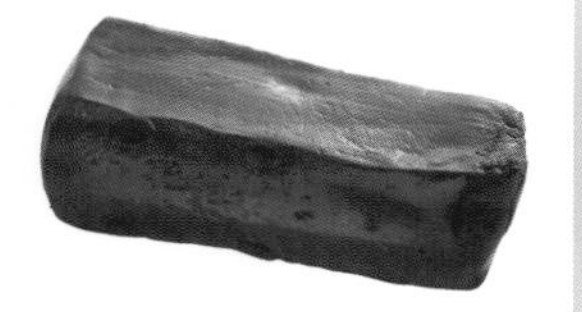

- 100g=1碗
- 膳食纖維 0g
- GI值 無

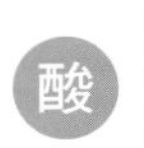

豬耳朵 190kcal

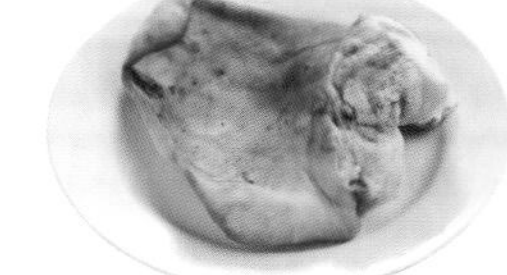

- 100g=約3/4碗
- 膳食纖維 0g
- GI值 無

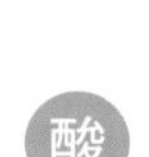

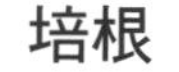

培根 405kcal

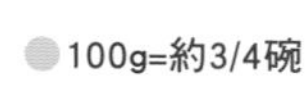

- 100g=約3/4碗

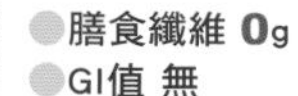

- 膳食纖維 0g
- GI值 無

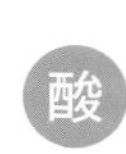

牛腿肉 117kcal

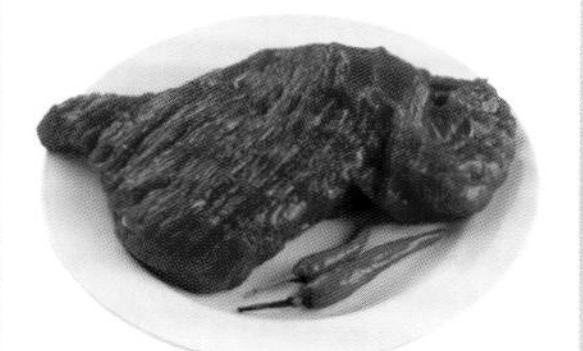

- 100g=1碗
- 膳食纖維 0g
- GI值 無

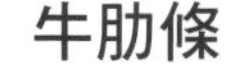

牛肋條 250kcal

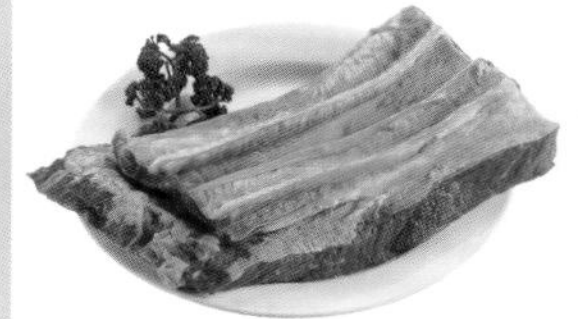

- 100g=1碗
- 膳食纖維 0g
- GI值 無

牛前腿股肉 153kcal

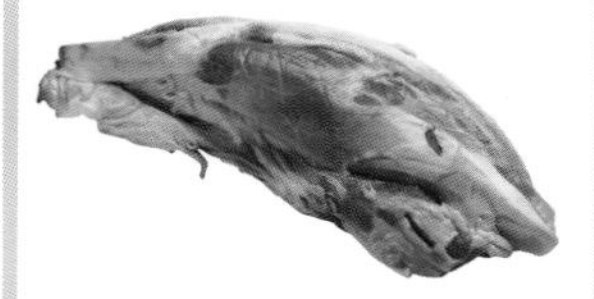

- 100g=1碗
- 膳食纖維 0g
- GI值 無

Diet's note 衛生署建議，蛋豆魚肉類每人每天4份，可選擇1份畜肉或家禽（約1兩，30克）。

新鮮肉類
meat

手扒雞 232kcal

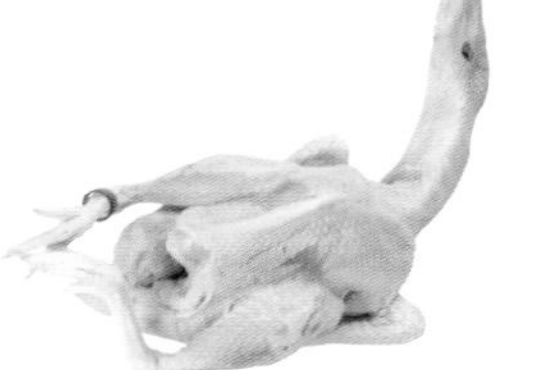

- 100g=1碗
- 膳食纖維 0g
- GI值 無

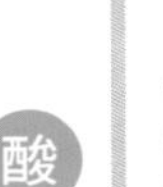

烏骨雞 127kcal

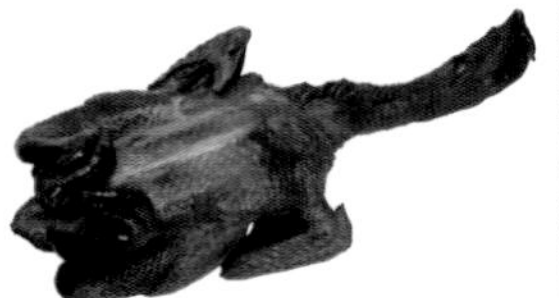

- 100g=1碗
- 膳食纖維 0g
- GI值 無

雞里肌(土雞) 125kcal

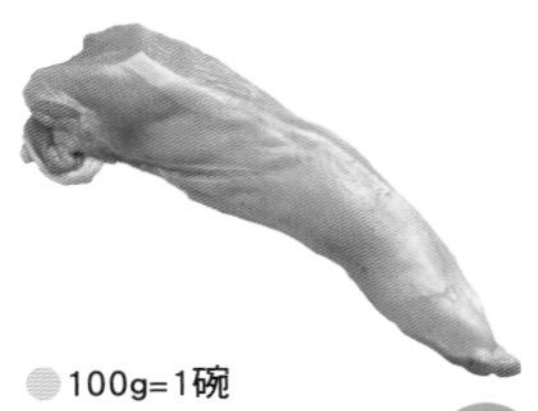

- 100g=1碗
- 膳食纖維 0g
- GI值 無

雞里肌(肉雞) 119kcal

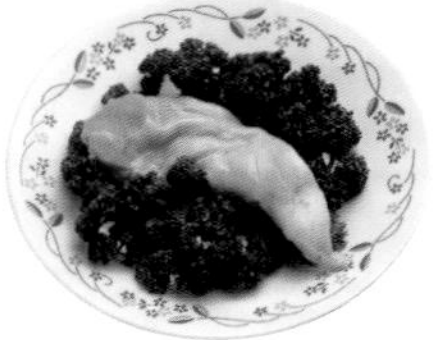

- 100g=1碗
- 膳食纖維 0g
- GI值 無

土雞腿 142kcal

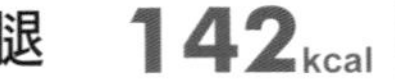

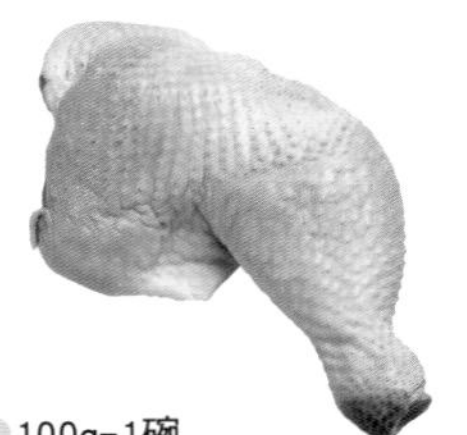

- 100g=1碗
- 膳食纖維 0g
- GI值 無

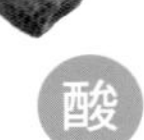

肉雞腿 123kcal

- 100g=1碗
- 膳食纖維 0g
- GGI值 無

雞爪 205kcal

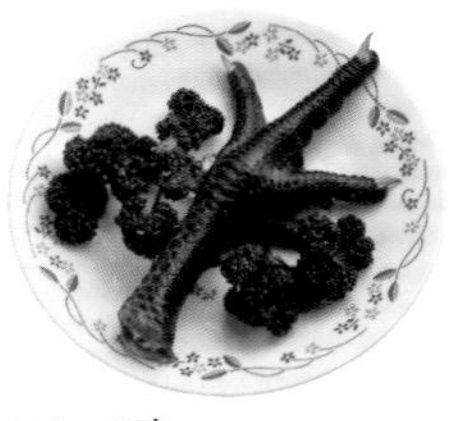

- 100g=1碗
- 膳食纖維 0g
- GI值 無

雞心 213kcal

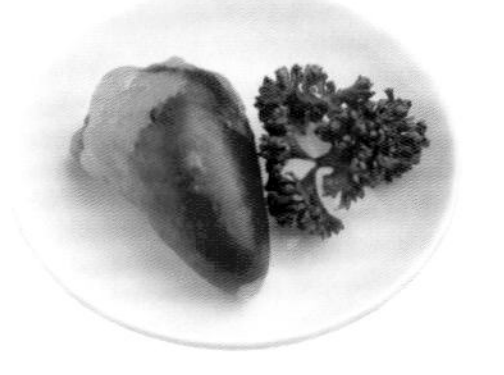

- 100g=1碗
- 膳食纖維 0g
- GI值 無

二節翅(土雞) 228kcal

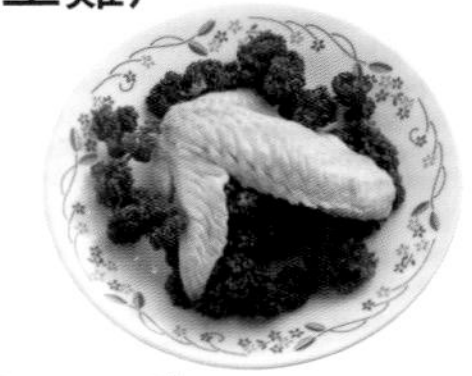

- 100g=1碗
- 膳食纖維 0g
- GI值 無

Diet's note 此處的一碗，是家中飯碗的大小，以一平碗為標準。

二節翅（肉雞） 227kcal

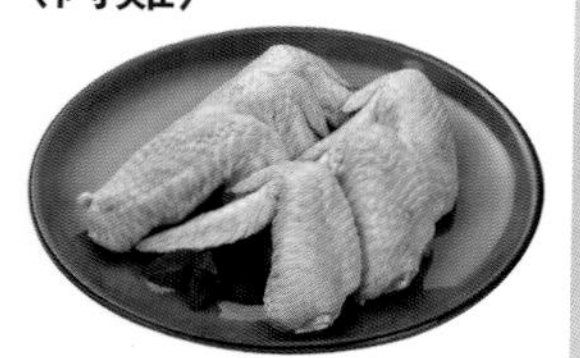

- 100g=1碗
- 膳食纖維 0g
- GI值 無

酸

雞肝 120kcal

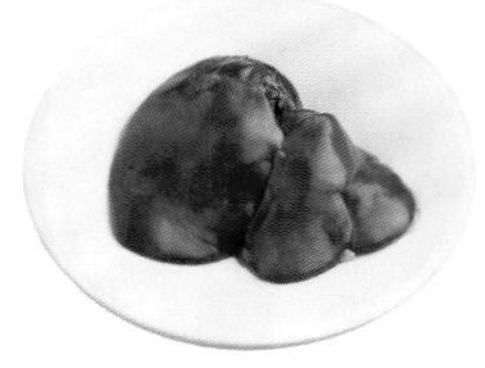

- 100g=1碗
- 膳食纖維 0g
- GI值 無

雞胗 107kcal

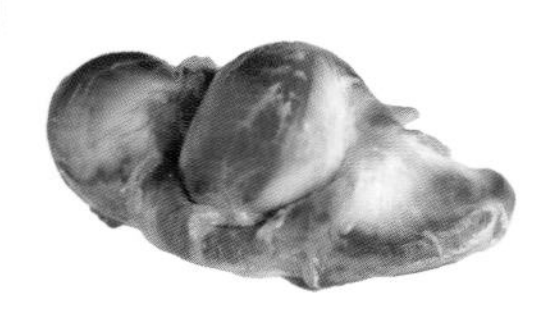

- 100g=1碗
- 膳食纖維 0g
- GI值 無

鵝腿肉 292kcal

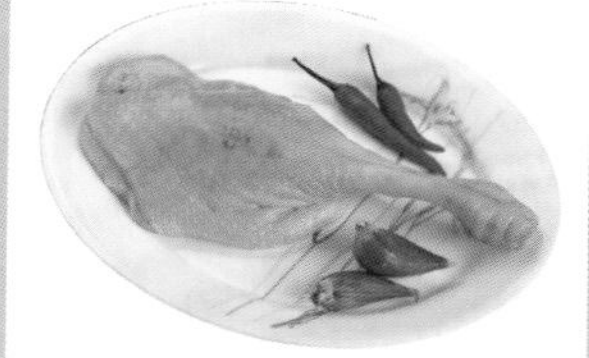

- 100g=1碗
- 膳食纖維 0g
- GI值 無

酸

鴨血 23kcal

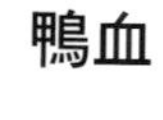

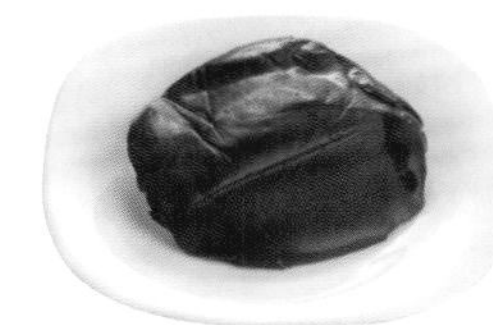

- 100g=約3/4碗
- 膳食纖維 0g
- GI值 無

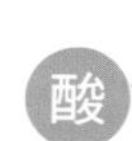

翅小腿 141kcal

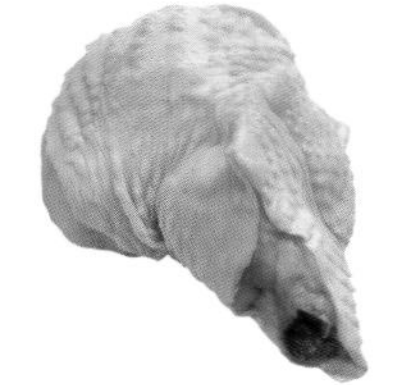

- 100g=約3/4碗
- 膳食纖維 0g
- GI值 無

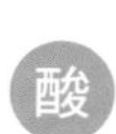

豬排帶肥肉 391kcal

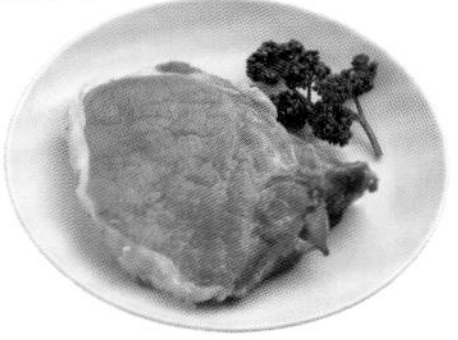

- 100g=約1又2/3碗
- 膳食纖維 0g
- GI值 無

羊前腿肉 111kcal

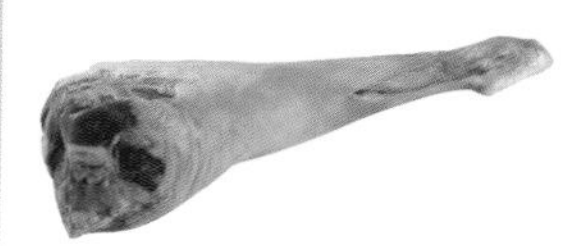

- 100g=1碗
- 膳食纖維 0g
- GI值 無

羊後腿肉 102kcal

- 100g=1碗
- 膳食纖維 0g
- GI值 無

Diet's note 衛生署建議，蛋豆魚肉類每人每天4份，可選擇1份畜肉或家禽（約1兩，30克）。

新鮮肉類

meat

羊肚 87kcal	羊肉胸 215kcal
100g=1碗	100g=1碗
膳食纖維 0g	膳食纖維 0g
GI值 無	GI值 無
酸	酸

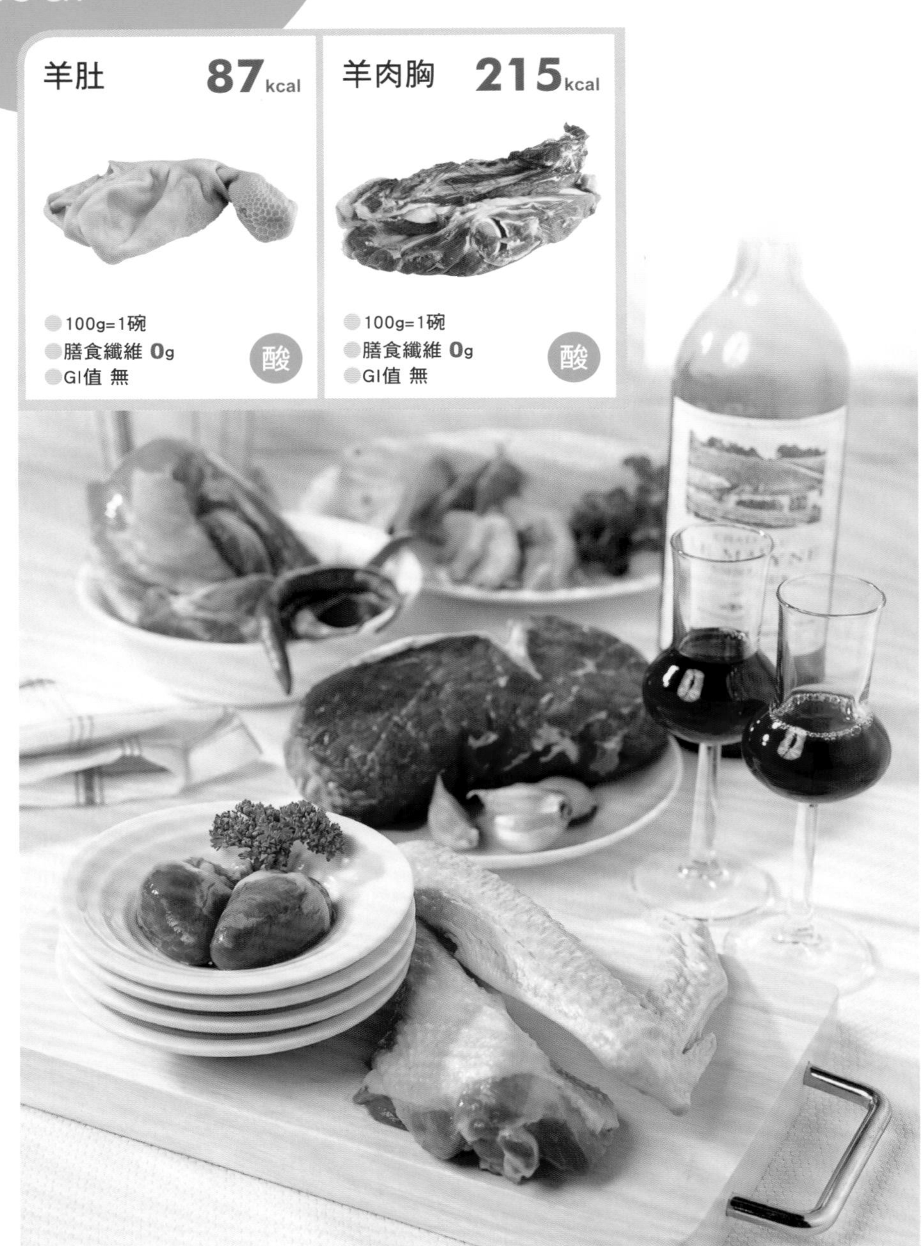

Part 6

新鮮五穀根莖類

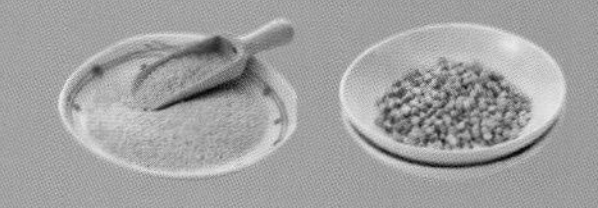

五穀根莖類是
飽足感及能量的來源，
人體絕對缺少不了它！

但吃過多、相對能量沒有消耗，
就會變成肥肉堆積在身上，
必須好好選擇，
才能變成健康瘦美人！

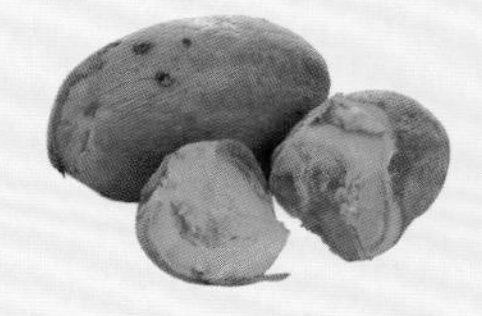

Cereales & Root Crop

新鮮五穀根莖類 聰明吃，輕鬆瘦！

Cereal & Root Crop

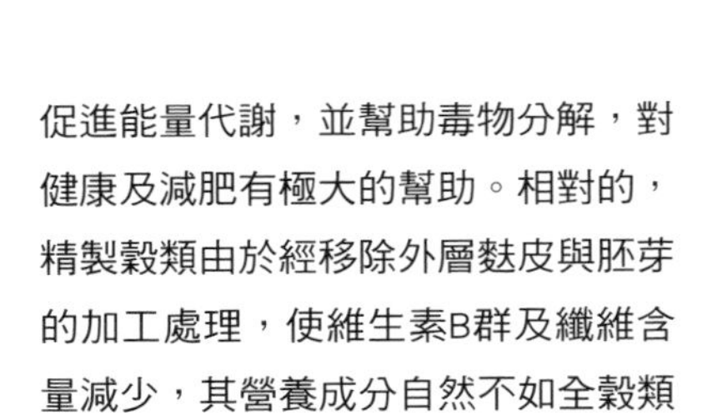

減重族應適量的減少五穀根莖類的攝取量，以達到控制體重的訴求。想要健康減肥的人，你知道五穀根莖類富含的營養素為何？及如何掌握低熱量烹調要訣呢？

五穀根莖類或稱主食類，富含醣類及蛋白質、維生素、礦物質、膳食纖維等營養素，提供人體所需的主要能量。五穀根莖類包括米、麥、雜穀、豆類等食物，像稻米、大麥、小麥、蕎麥、馬鈴薯、芋頭、蓮藕、番藷、薏仁、紅豆、蓮子、山藥、南瓜、玉米……等均屬五穀根莖類。

如何低熱量攝取五穀根莖類？

◎ **盡可能選擇未精製穀類：**五穀根莖類包括了米、麥與各樣的雜糧穀物，建議盡可能選擇未精製穀類，像糙米、燕麥片、全麥麵包、麥芽、米麩、小麥穀類等，來取代精製的白米、白麵包、煎餅、餅乾、蛋糕甜點、披薩等。因為全穀類是由麥麩、麥芽精和澱粉的胚乳等構成，含豐富的膳食纖維、抗氧化維生素等營養成分，有益於預防心血管疾病、刺激腸胃蠕動、促進能量代謝，並幫助毒物分解，對健康及減肥有極大的幫助。相對的，精製穀類由於經移除外層麩皮與胚芽的加工處理，使維生素B群及纖維含量減少，其營養成分自然不如全穀類來得豐富。

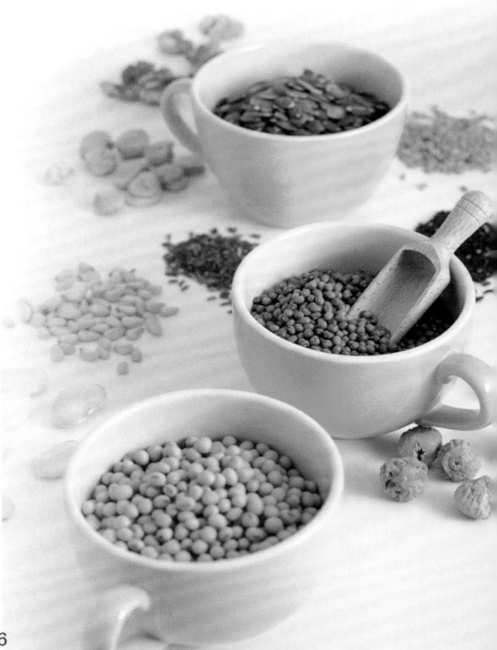

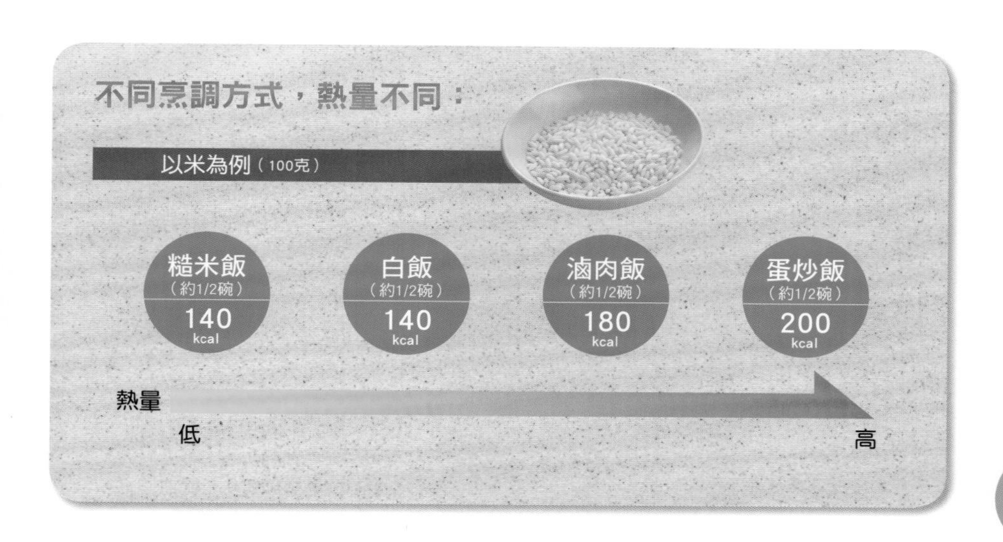

五穀根莖類富含的營養為何？

營養素	功效	代表食物
蛋白質	修補組織並建造新組織、維持身體的酸鹼平衡、產生熱量。	五穀根莖類的食物中，都富含蛋白質。例如：糙米、麵食、芋頭、甘藷、薏仁等。
礦物質	促進骨骼及牙齒的發育、控制神經及肌肉的正常功能、促進組織再生、抑制傷口發炎、提升人體免疫力。	五穀根莖類的食物中，都富含礦物質。例如：糙米、芋頭、番藷、馬鈴薯、蓮藕、紅豆、薏仁、南瓜等。
醣類	提供身體所需之能量、維持正常的脂肪代謝、促進腸胃蠕動。	五穀根莖類的食物中，都富含醣類。例如：米、大麥、小麥、蕎麥、麵食、馬鈴著、番藷等。
膳食纖維	可以降低血清膽固醇、增加飽足感、增加腸道的益生菌、促進腸胃蠕動。	五穀根莖類的食物中，都富含膳食纖維。例如：糙米、蓮藕、全麥製品、燕麥片、玉米等。

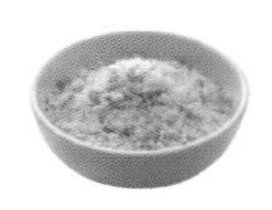
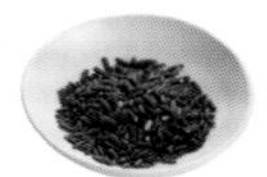
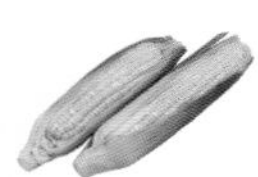
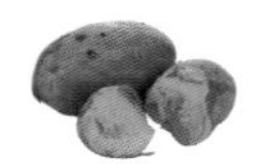

五穀根莖類

Cereals & Root Crop

五穀根莖類富含醣類，是維持人體能量消耗的來源，十分重要，但吃多了卻容易發胖，想減重的朋友，請參照下面的熱量表，選出較不易令人發胖的食材食用！

稻米 353kcal

- 100g=1/2碗
- 膳食纖維 0.4g
- GI值 84

酸

糙米 354kcal

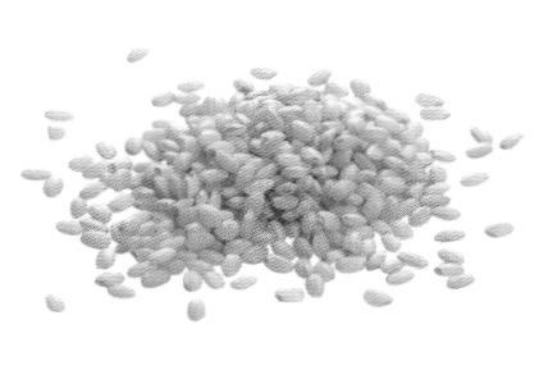

- 100g=1/2碗
- 膳食纖維 2.4g
- GI值 56

長糯米 356kcal

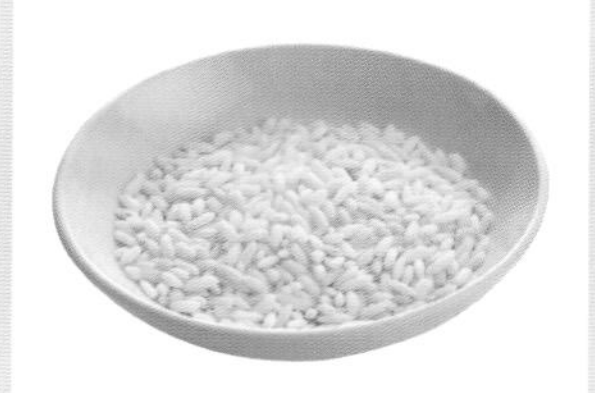

- 100g=1/2碗
- 膳食纖維 0.3g
- GI值 無

圓糯米 359kcal

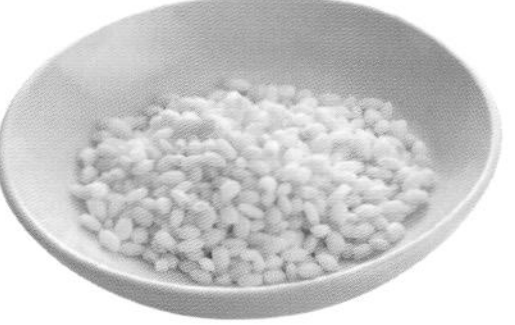

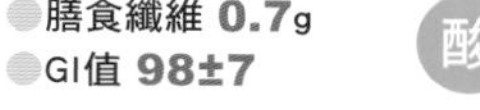

- 100g=1/2碗
- 膳食纖維 0.7g
- GI值 98±7

酸

黑糯米 353kcal

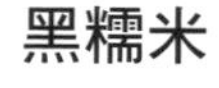

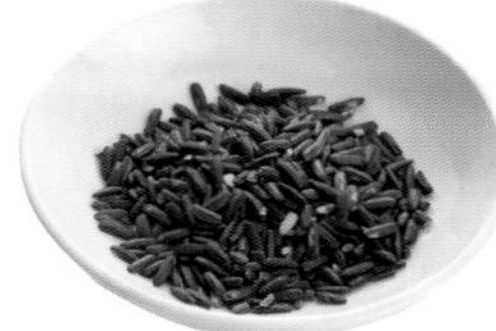

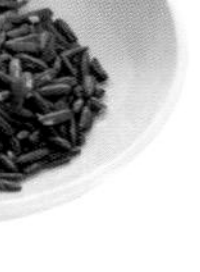

- 100g=1/2碗
- 膳食纖維 2.8g
- GI值 54

酸

小米 372kcal

- 100g=1/2碗
- 膳食纖維 2.6g
- GI值 71±10

加鈣米 355kcal

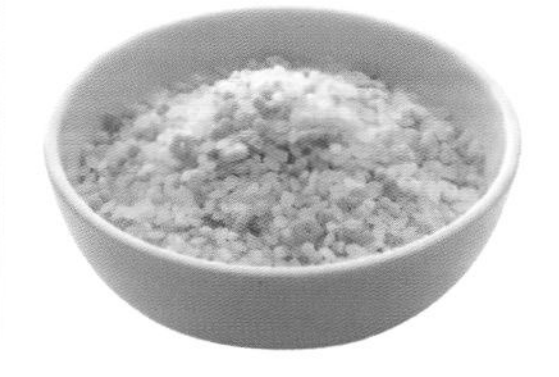

- 100g=1/2碗
- 膳食纖維 0.7g
- GI值 無

在來米 355kcal

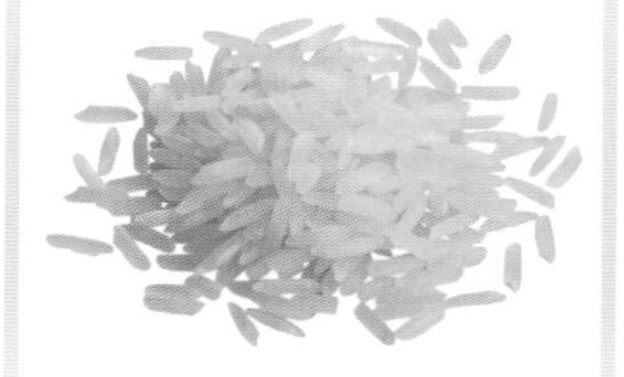

- 100g=1/2碗
- 膳食纖維 0.5g
- GI值 56±2

胚芽米 357kcal

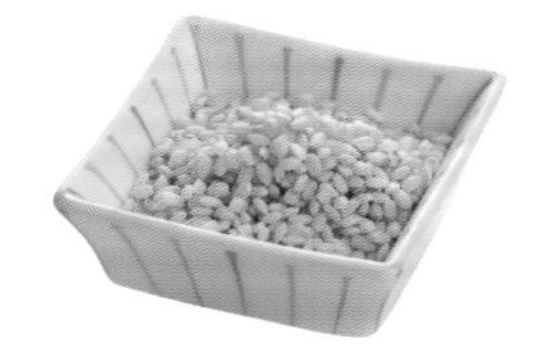

- 100g=1/2碗
- 膳食纖維 2.2g
- GI值 55±5

Diet's note 此處的一碗，是家中飯碗的大小，以一平碗為標準。

西谷米 356kcal

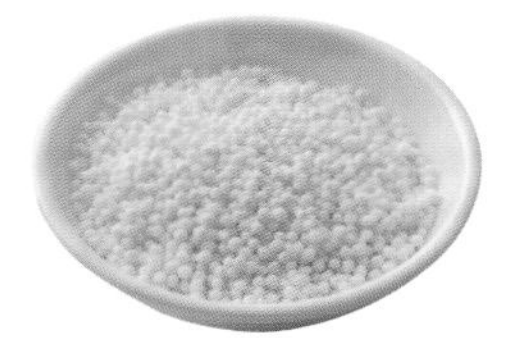

- 100g=1/2碗
- 膳食纖維 **0.5g**
- GI值 **70±10**

酸

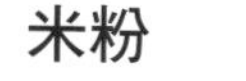

米粉 357kcal

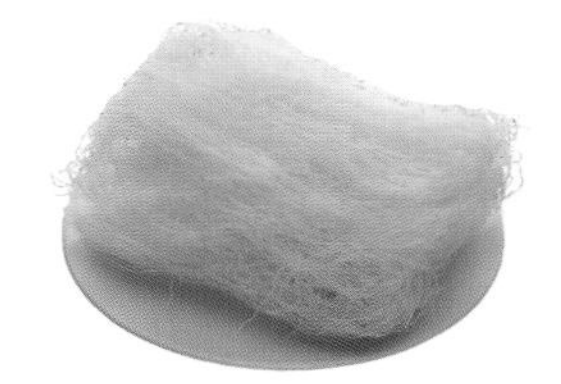

- 100g=1碗
- 膳食纖維 **1.9g**
- GI值 **58**

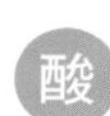

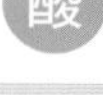

小麥胚芽 414kcal

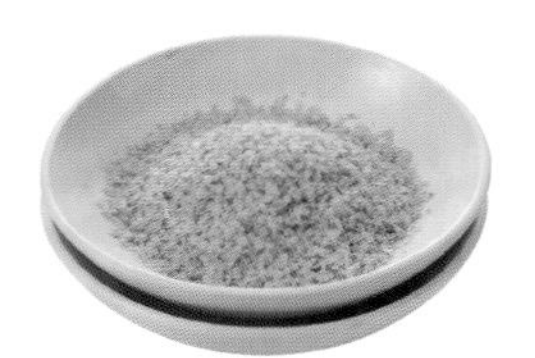

- 100g=1碗
- 膳食纖維 **8.9g**
- GI值 **55±5**

小麥 361kcal

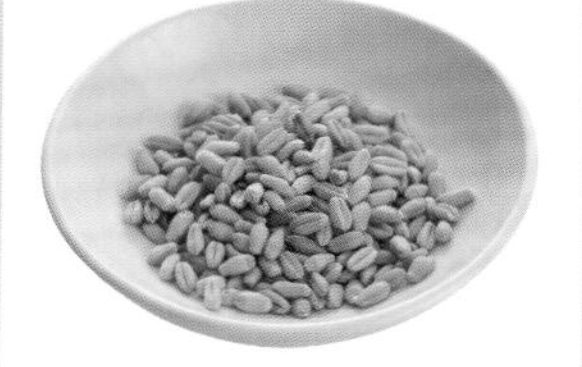

- 100g=1碗
- 膳食纖維 **11.3g**
- GI值 **41±3**

酸

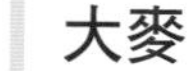

大麥 367kcal

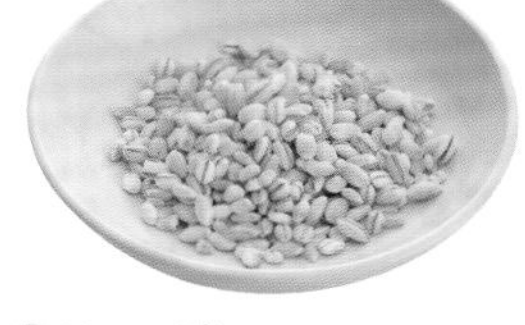

- 100g=1碗
- 膳食纖維 **15.3g**
- GI值 **43±6**

蕎麥 360kcal

- 100g=1碗
- 膳食纖維 **3g**
- GI值 **54±4**

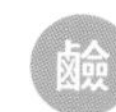

燕麥 402kcal

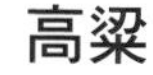

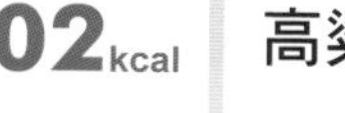

- 100g=1碗
- 膳食纖維 **5.1g**
- GI值 **55±5**

高粱 368kcal

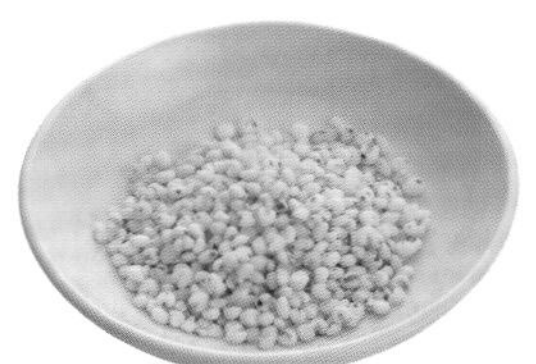

- 100g=1碗
- 膳食纖維 **6.2g**
- GI值 無

玉米 111kcal

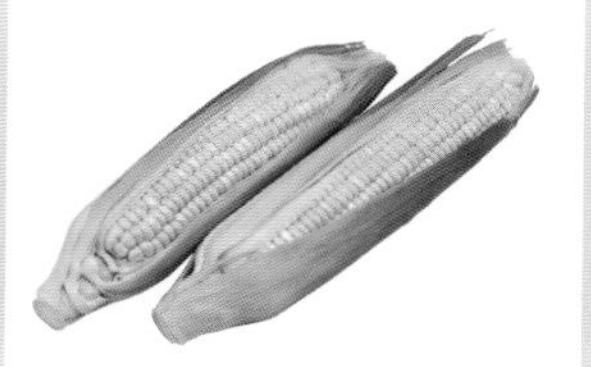

- 100g=1/2碗
- 膳食纖維 **4.6g**
- GI值 **54±4**

Diet's note

衛生署建議，每人每天吃3～6碗的五穀根莖類食物，每碗為飯1碗（約200克）；或中型饅頭1個；或吐司麵包4片，可依個人需要量增減。

五穀根莖類
Cereals & Root Crop

白玉米 66kcal

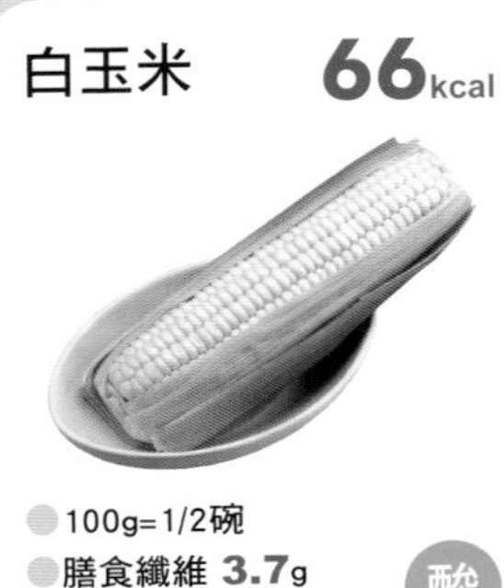

- 100g=1/2碗
- 膳食纖維 3.7g
- GI值 59

馬鈴薯 81kcal

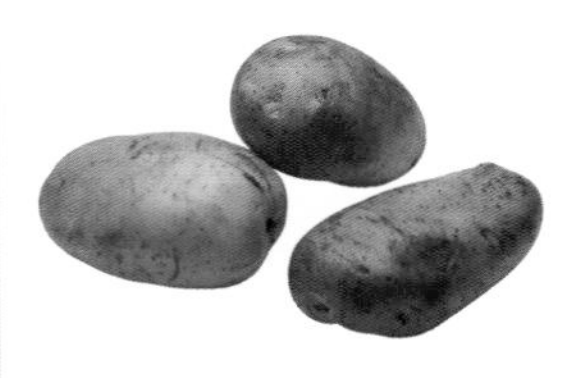

- 100g=1/2碗
- 膳食纖維 1.5g
- GI值 50±9

番藷 124kcal

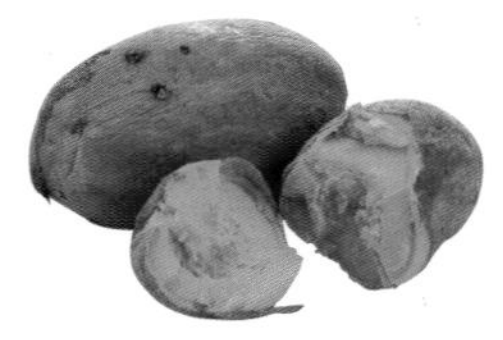

- 100g=1/2碗
- 膳食纖維 2.4g
- GI值 87±10

南瓜 64kcal

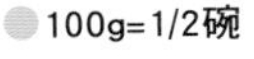

- 100g=1/2碗
- 膳食纖維 1.7g
- GI值 75

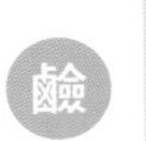

山藥 73kcal

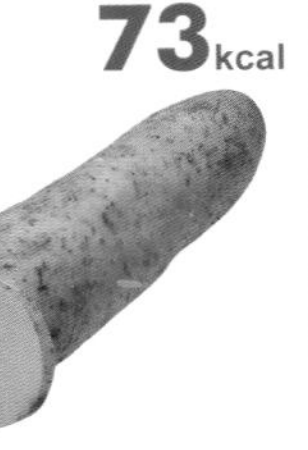

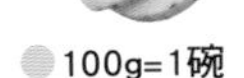

- 100g=1碗
- 膳食纖維 1g
- GI值 53±11

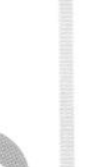

蓮藕 74kcal

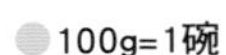

- 100g=1碗
- 膳食纖維 2.7g
- GI值 38

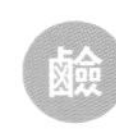

荸薺 79kcal

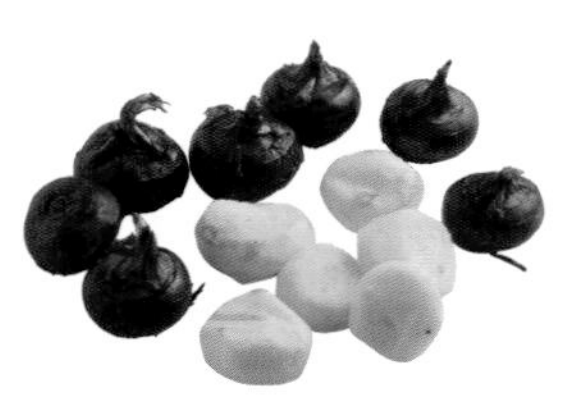

- 100g=1碗
- 膳食纖維 2.1g
- GI值 無

鹼

芋頭 128kcal

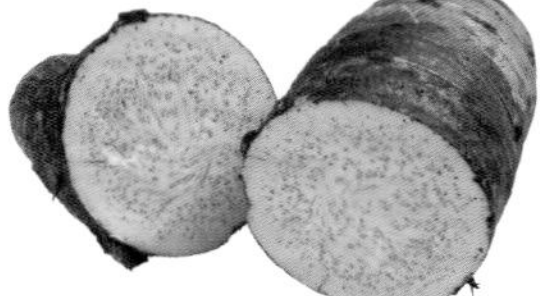

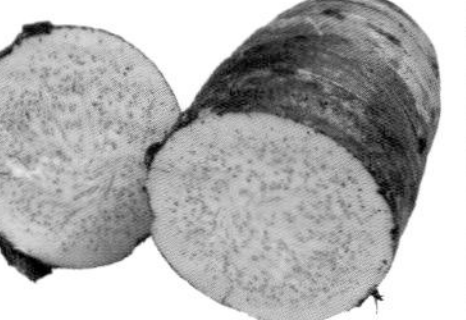

- 100g=1/2碗
- 膳食纖維 2.3g
- GI值 79±2

鹼

豆薯 36kcal

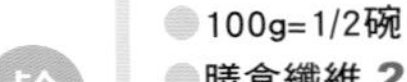

- 100g=1/2碗
- 膳食纖維 2.2g
- GI值 無

Diet's note 此處的一碗，是家中飯碗的大小，以一平碗為標準。

菱角 75kcal

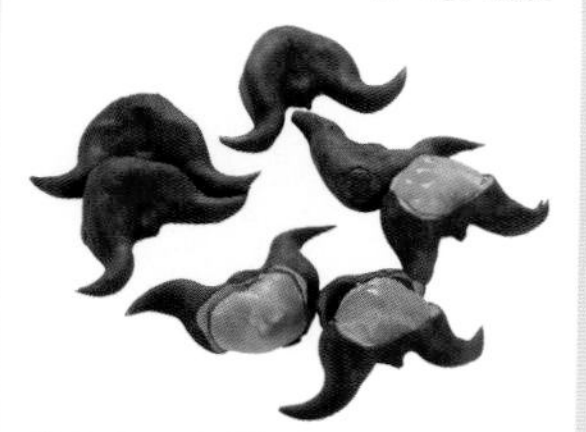

- 100g=1/2碗
- 膳食纖維 **1.9g**
- GI值 無

蓮藕粉 352kcal

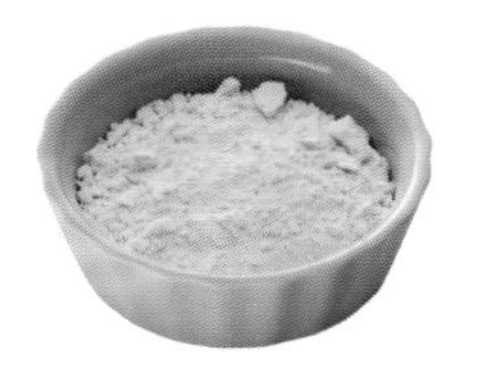

- 100g=1碗
- 膳食纖維 **0.3g**
- GI值 無

太白粉 352kcal

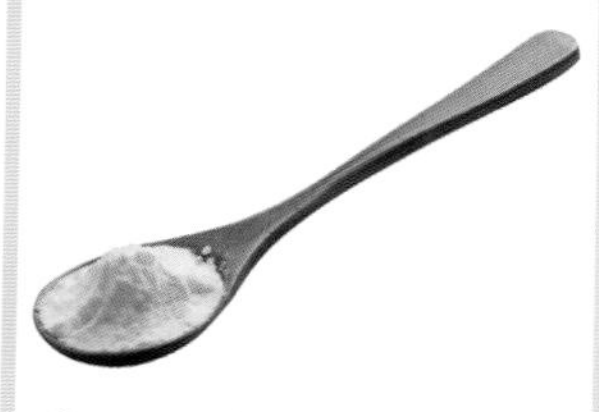

- 100g=1碗
- 膳食纖維 **0.1g**
- GI值 **70±10**

番藷粉 354kcal

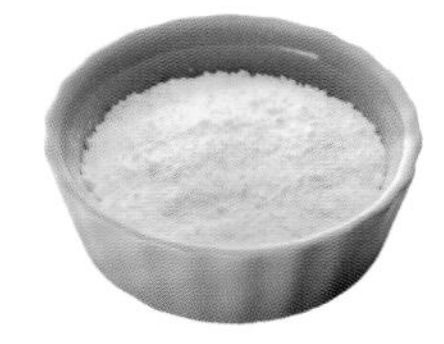

- 100g=1碗
- 膳食纖維 **0.3g**
- GI值 **37±8**

蓮子 141kcal

- 100g=1碗
- 膳食纖維 **6.4g**
- GI值 無

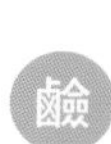

薏仁粉 400kcal

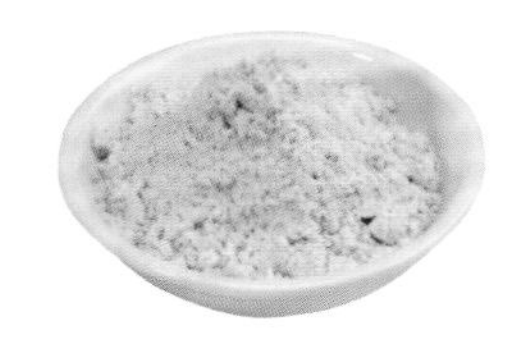

- 100g=1碗
- 膳食纖維 **4.9g**
- GI值 **66±5**

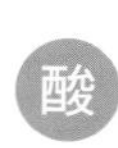

薏仁 373kcal

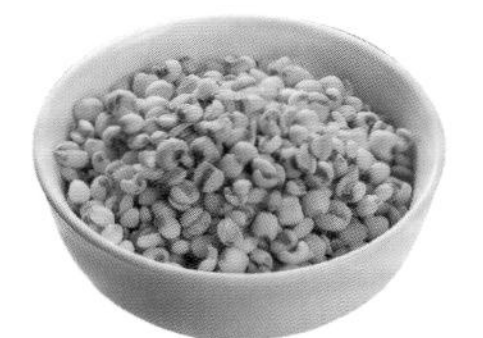

- 100g=1碗
- 膳食纖維 **1.4g**
- GI值 **25±1**

酸

紅豆 332kcal

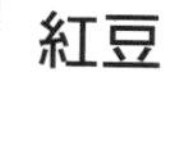

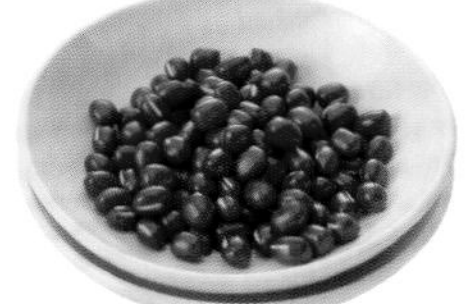

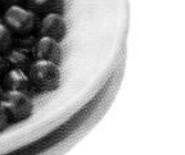

- 100g=1碗
- 膳食纖維 **12.3g**
- GI值 **51**

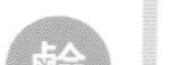

綠豆 342kcal

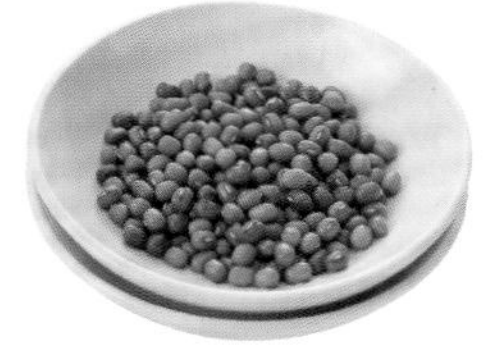

- 100g=1碗
- 膳食纖維 **11.5g**
- GI值 **42±5**

Diet's note 衛生署建議，每人每天吃3～6碗的五穀根莖類食物，每碗為飯1碗（約200克）；或中型饅頭1個；或吐司麵包4片，可依個人需要量增減。

五穀根莖類
cereals & root crop

糯小米 369kcal

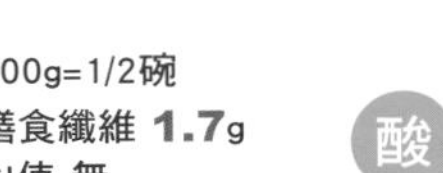

- 100g=1/2碗
- 膳食纖維 **1.7**g
- GI值 無

酸

糯米粉 360kcal

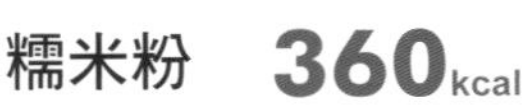

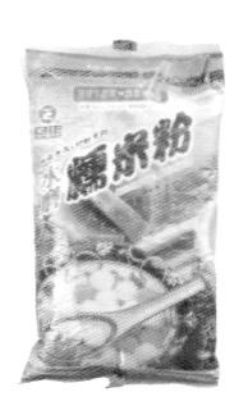

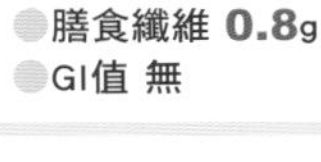

- 100g=1/2碗
- 膳食纖維 **0.8**g
- GI值 無

高纖米 363kcal

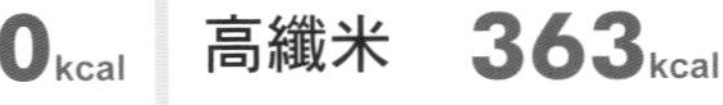

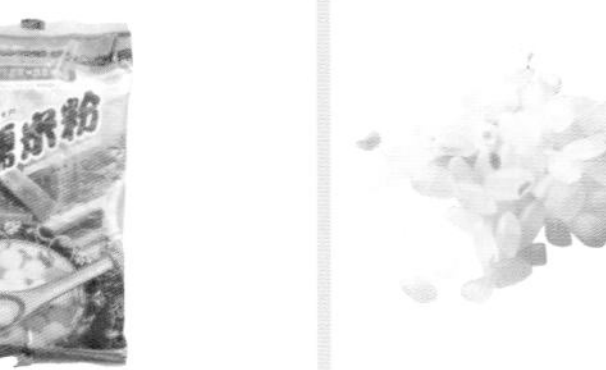

- 100g=1/2碗
- 膳食纖維 **2.8**g
- GI值 無

酸

壽司米 351kcal

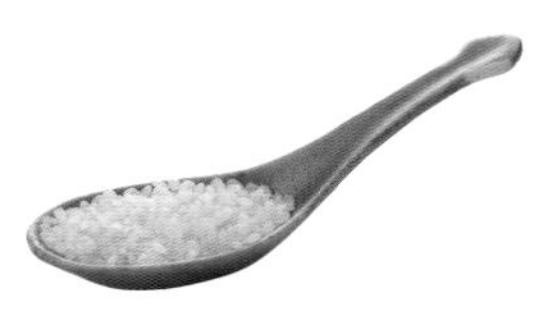

- 100g=1/2碗
- 膳食纖維 **0.5**g
- GI值 無

蓬萊有機米 352kcal

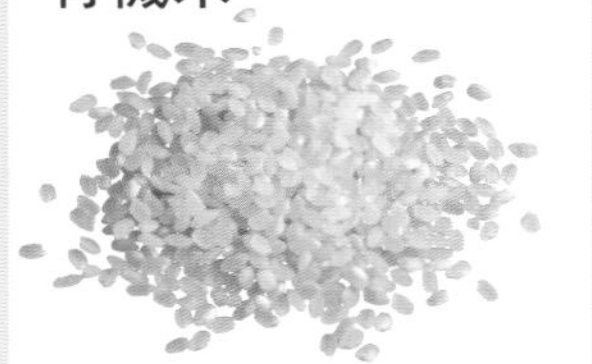

- 100g=1/2碗
- 膳食纖維 **0.4**g
- GI值 無

糯高粱 362kcal

- 100g=1/2碗
- 膳食纖維 **2.5**
- GI值 無

小薏仁 364kcal

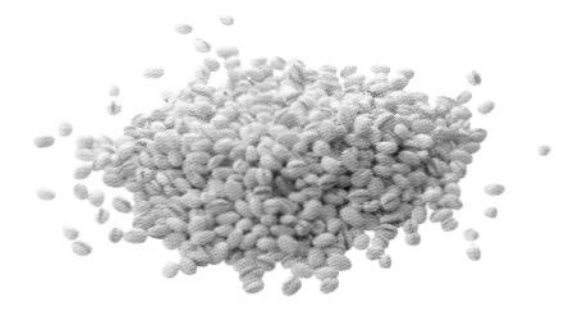

- 100g=1/2碗
- 膳食纖維 **5.5**g
- GI值 無

糙米粉 393kcal

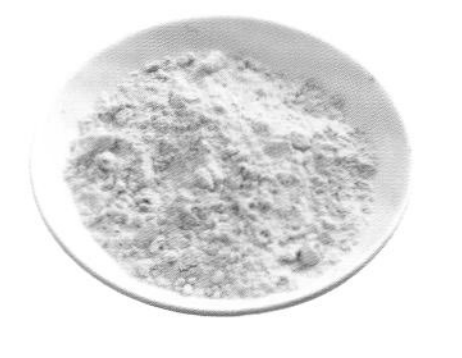

- 100g=1/2碗
- 膳食纖維 **3.2**g
- GI值 無

玉米粉 370kcal

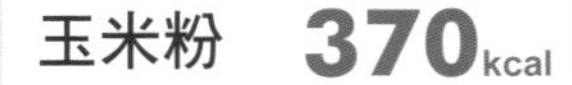

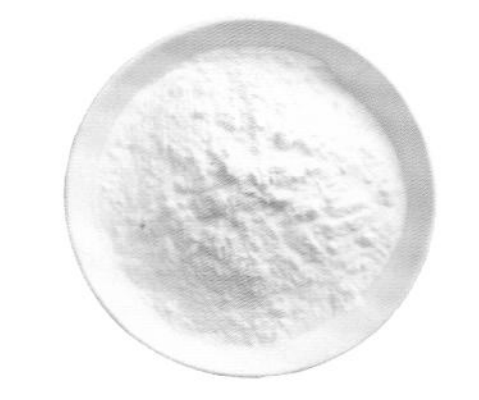

- 100g=1/2碗
- 膳食纖維 **0**g
- GI值 無

Diet's note 此處的一碗，是家中飯碗的大小，以一平碗為標準。

玉米仁 370kcal

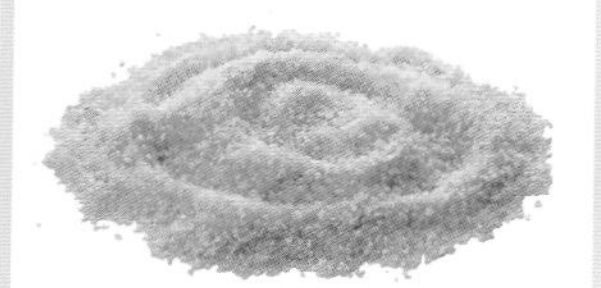

- 100g=1/2碗
- 膳食纖維 **2.1**g
- GI值 無

酸

玉米粒 93kcal

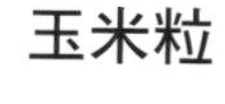

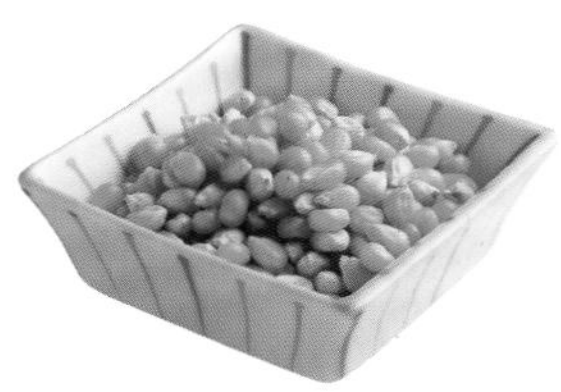

- 100g=1碗
- 膳食纖維 **1.7**g
- GI值 無

玉米醬 61kcal

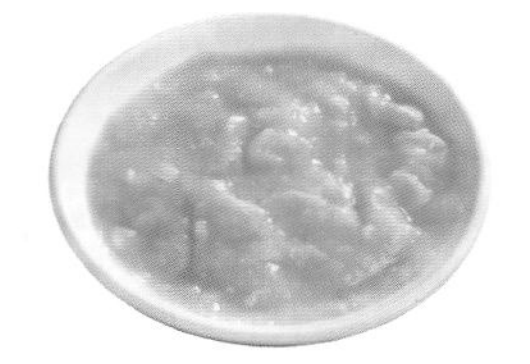

- 100g=1碗
- 膳食纖維 **0.8**g
- GI值 無

全麥麵粉 358kcal

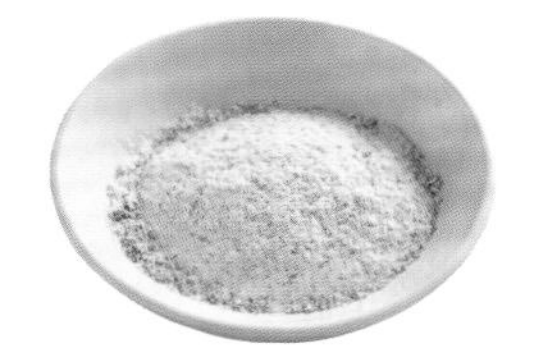

- 100g=1碗
- 膳食纖維 **5.7**g
- GI值 無

低筋麵粉 362kcal

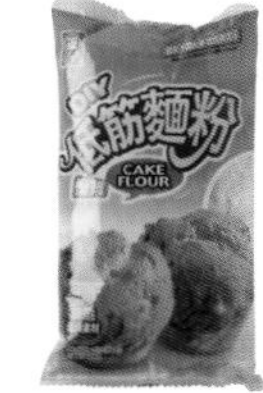

- 100g=1碗
- 膳食纖維 **1.1**g
- GI值 **60**

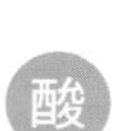

中筋麵粉 359kcal

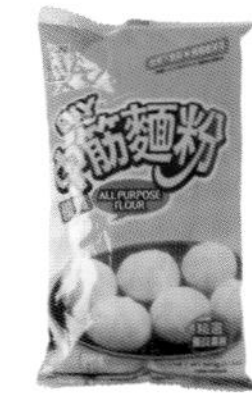

- 100g=1碗
- 膳食纖維 **0.8**g
- GI值 無

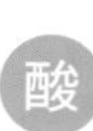

高筋麵粉 359kcal

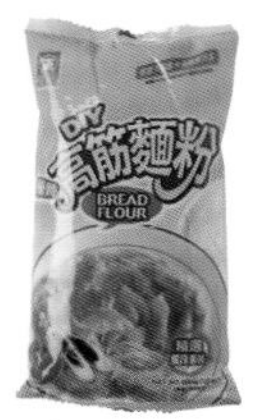

- 100g=1碗
- 膳食纖維 **1.2**g
- GI值 無

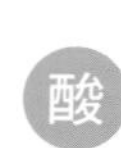

麵包粉 372kcal

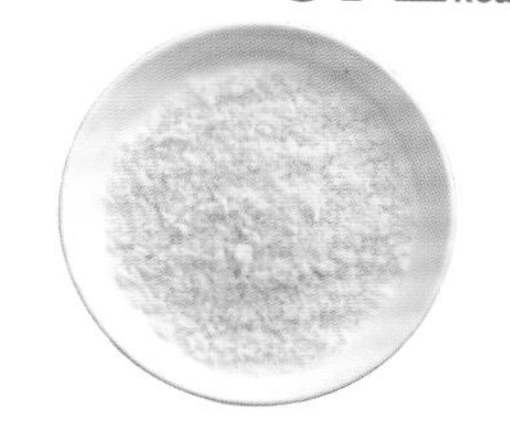

- 100g=1碗
- 膳食纖維 **2.3**g
- GI值 **70**

燕麥片 393kcal

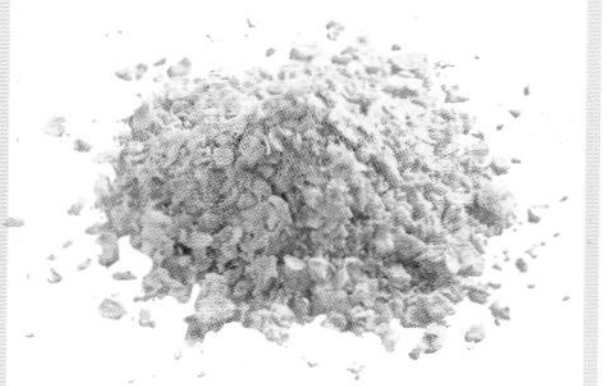

- 100g=1/2碗
- 膳食纖維 **4.7**g
- GI值 **55**

Diet's note

衛生署建議，每人每天吃3～6碗的五穀根莖類食物，每碗為飯1碗（約200克）；或中型饅頭1個；或吐司麵包4片，可依個人需要量增減。

五穀根莖類

cereals & root crop

黃豆 384kcal

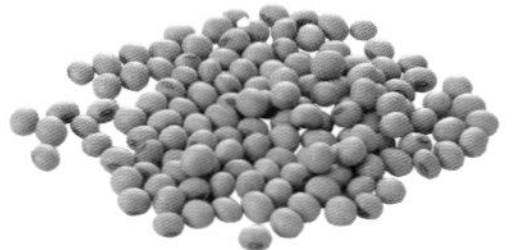
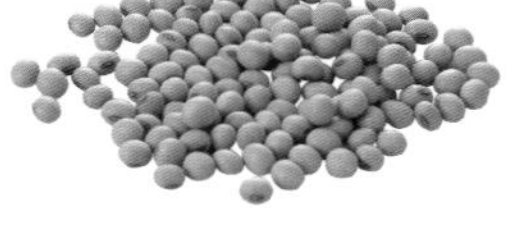

- 100g=1/2碗
- 膳食纖維 **12g**
- GI值 **20**

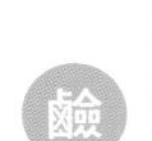

黑豆 371kcal

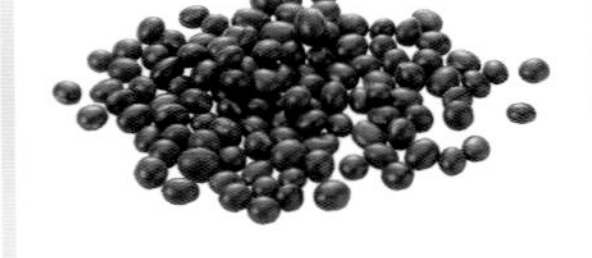

- 100g=1/2碗
- 膳食纖維 **12g**
- GI值 無

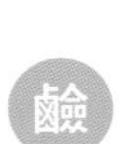

黑豆粉 456kcal

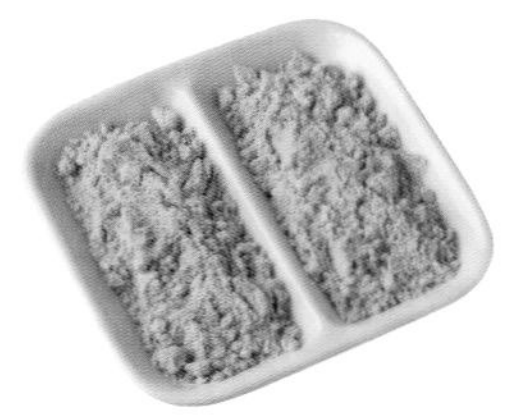

- 100g=1/2碗
- 膳食纖維 **3g**
- GI值 無

花豆 333kcal

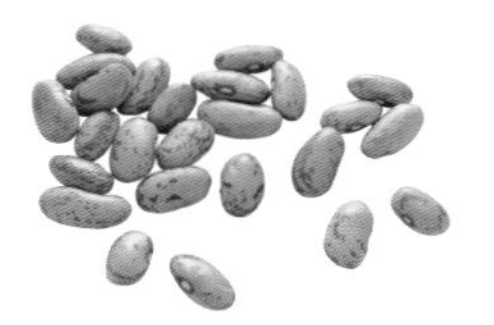

- 100g=1/2碗
- 膳食纖維 **13g**
- GI值 無

鹼

栗子 186kcal

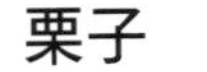
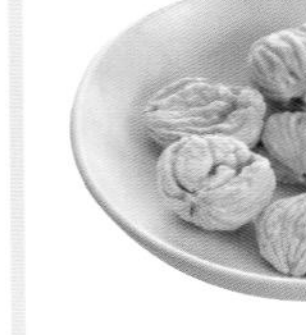

- 100g=1/2碗
- 膳食纖維 **6.3g**
- GI值 **60**

蠶豆 452kcal

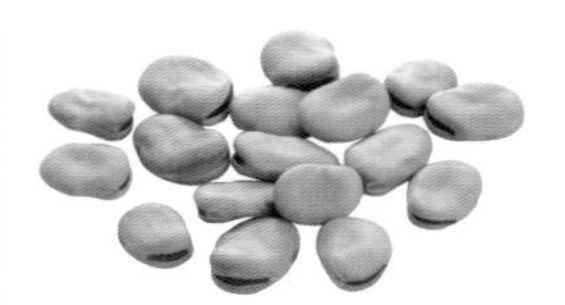

- 100g=1/2碗
- 膳食纖維 **3.3g**
- GI值 無

杏仁粉 396kcal

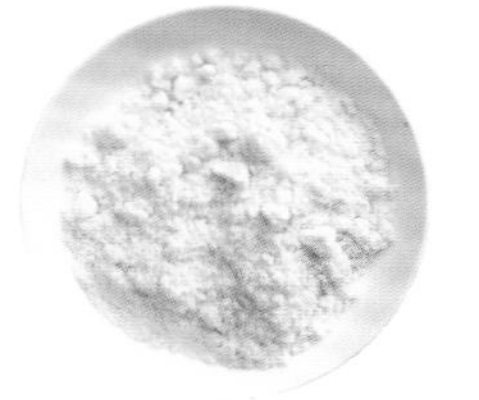

- 100g=1/2碗
- 膳食纖維 **0.7g**
- GI值 無

黃豆粉 418kcal

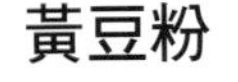
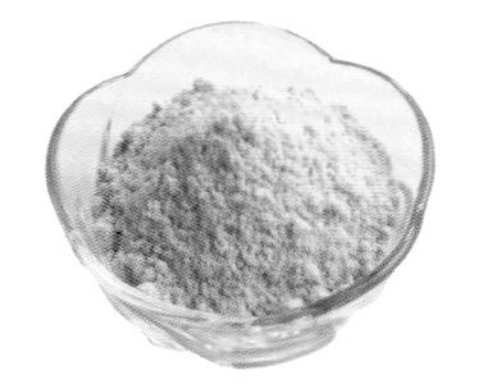

- 100g=1/2碗
- 膳食纖維 **7g**
- GI值 無

綠豆粉 344kcal

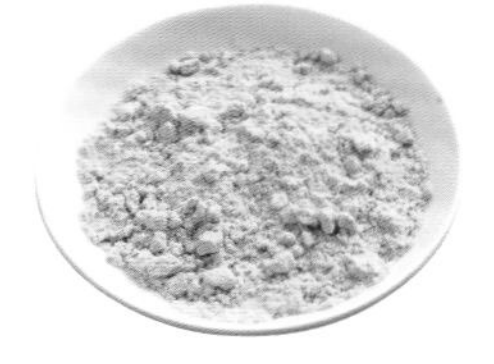

- 100g=1/2碗
- 膳食纖維 **11g**
- GI值 無

Diet's note 此處的一碗，是家中飯碗的大小，以一平碗為標準。

蕎麥仁 356kcal

- 100g=1碗
- 膳食纖維 4.1g
- GI值 無

酸

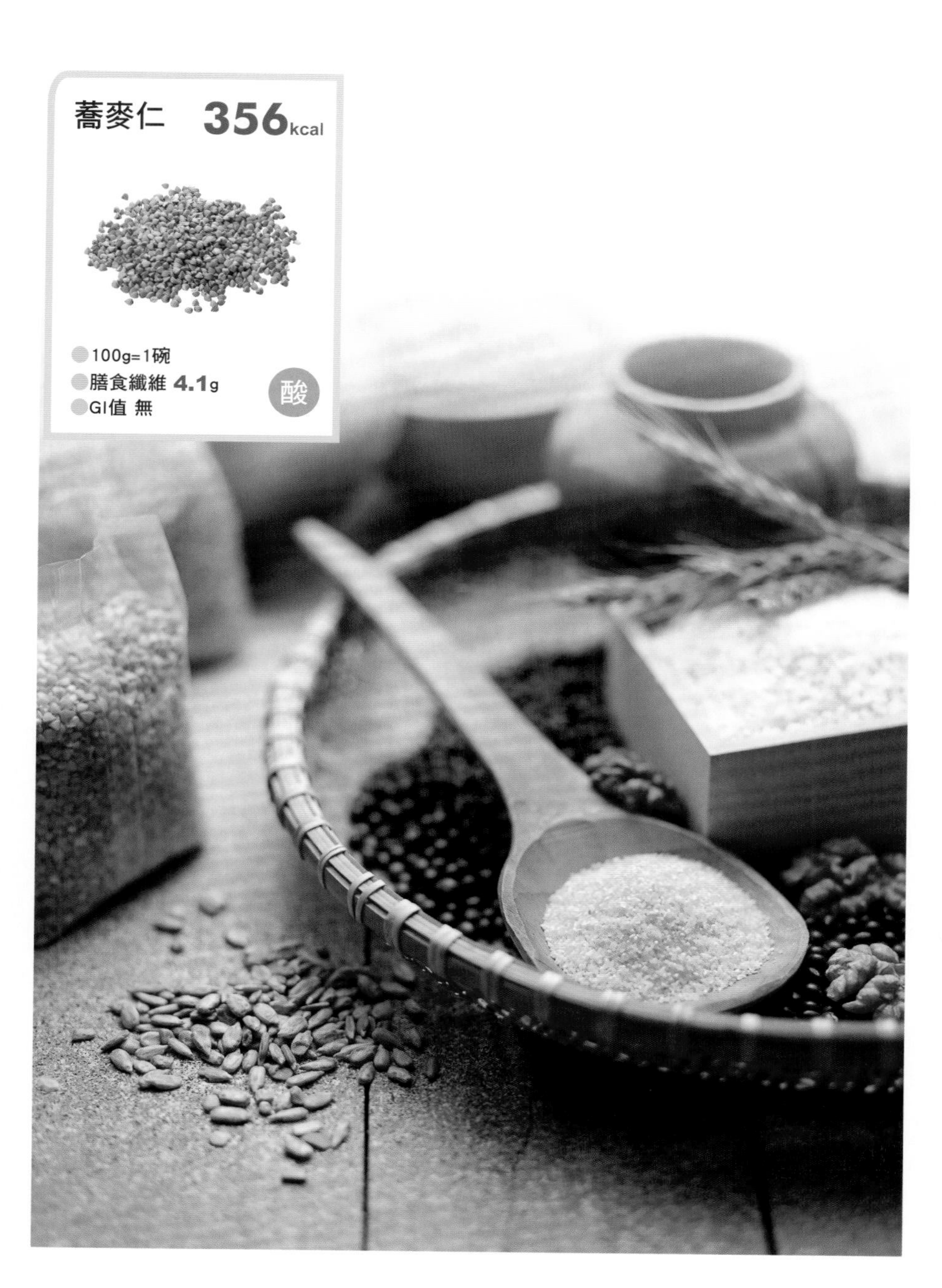

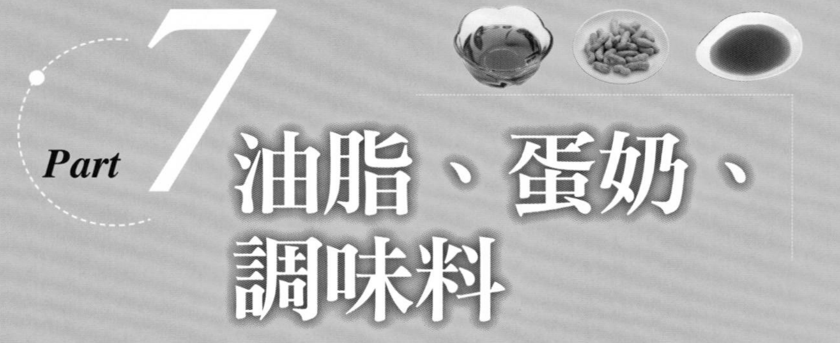

Part 7 油脂、蛋奶、調味料

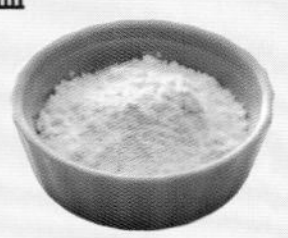

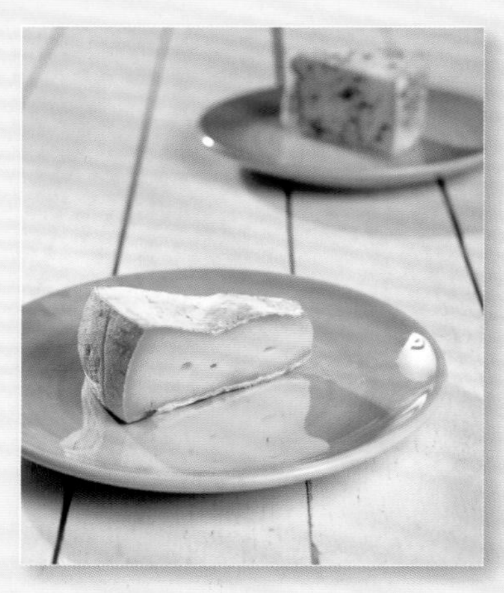

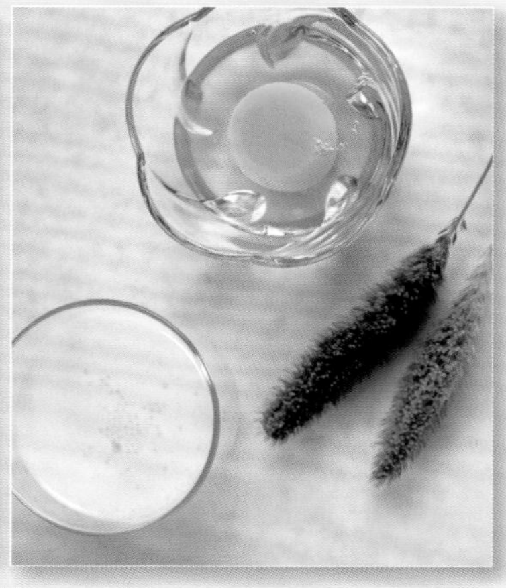

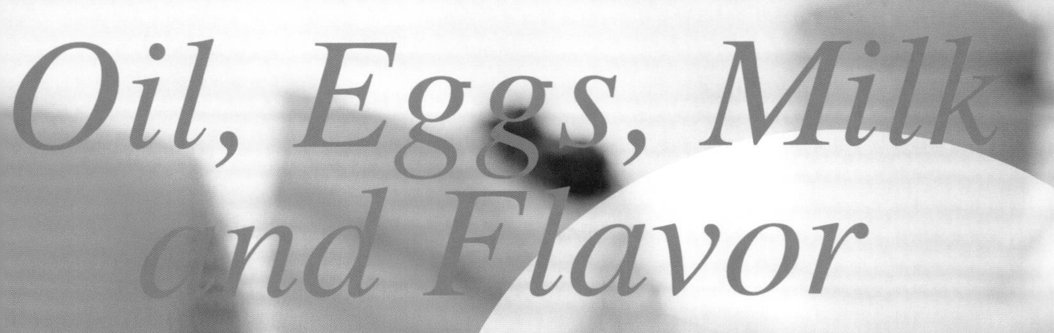

- 油脂、蛋奶、調味類雖非飲食的主角，
  卻是添加美味的快速好幫手。

- 但你知道這些材料是高熱量的來源嗎？
  想要健康飲食，
  請先了解這些材料的熱量、斟酌使用，
  也較能品嘗出食材的原味，
  也才能瘦得健康又美麗！

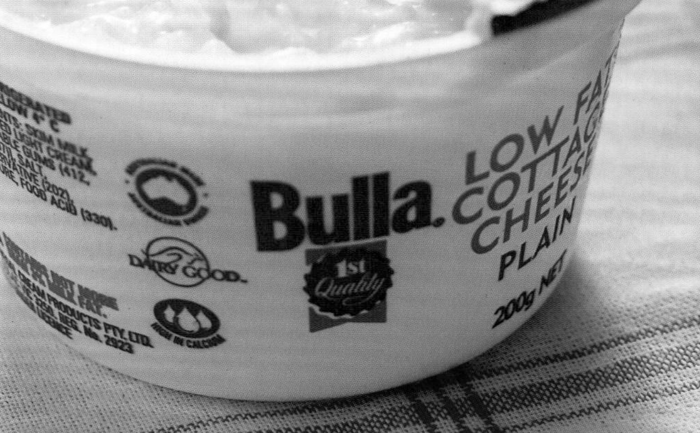

善用油脂、蛋奶、調味料，才能健康瘦！

日常飲食總脫離不了油脂、調味料及各種蛋乳製品，而這樣看似高熱量的食品，怎樣吃才是正確、能幫助減肥的呢？

如何健康攝取油脂、調味料、蛋奶製品？

1. **減少調味料的使用：**為講求健康，應減少鹽、糖、番茄醬等的用量，或可選低脂調味醬。
2. **蛋類選擇蛋白或蒸蛋：**想要控制體重，蛋類最好選擇蛋白、蒸蛋、白煮蛋等，減少油脂攝取。
3. **用新鮮蛋類烹調：**取代鹹蛋、皮蛋等加工品，以避免增加鹽、添加物中的鈉含量；奶製品則以低脂奶、低糖優酪乳等，來取代高熱量的冰淇淋。

油脂類的低熱量烹調訣竅！

1. **減少油脂用量：**油脂的熱量高，應儘量採清蒸、汆燙、涼拌、烘烤等來代替炒炸。
2. **使用不沾鍋：**可減少用油量。烹調時使用量匙，也可精準控制用油量。
3. **選用飽和油脂低的產品：**如液態油、芥花油、橄欖油。
4. **避免吃太多核果類：**例如花生、腰果、瓜子等，這類核果類油脂含量高，易造成肥胖。

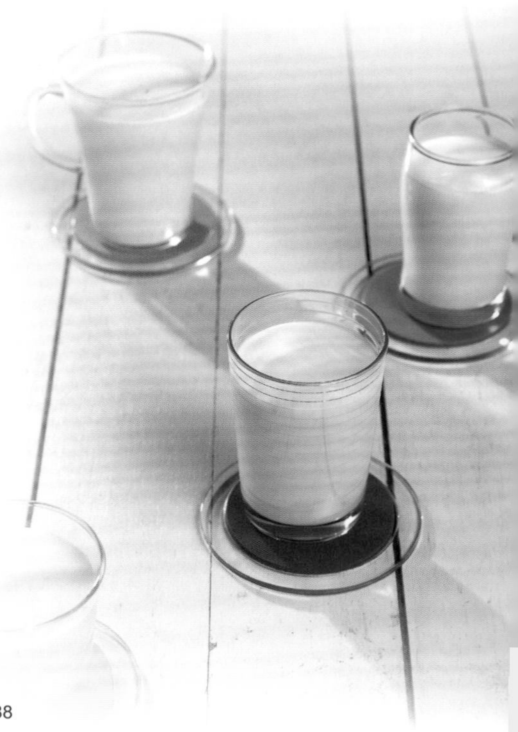

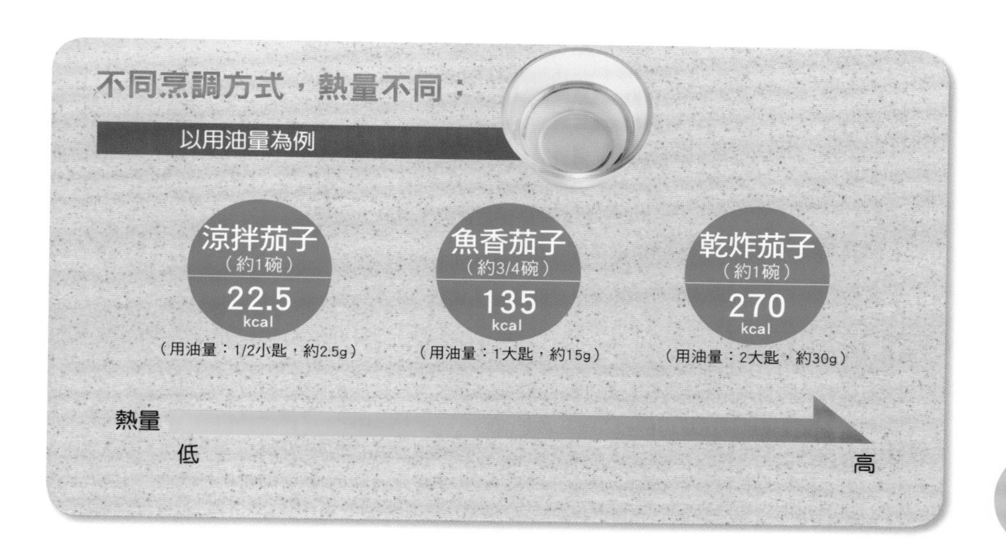

動物性與植物性油脂，哪種比較好？

一般來說植物油比動物油好，因動物性油脂的膽固醇含量較高，易導致心血管疾病；植物油不含膽固醇，其油脂中的單元不飽和脂肪酸及多元不飽和脂肪酸，有助於降低心血管疾病的罹患率。但不管哪種油，每1克都含有9大卡的熱量，不宜過量。動物性油脂如豬油、奶油、牛油等。植物性油脂如葵花油、花生油、橄欖油等。

奶類的健康攝取觀念！

全脂奶乳脂肪含量3.8%以上、低脂奶乳脂肪含量約1～1.5%，脫脂奶乳脂肪含量約0.5%。牛奶脂肪佔每天飲食的脂肪比例並不高，若將全脂奶換成脫脂奶，減少的脂肪量很有限，況且全脂奶不僅提供香氣，還含脂溶性維生素及抗氧化物質，若無高血脂、肥胖等問題，不一定要喝脫脂牛奶。建議每人每天喝牛奶1～2杯，一杯約240c.c.。

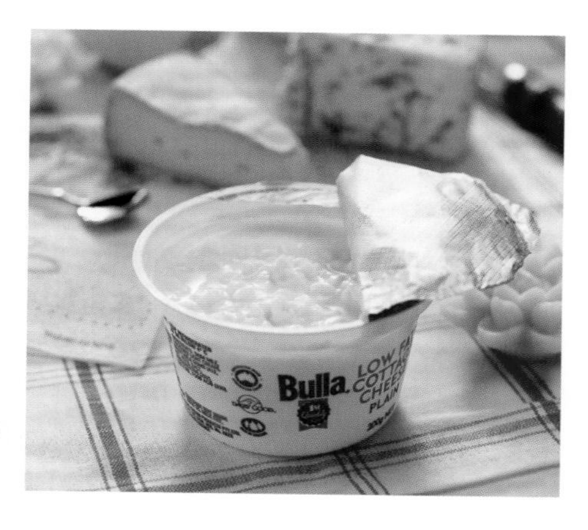

油脂、蛋奶、調味料富含的營養為何？

營養素	功效	代表食物
蛋白質	修補組織並建造新的組織、維持身體酸鹼平衡、產生熱量，或構成酵素、激素和抗體等，可調節生理機能。	◎動物性：蛋類、奶（起司、牛奶）、肉類、魚類、家禽類。 ◎植物性：黃豆製品等。
礦物質	促進骨骼及牙齒發育、調節生理機能：控制神經傳導及肌肉收縮的功能、酵素活性的調節，抑制傷口發炎、提升免疫力。	◎含鈣食物：奶類及奶製品、魚乾、豆類及豆製品，深色蔬菜等。 ◎含鐵食物：肝臟、紅色肉類、魚類、蛋黃、豆類及綠葉蔬菜。
醣類	提供所需能量、維持脂質正常代謝、節省蛋白質的消耗、神經細胞能量的唯一來源。	米飯、麵食、番薯等五穀根莖類。
脂肪	產生能量、保持體溫、幫助脂溶性維生素之運送及吸收。	◎植物性：大豆油、花生油、橄欖油。 ◎動物性：豬油和肉類等。 ◎堅果類：花生、腰果、芝麻等。
維生素	維持生命、促進生長發育、參與身體中的能量代謝、抗氧化功能、維持呼吸道及皮膚的正常作用、提升免疫力。	◎維生素B2：牛奶、乳酪、肉類、全穀類、綠色蔬菜。 ◎維生素B1：糙米、全麥、豬肉、核果類。 ◎維生素E：深綠色蔬菜、小麥胚芽、肉類、核果類。 ◎維生素D：魚肝油、肝臟、蛋黃。 ◎維生素A：魚肝油、肝臟、黃綠色蔬菜、水果(木瓜、芒果等)。

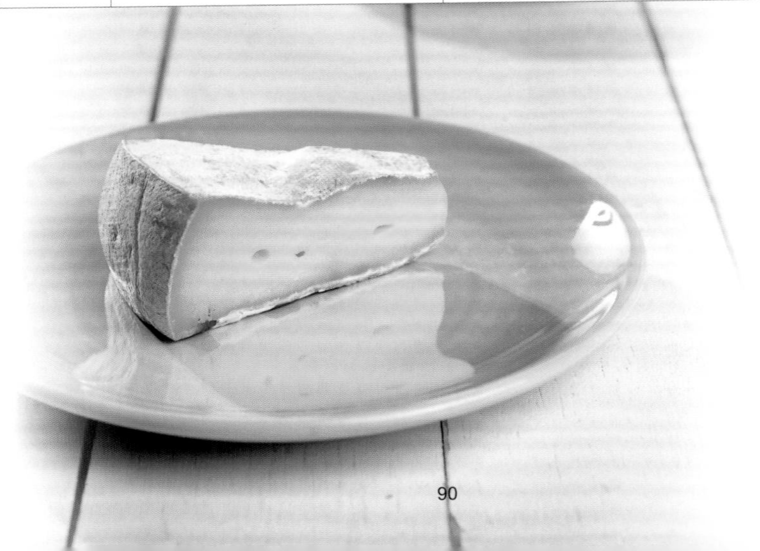

油脂、蛋奶、調味料類

這些日常的飲食配角，雖非主要食材，但沒有這些油脂調味料，可就失去了一些迷人滋味，不過要注意這些看不見的食材，常蘊含高熱量，減重時必須注意！

豬油 888kcal

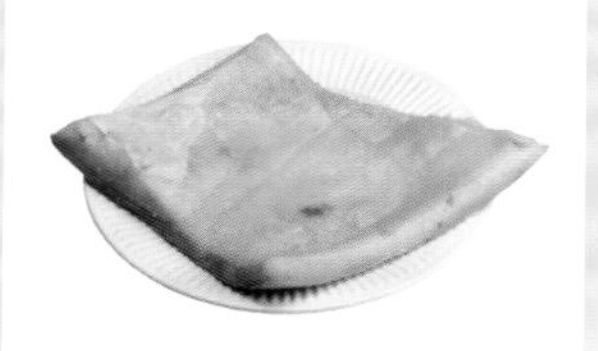

- 100g=1/2碗
- 膳食纖維 0g
- GI值 無

大豆油 883kcal

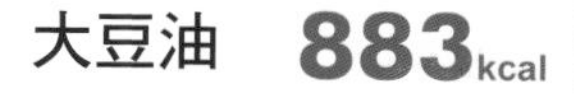

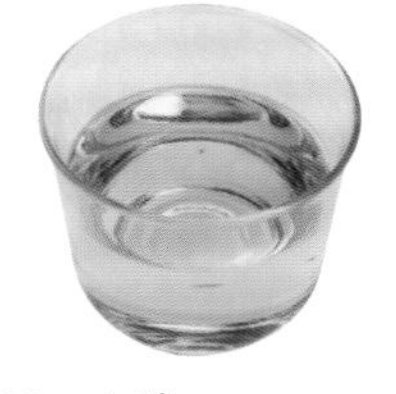

- 100g=1/2碗
- 膳食纖維 0g
- GI值 無

葡萄籽油 883kcal

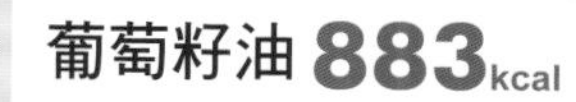

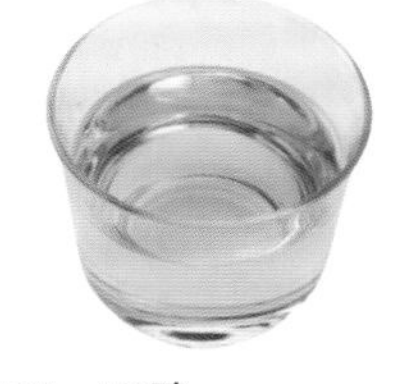

- 100g=1/2碗
- 膳食纖維 0g
- GI值 無

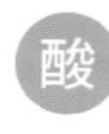

橄欖油 884kcal

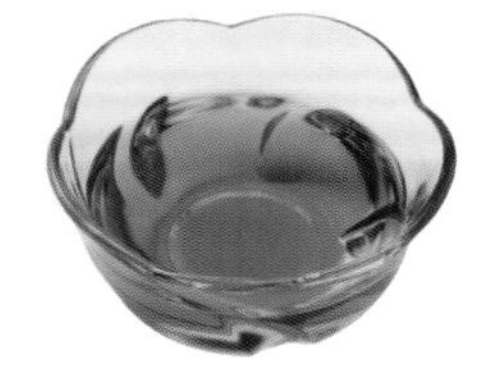

- 100g=1/2碗
- 膳食纖維 0g
- GI值 無

酸

花生油 883kcal

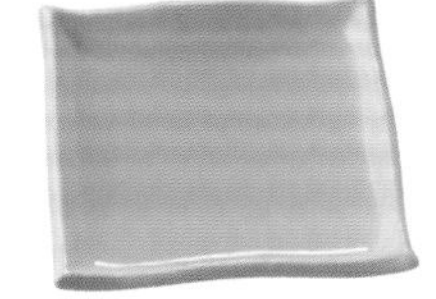

- 100g=1/2碗
- 膳食纖維 0g
- GI值 無

葵花油 883kcal

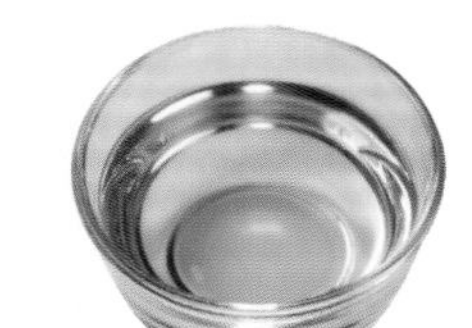

- 100g=1/2碗
- 膳食纖維 0g
- GI值 無

酸

動物性奶油 679kcal

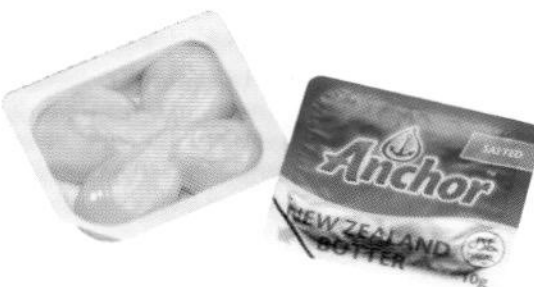

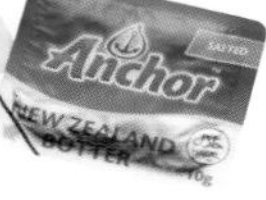

- 100g=1/2碗
- 膳食纖維 0g
- GI值 無

酸

植物性奶油 674kcal

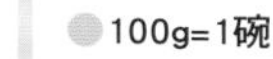

- 100g=1/2碗
- 膳食纖維 0g
- GI值 無

酸

松子 683kcal

- 100g=1碗
- 膳食纖維 4.9g
- GI值 無

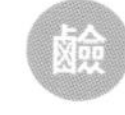

Diet's note 此處的一碗，是家中飯碗的大小，以一平碗為標準。

油脂、蛋奶、調味料類

花生 492kcal

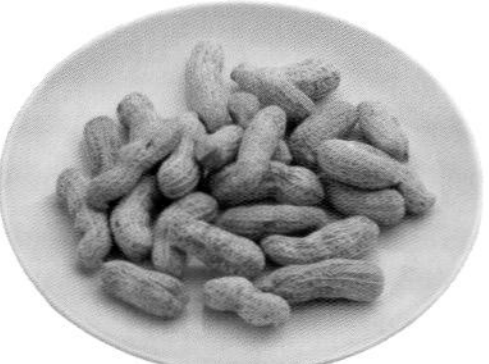

- 100g=1碗
- 膳食纖維 **17g**
- GI值 **14±8**

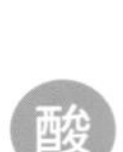

花生粉 537kcal

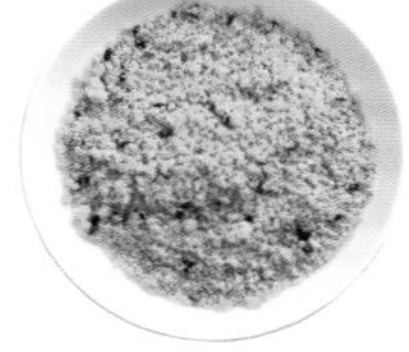

- 100g=1/2碗
- 膳食纖維 **33.2g**
- GI值 無

黑芝麻 545kcal

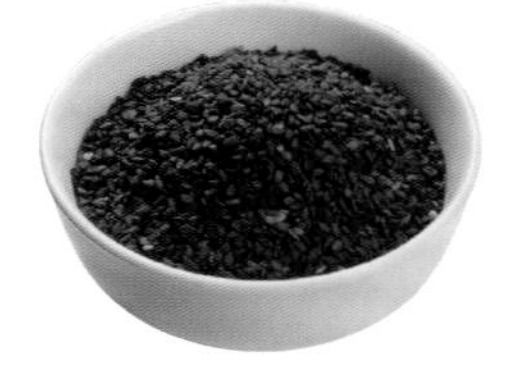

- 100g=1又1/2碗
- 膳食纖維 **16.8g**
- GI值 無

葵瓜子 560kcal

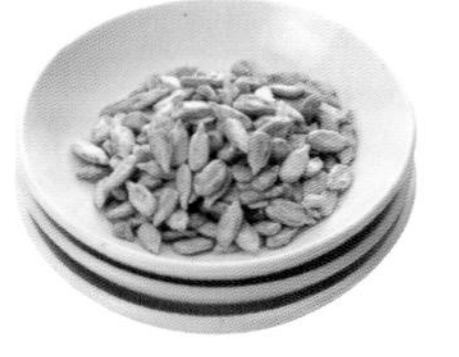

- 100g=2又1/2碗
- 膳食纖維 **19.7g**
- GI值 無

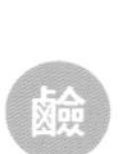

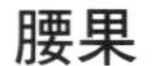

腰果 568kcal

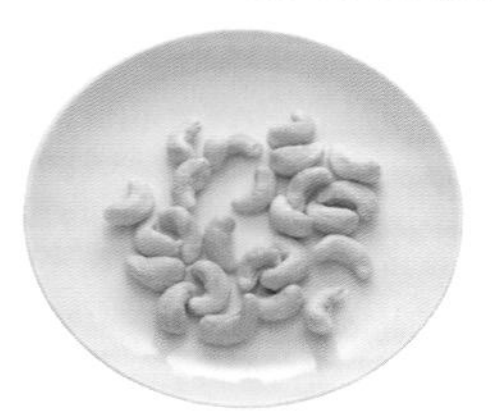

- 100g=1碗
- 膳食纖維 **3g**
- GI值 **25**

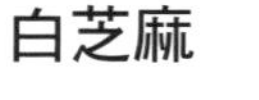

白芝麻 591kcal

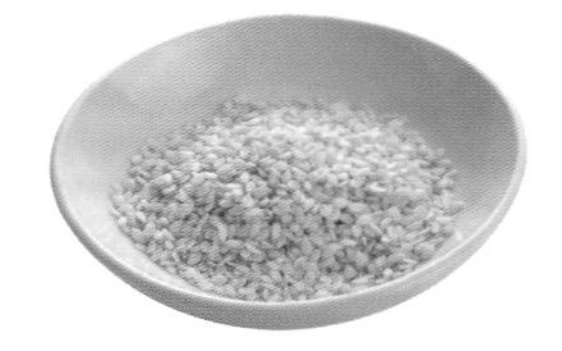

- 100g=1碗
- 膳食纖維 **9.2g**
- GI值 無

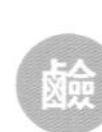

南瓜子 603kcal

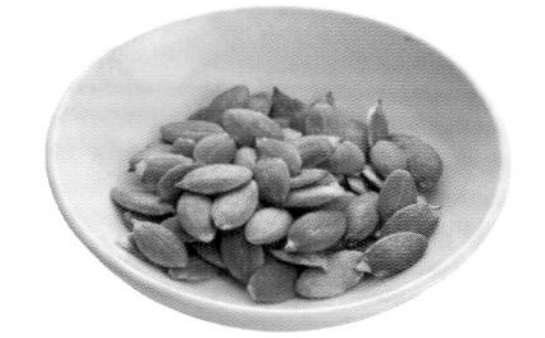

- 100g=2碗
- 膳食纖維 **5.2g**
- GI值 無

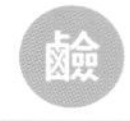

開心果 653kcal

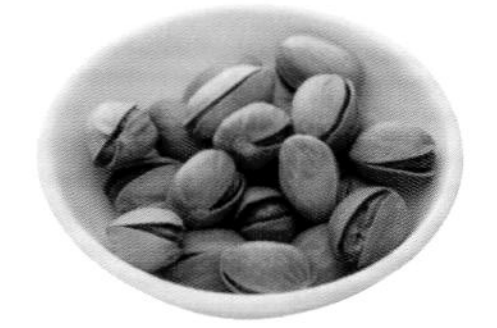

- 100g=2碗
- 膳食纖維 **7g**
- GI值 **18**

杏仁果 664kcal

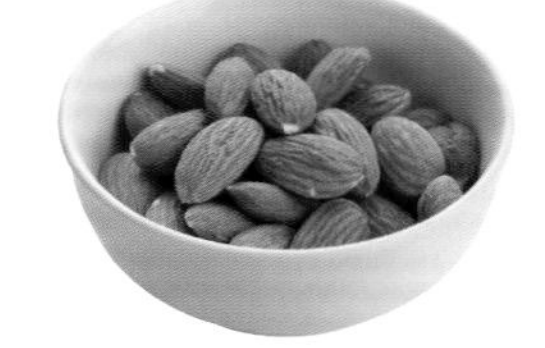

- 100g=1/2碗
- 膳食纖維 **9.3g**
- GI值 **25**

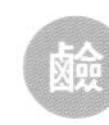

Diet's note 衛生署建議，油脂類的攝取，每人每天2～3湯匙，每1湯匙約15克。

核桃 685kcal

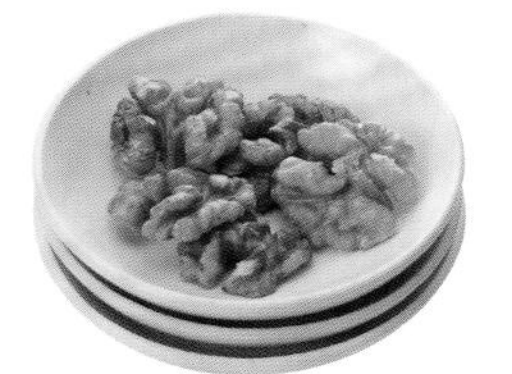

- 100g=2碗
- 膳食纖維 5.5g
- GI值 18

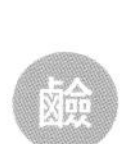

夏威夷火山豆 770kcal

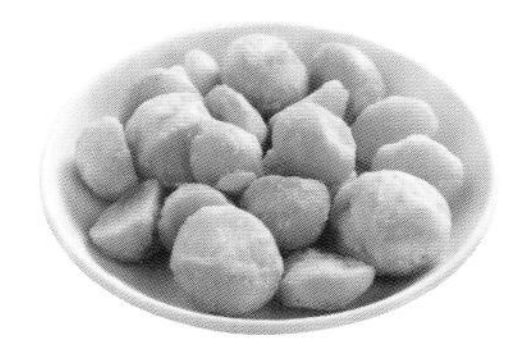

- 100g=1/2碗
- 膳食纖維 5.4g
- GI值 無

牛油 892kcal

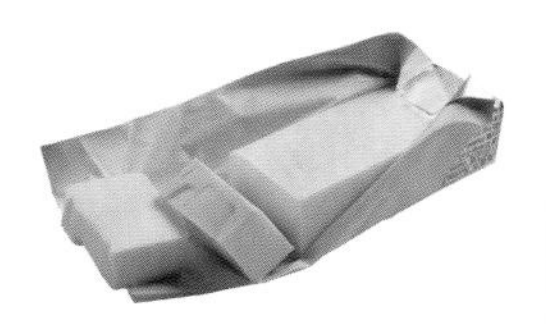

- 100g=1碗
- 膳食纖維 0g
- GI值 無

純芝麻油 882kcal

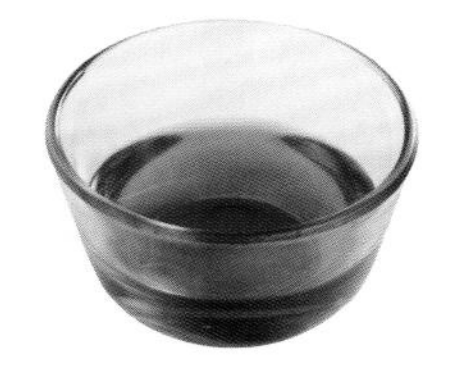

- 100g=1碗
- 膳食纖維 0g
- GI值 無

雞油 890kcal

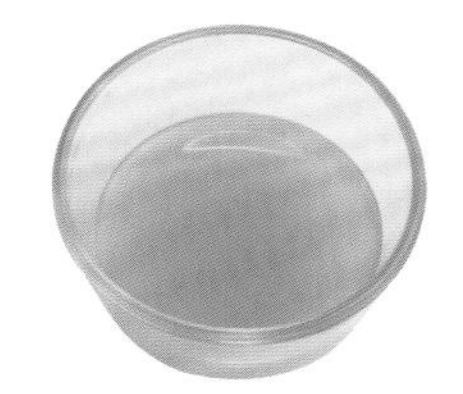

- 100g=1碗
- 膳食纖維 0g
- GI值 無

芥花油 883kcal

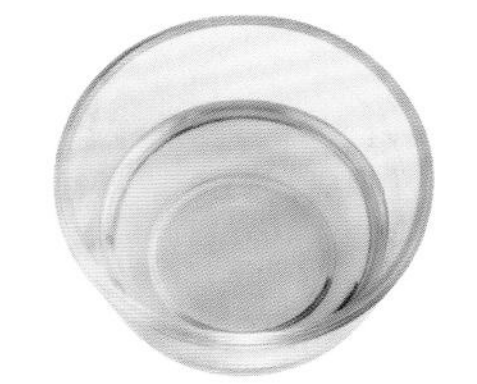

- 100g=1碗
- 膳食纖維 0g
- GI值 無

清香油 893kcal

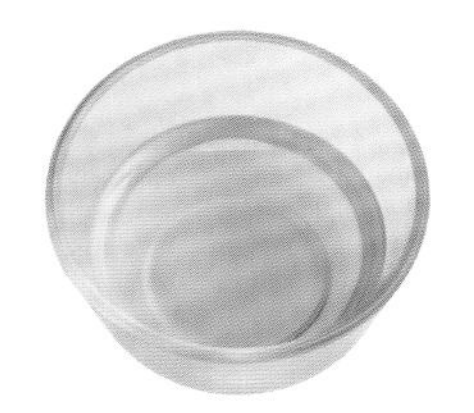

- 100g=1碗
- 膳食纖維 0g
- GI值 無

苦茶油 882kcal

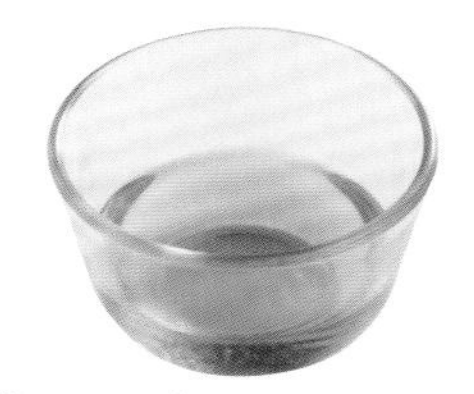

- 100g=1碗
- 膳食纖維 0g
- GI值 無

Diet's note 此處的一碗，是家中飯碗的大小，以一平碗為標準。

油脂、蛋奶、調味料類

【蛋奶類】

全脂奶粉 507kcal

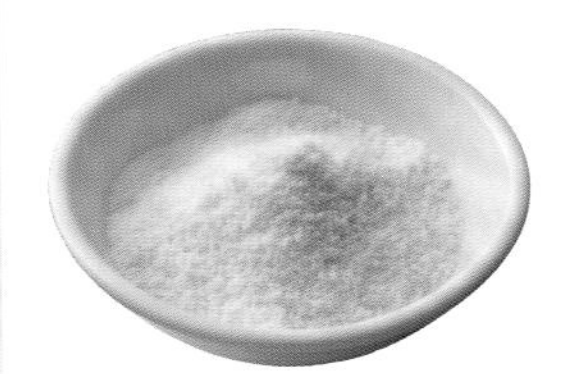

- 100g=1碗
- 膳食纖維 0g
- GI值 27±4

鹼

低脂奶粉 423kcal

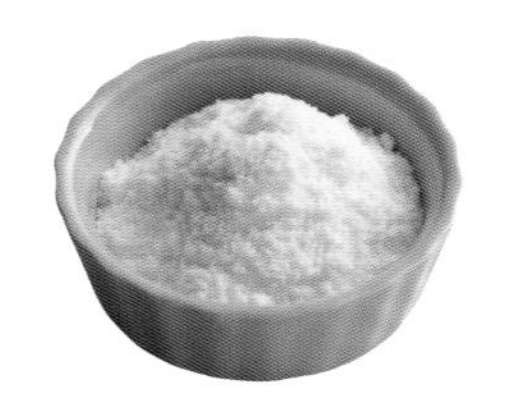

- 100g=1碗
- 膳食纖維 0g
- GI值 25

果汁調味奶粉 426kcal

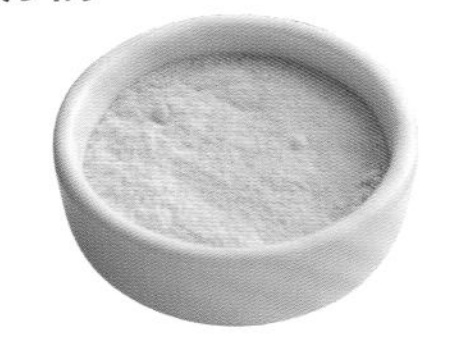

- 100g=1碗
- 膳食纖維 0g
- GI值 34±4

全脂羊奶粉 505kcal

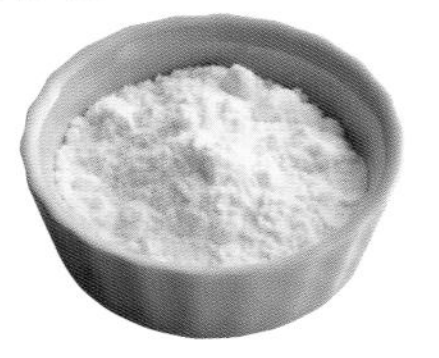

- 100g=1碗
- 膳食纖維 0g
- GI值 無

鹼

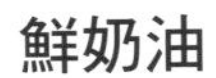

鮮奶油 276kcal

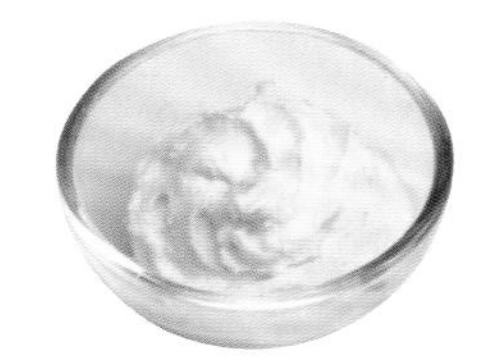

- 100g=1碗
- 膳食纖維 0g
- GI值 39

乳酪 298kcal

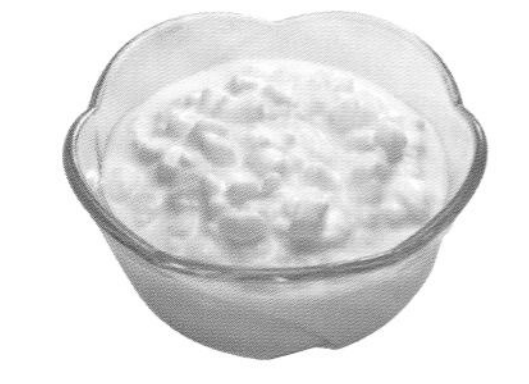

- 100g=1/2碗
- 膳食纖維 0g
- GI值 33

酸

煉乳 313kcal

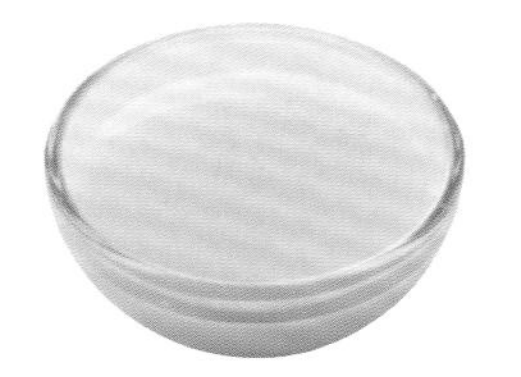

- 100g=1/2碗
- 膳食纖維 0g
- GI值 61±6

養樂多 68kcal

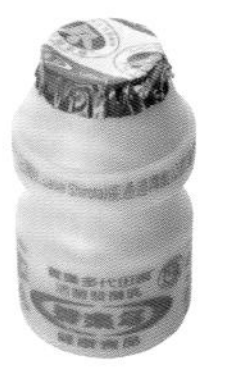

- 100g=3/4碗
- 膳食纖維 0g
- GI值 46(65ml)

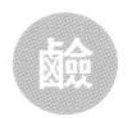

雞蛋 142kcal

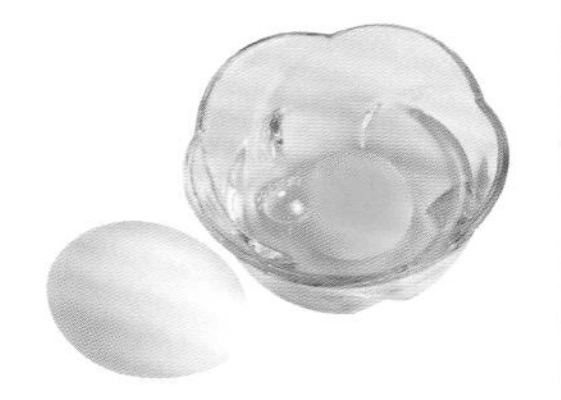

- 100g=1/2碗
- 膳食纖維 0g
- GI值 無

Diet's note 此處的一碗，是家中飯碗的大小，以一平碗為標準。

鹹鴨蛋黃 548kcal

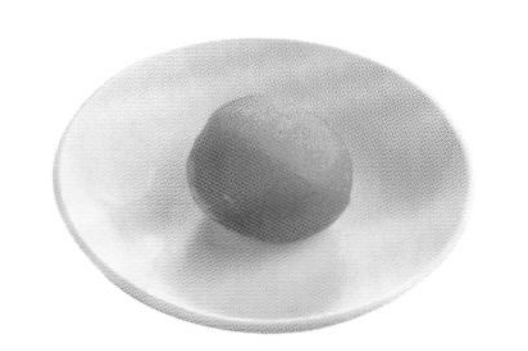

- 100g=1碗
- 膳食纖維 0g
- GI值 無

酸

生鹹蛋 181kcal

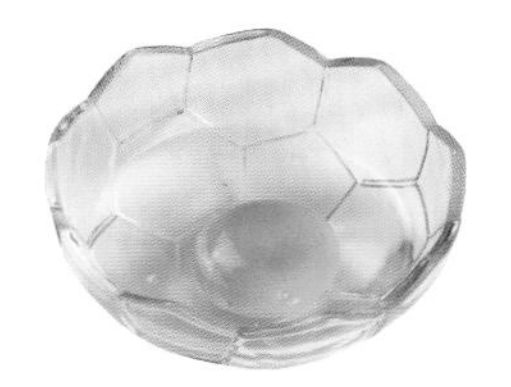

- 100g=1碗
- 膳食纖維 0g
- GI值 無

高鐵鈣脫脂牛乳 41kcal

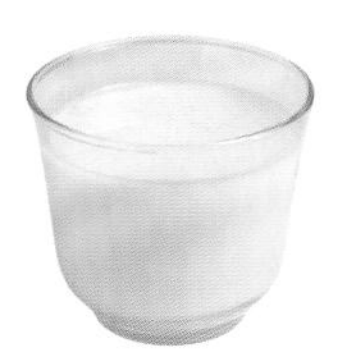

- 100g=1碗
- 膳食纖維 0g
- GI值 無

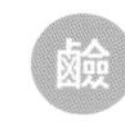

全脂保久乳 58kcal

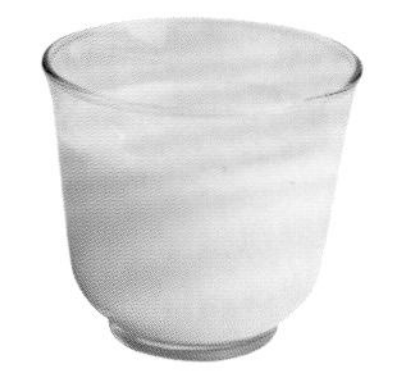

- 100g=1碗
- 膳食纖維 0g
- GI值 無

鹼

雞蛋黃 335kcal

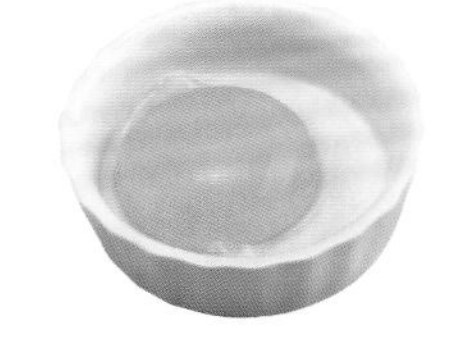

- 100g=1/2碗
- 膳食纖維 0g
- GI值 無

雞蛋白 36kcal

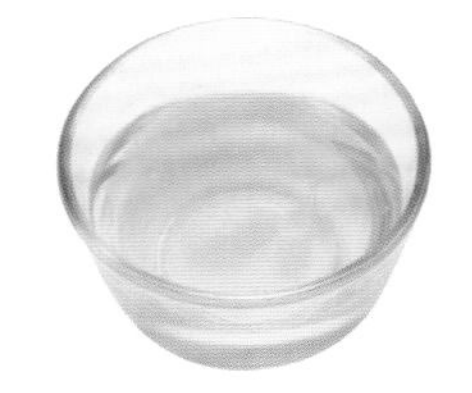

- 100g=1/2碗
- 膳食纖維 0g
- GI值 無

皮蛋 129kcal

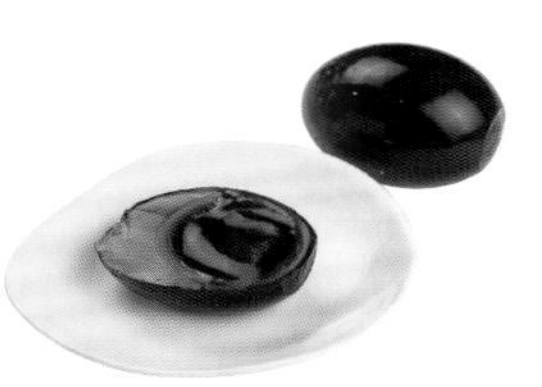

- 100g=1/2碗
- 膳食纖維 0g
- GI值 無

鹹鴨蛋 176kcal

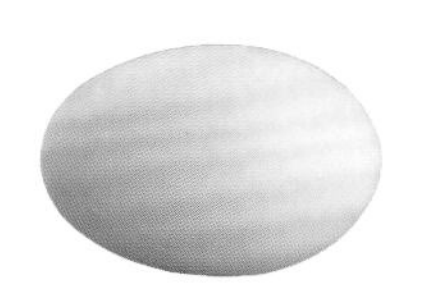

- 100g=1/2碗
- 膳食纖維 0g
- GI值 無

鵪鶉蛋 169kcal

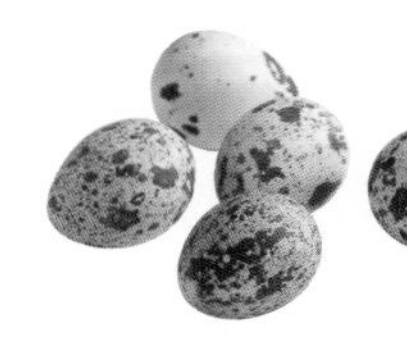

- 100g=1/2碗
- 膳食纖維 0g
- GI值 無

酸

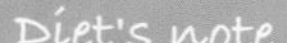

衛生署建議，油脂類的攝取，每人每天2～3湯匙，每1湯匙約15克。

油脂、蛋奶、調味料類

木瓜調味乳 56kcal

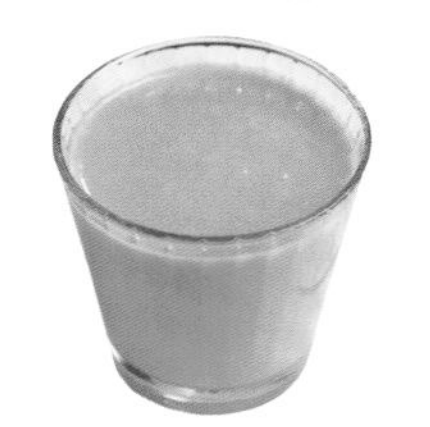

- 100g=1碗
- 膳食纖維 0g
- GI值 無

原味優酪乳 74kcal

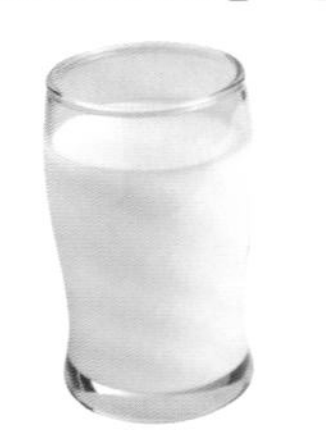

- 100g=1碗
- 膳食纖維 0g
- GI值 無

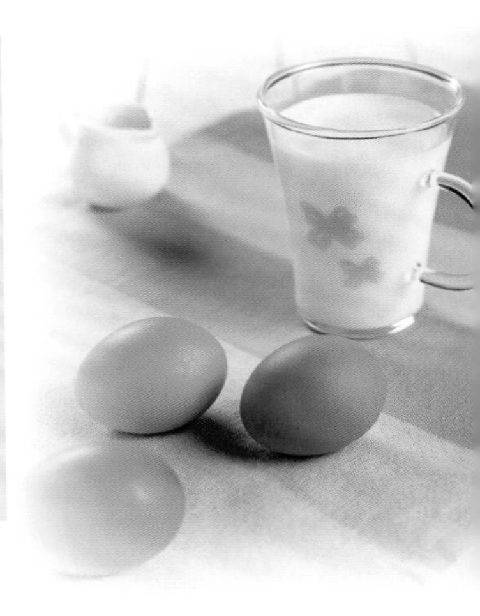

【調味料】

味精 251kcal

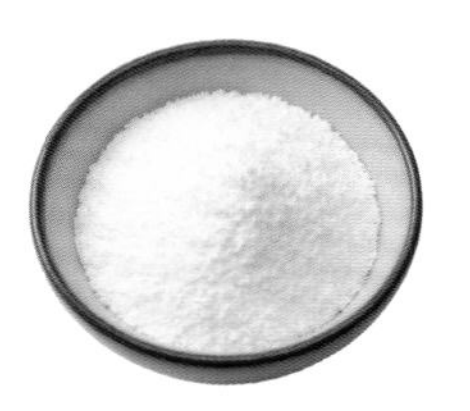

- 100g=4/5碗
- 膳食纖維 0g
- GI值 無

高鮮味精 396kcal

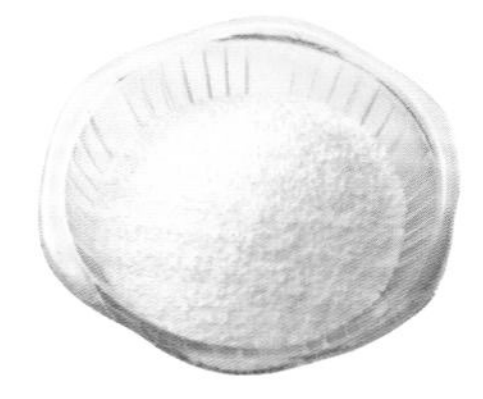

- 100g=4/5碗
- 膳食纖維 0g
- GI值 無

鮮雞精 265kcal

- 100g=4/5碗
- 膳食纖維 2.9g
- GI值 無

甜麵醬 214kcal

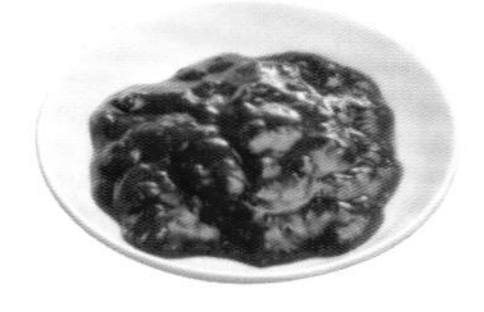

- 100g=1碗
- 膳食纖維 1.7g
- GI值 無

糖醋醬 130kcal

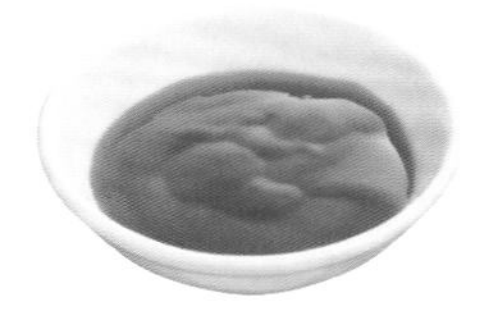

- 100g=1碗
- 膳食纖維 0.5g
- GI值 無

鹽 0kcal

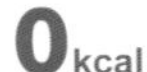

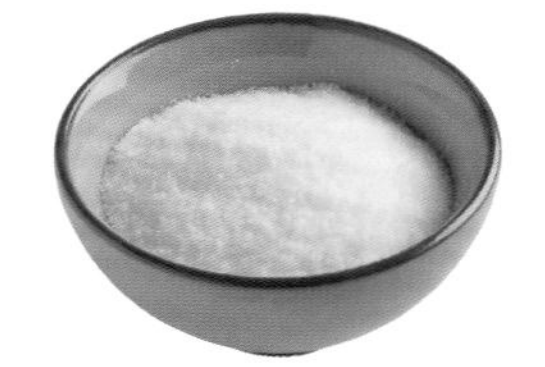

- 100g=4/5碗
- 膳食纖維 0g
- GI值 無

低鈉鹽 11kcal

- 100g=4/5碗
- 膳食纖維 0g
- GI值 無

中

砂糖 385kcal

- 100g=4/5碗
- 膳食纖維 0g
- GI值 59±10

中

方糖 385kcal

- 100g=20顆
- 膳食纖維 0g
- GI值 無

中

果糖 297kcal

- 100g=3/5碗
- 膳食纖維 0g
- GI值 19±2

中

紅砂糖 385kcal

- 100g=4/5碗
- 膳食纖維 0g
- GI值 68±5

中

黑糖 365kcal

- 100g=4/5碗
- 膳食纖維 0g
- GI值 無

中

冰糖 387kcal

- 100g=4/5碗
- 膳食纖維 0g
- GI值 無

中

麥芽糖 325kcal

- 100g=3/5碗
- 膳食纖維 0g
- GI值 105±12

中

雞湯塊 338kcal

- 100g=4/5碗
- 膳食纖維 0.6g
- GI值 無

酸

Diet's note 此處的一碗，是家中飯碗的大小，以一平碗為標準。

油脂、蛋奶、調味料類

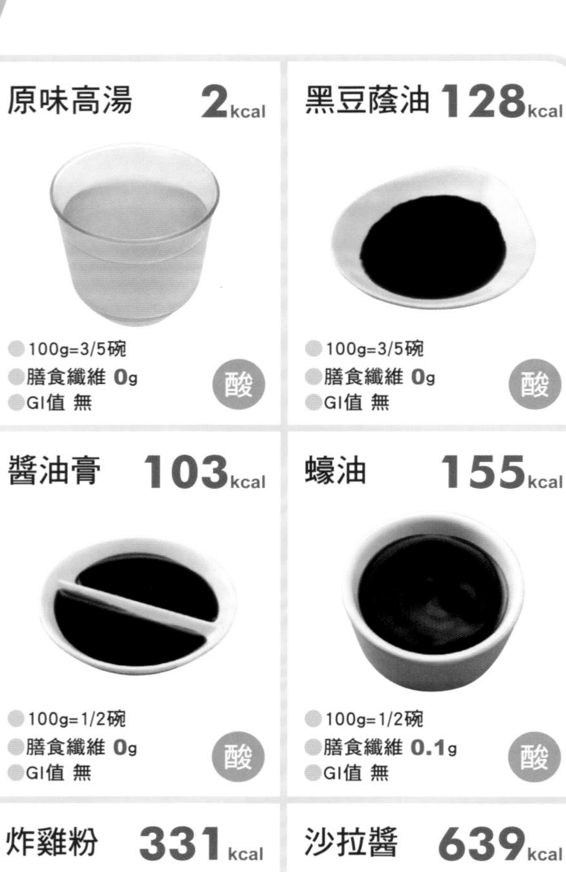

烏醋 42kcal

- 100g=3/5碗
- 膳食纖維 0g
- GI值 無

酸

原味高湯 2kcal

- 100g=3/5碗
- 膳食纖維 0g
- GI值 無

酸

黑豆蔭油 128kcal

- 100g=3/5碗
- 膳食纖維 0g
- GI值 無

酸

醬油 90kcal

- 100g=3/5碗
- 膳食纖維 0g
- GI值 無

酸

醬油膏 103kcal

- 100g=1/2碗
- 膳食纖維 0g
- GI值 無

酸

蠔油 155kcal

- 100g=1/2碗
- 膳食纖維 0.1g
- GI值 無

酸

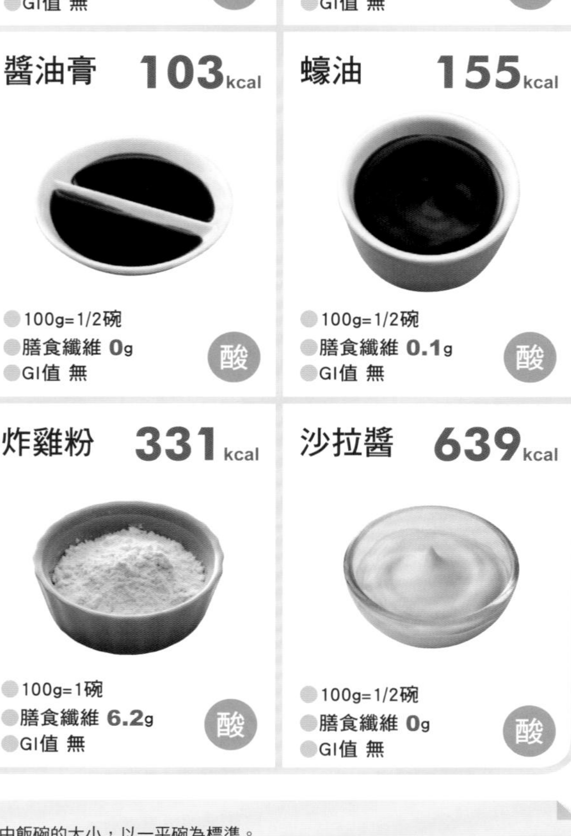

咖哩粉 414kcal

- 100g=1碗
- 膳食纖維 36.4g
- GI值 無

酸

炸雞粉 331kcal

- 100g=1碗
- 膳食纖維 6.2g
- GI值 無

酸

沙拉醬 639kcal

- 100g=1/2碗
- 膳食纖維 0g
- GI值 無

酸

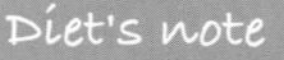

此處的一碗，是家中飯碗的大小，以一平碗為標準。

蘑菇醬 58kcal

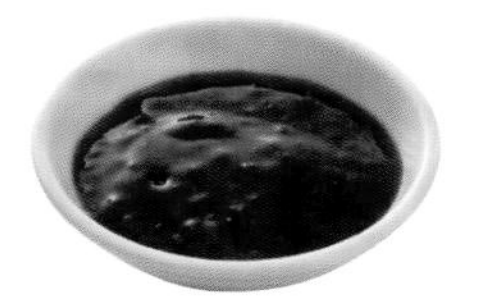

- 100g=1/2碗
- 膳食纖維 **1.3**g
- GI值 無

酸

牛排醬 129kcal

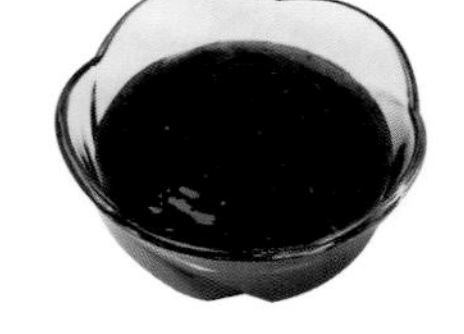

- 100g=1/2碗
- 膳食纖維 **1.3**g
- GI值 無

芥末醬 77kcal

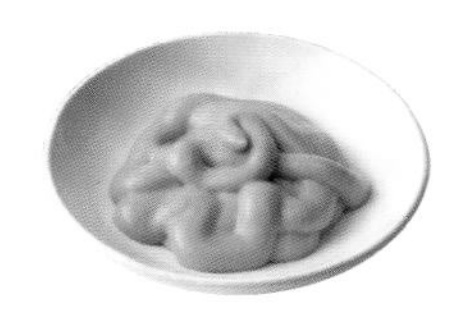

- 100g=1/2碗
- 膳食纖維 **3.8**g
- GI值 無

番茄醬 113kcal

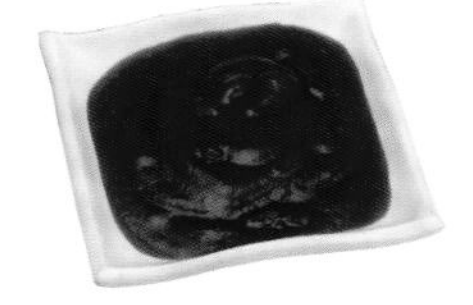

- 100g=1/2碗
- 膳食纖維 **1.4**g
- GI值 無

沙茶醬 723kcal

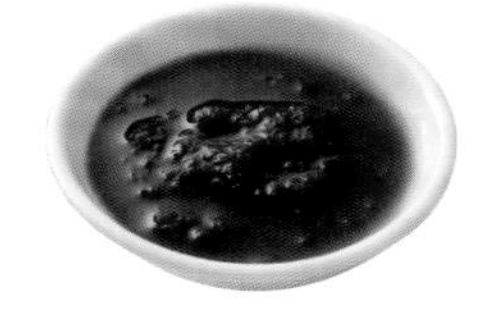

- 100g=1/2碗
- 膳食纖維 **3.7**g
- GI值 無

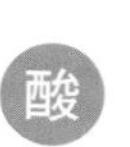

豆瓣醬 177kcal

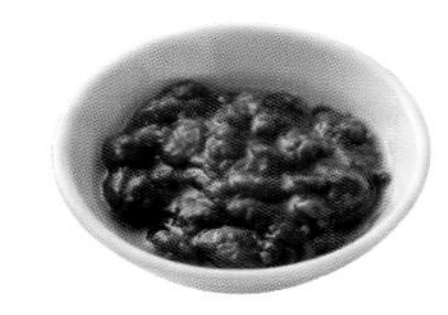

- 100g=1/2碗
- 膳食纖維 **4.1**g
- GI值 無

甜辣醬 115kcal

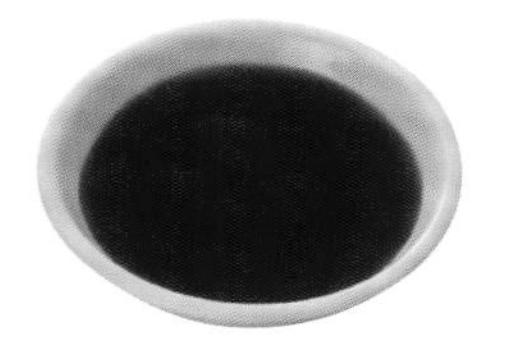

- 100g=1/2碗
- 膳食纖維 **0.6**g
- GI值 無

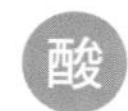

烤肉醬 156kcal

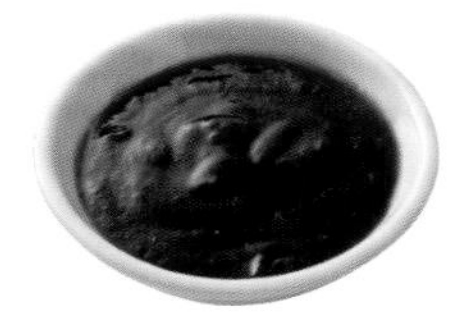

- 100g=1/2碗
- 膳食纖維 **0.7**g
- GI值 無

Diet's note 調味料雖然美味，但為了健康及身材著想，儘量減少用量，或選較低脂的調味醬。

Part 8 外食類

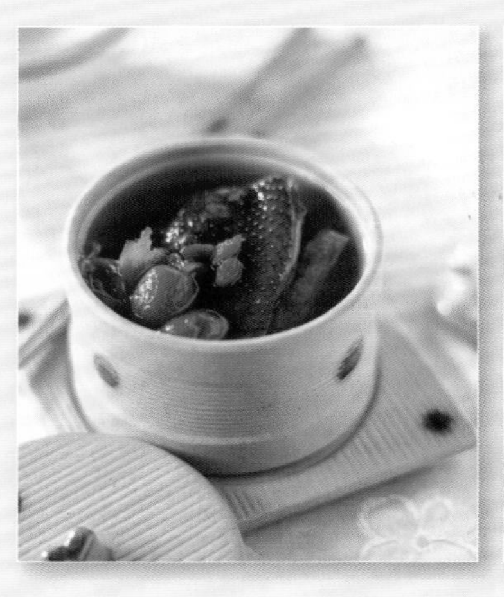
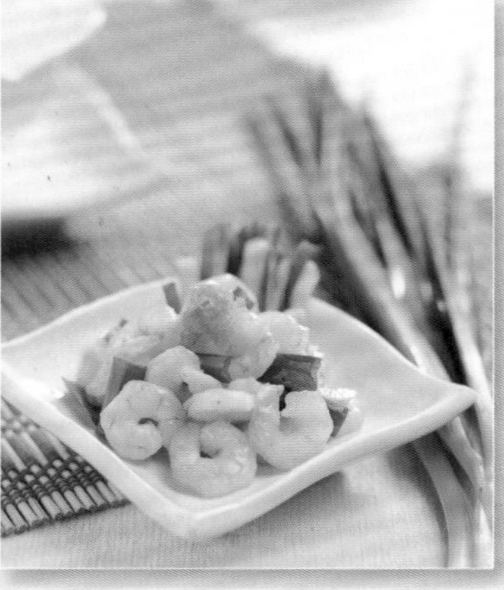

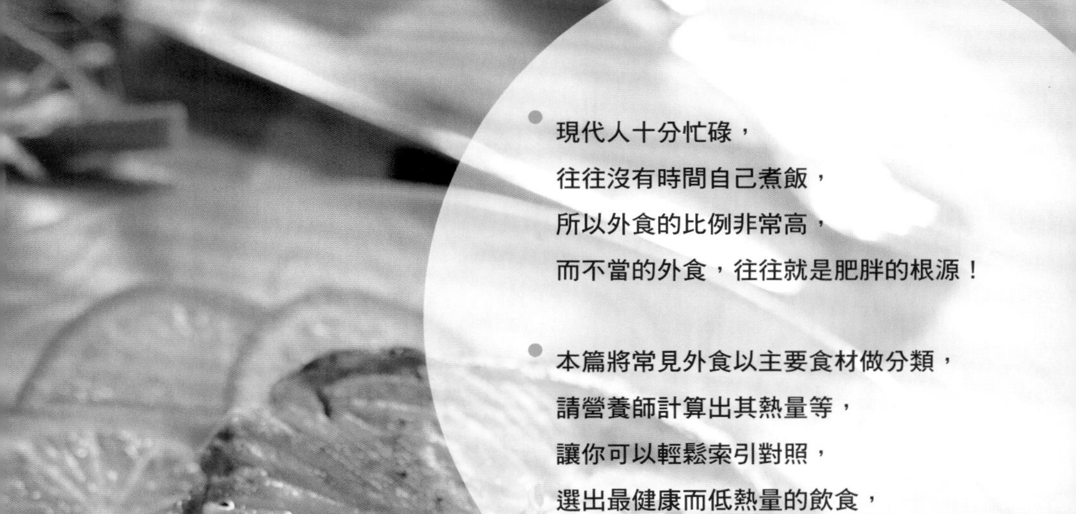

- 現代人十分忙碌，
往往沒有時間自己煮飯，
所以外食的比例非常高，
而不當的外食，往往就是肥胖的根源！

- 本篇將常見外食以主要食材做分類，
請營養師計算出其熱量等，
讓你可以輕鬆索引對照，
選出最健康而低熱量的飲食，
為自己的身材好好盡一分心力！

taple

各式外食 Ready Meals
聰明吃、輕鬆瘦

外食族在選擇美食之前，最好先對各種飲食的卡路里有個基本的認知，慎選飲食，才能為健康和身材做好把關。

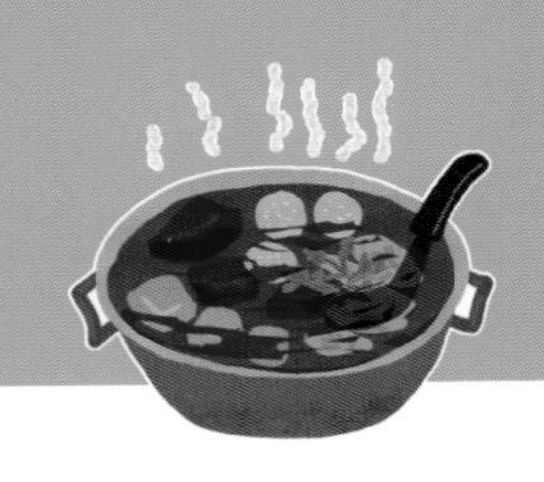

隨著生活型態的改變，現代人外食的機會增加，三餐都在外面解決的大有人在。為了兼顧營養需求和體重控制。外食種類五花八門，煎、煮、炒、炸樣樣兼具色香味。然而，外食族往往因為受不了美食的誘惑，或太偏愛某一類飲食，而在不知不覺中吃進過多的熱量，導致身體肥胖或造成營養失衡等問題。

聰明的你，美食當前，如何做出最好的選擇，避開高油脂、高熱量的飲食，就可輕鬆控制體重，達到瘦身的目的。

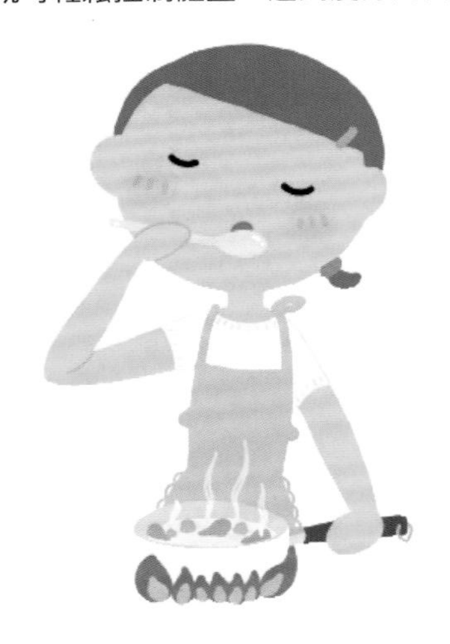

中式外食聰明挑食瘦身法

1. **注意主食類份量：**米飯、芋頭、玉米、南瓜、冬粉、青豆仁、馬鈴薯，都是一般中式料理中常見的主食類，也是醣類熱量的最大來源，因此在用餐時，可注意主食的份量，控制食用份量，減少熱量攝取。
2. **肉類食用有祕訣：**東坡肉、滷豆包、豆乾炒小魚、皮蛋豆腐、炸排骨、煎魚排、滷雞腿、荷包蛋、烤鴨、燒鵝、炸雞、紅燒牛腩及各式海鮮小炒都屬於肉類食物，可自行組合適當的份量。以油炸或油煎處理的食物，建議先將酥皮剝除，肥肉、禽畜皮也應去掉，這樣一來可減低不少油脂的攝取量。
3. **蔬果必須均衡攝取：**現代人的營養攝取向來都不夠均衡，因此在外食時要多注意蔬果的攝取。在蔬菜方面，如擔心油脂、醬汁熱量過高，可先過水後再食用，水果方面則多吃新鮮水果、少喝果汁，可選擇甜度較低的，熱量會比甜度高的來得低。

4. **高脂小吃宜淺嚐：**夜市小吃是國人喜愛的外食，但是小吃的熱量普遍很高，所以最好避開高脂小吃，如炸肉圓、蝦捲、棺材板、炸粿、蚵仔煎、刈包…等，而其他小吃的食用份量也需注意控制。

西式外食聰明挑食瘦身法

西餐提供另一類不同於中餐的飲食趣味，享受異國美食的同時，也要記得不能讓熱量出軌哦！

1. **生菜沙拉慎選醬汁：**生菜蔬果沙拉雖然營養價值高，但是食用時要注意醬汁的選擇，一般的奶油沙拉醬較甜，因此生菜中的沙拉醬最好不加或不要加太多，也可使用義大利式沙拉醬。
2. **避免濃湯：**西式濃湯大都是奶油加麵粉炒成的，所以可以選擇如海鮮湯之類的清湯，替代玉米濃湯或酥皮濃湯之類的湯品。
3. **理想的主菜：**主菜宜選用海鮮或雞肉，因這些食材脂肪含量較低，且食用時應去皮，烹調方法以烤的為佳。因大蒜麵包塗了很多的大蒜奶油醬，因此小餐包、玉米、通心麵是比較理想的。
4. **最速配的飲料、甜品：**飲料選擇熱茶或熱咖啡，是否添加代糖可視個人口味。冰淇淋是屬於高糖、高油脂的食物，應避免食用。餅乾、蛋糕、甜點的熱量不低，且含脂肪的比例也很高，況且使用奶油及烤酥油會含有不少飽和脂肪酸與反式脂肪酸，最好不要經常食用。

為了釐清你對外食的種種困惑，本篇將常見的外食品項，依主要食材做分類，特別請專業營養師針對每一樣飲食，計算出其熱量，讓你輕鬆對照參考，選出既營養且低熱量的飲食，吃出美味健康，也能維持窈窕身段！

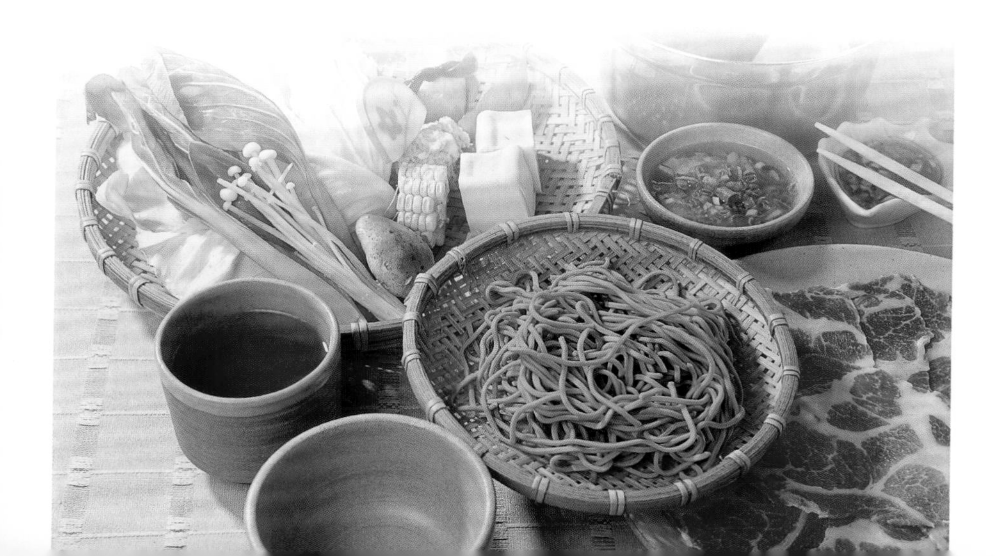

外食——蔬菜類
Cooked Vegetables

以蔬菜為主的外食料理有非常多選擇，熱量比起其他種類的外食要低得多，可以從中再儘量選擇熱量低的，能有效幫助減肥！

開陽白菜 85kcal

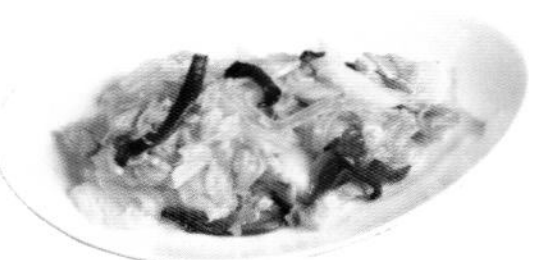
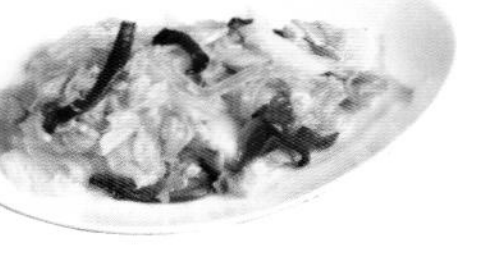

- 100g=1碗
- 膳食纖維 **1.3**g

鹼

炒小白菜 58kcal

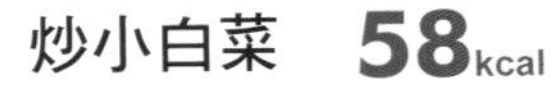

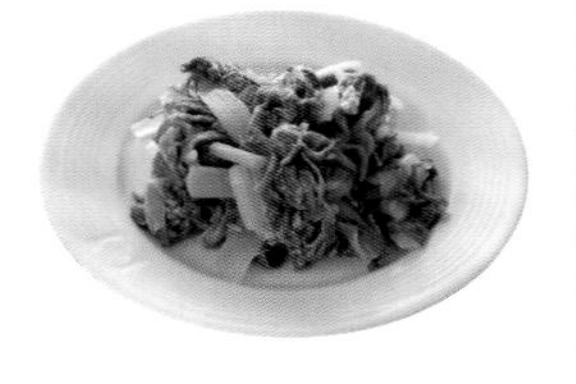

- 100g=1碗
- 膳食纖維 **1.8**g

鹼

白菜滷 87kcal

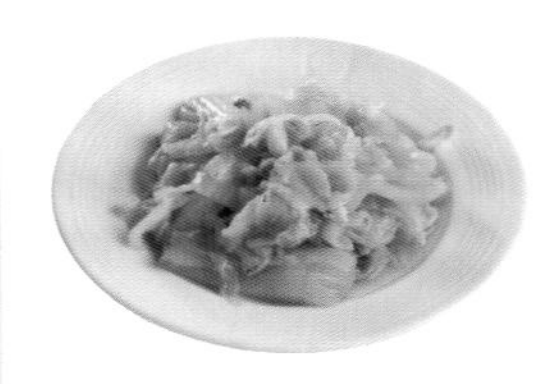

- 100g=1碗
- 膳食纖維 **1.2**g

炒菠菜 65kcal

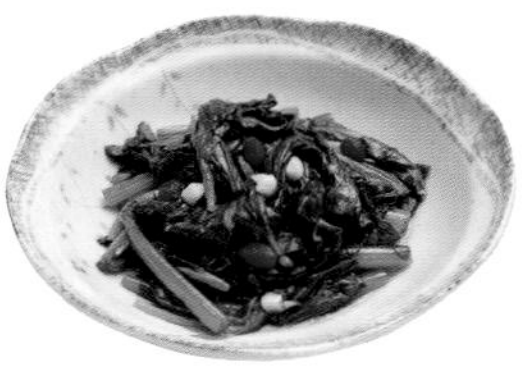
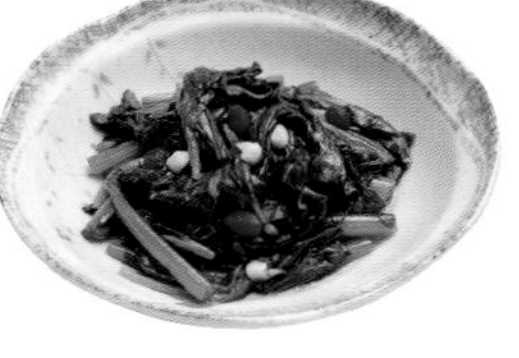

- 100g=1碗
- 膳食纖維 **2.2**g

鹼

炒空心菜 69kcal

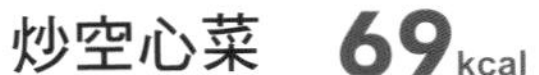

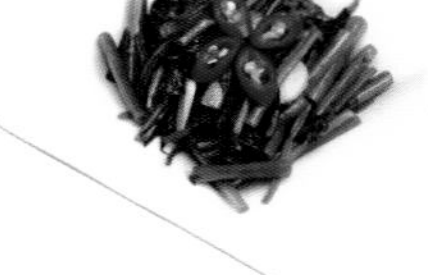

- 100g=1碗
- 膳食纖維 **2.1**g

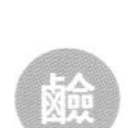

炒青江菜 60kcal

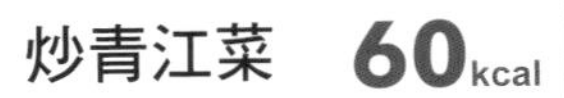

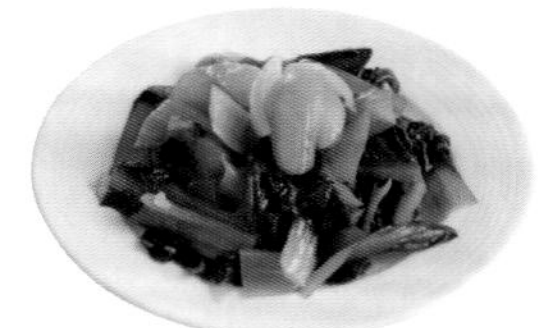

- 100g=1碗
- 膳食纖維 **2**g

鹼

炒豆芽菜 78kcal

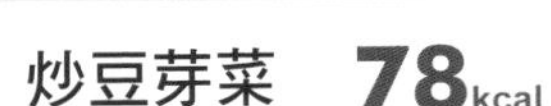

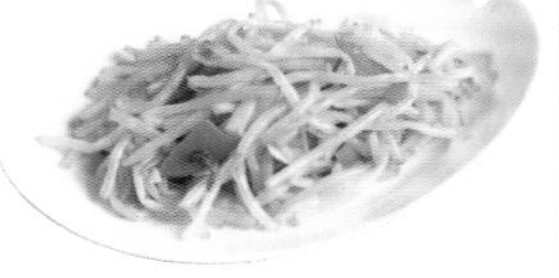
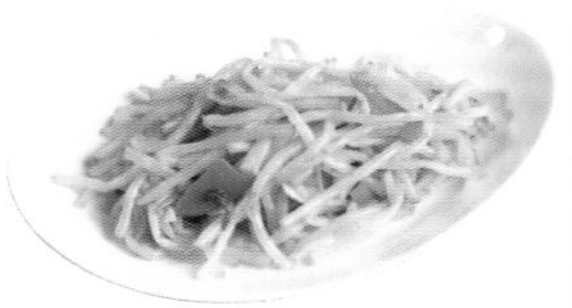

- 100g=1碗
- 膳食纖維 **1.7**g

鹼

涼拌豆芽菜 40kcal

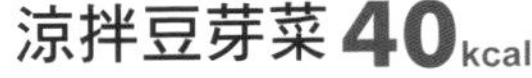

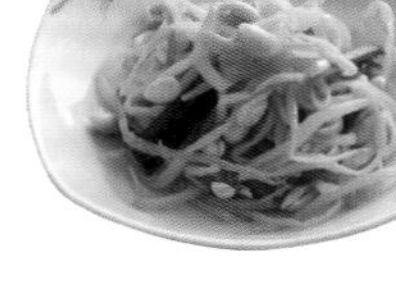
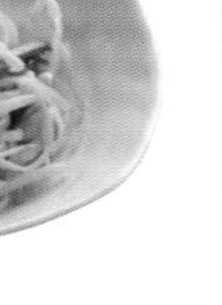

- 100g=1碗
- 膳食纖維 **1.7**g

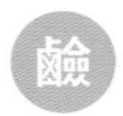

炒高麗菜 68kcal

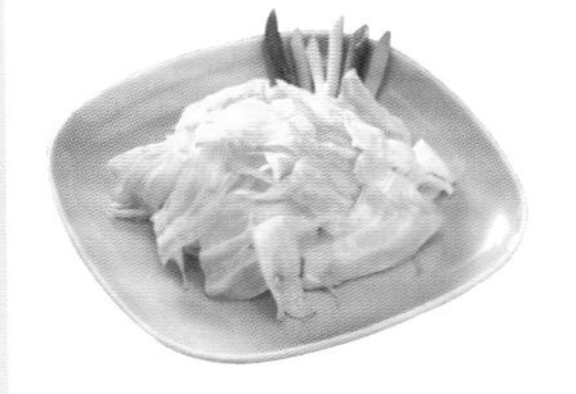

- 100g=1碗
- 膳食纖維 **1.3**g

Diet's note 此處的一碗，是家中飯碗的大小，以一平碗為標準。

蝦醬炒空心菜 90kcal

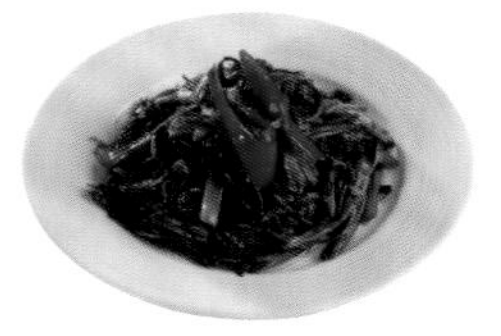

- 100g=1碗
- 膳食纖維 **2.1**g

肉末四季豆 125kcal

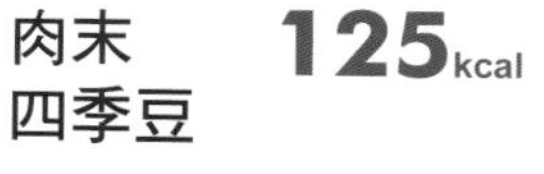

- 100g=1碗
- 膳食纖維 **1.5**g

紅燒苦瓜 63kcal

- 100g=1碗
- 膳食纖維 **1.9**g

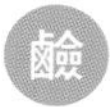

釀苦瓜 90kcal

- 100g=2個
- 膳食纖維 **1**g

魚香茄子 100kcal

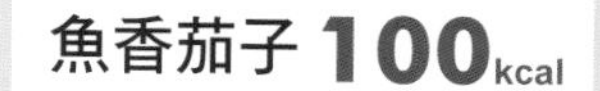

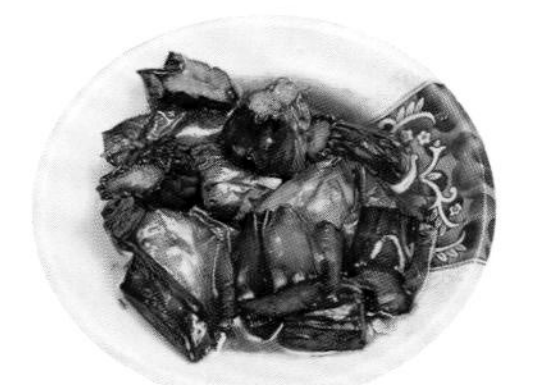

- 100g=3/4碗
- 膳食纖維 **2.3**g

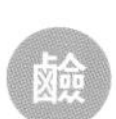

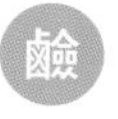

涼拌茄子 25kcal

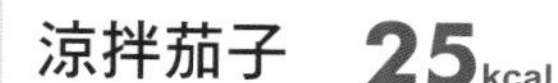

- 100g=1碗
- 膳食纖維 **2.3**g

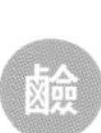

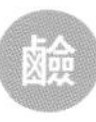

炸香菇 130kcal

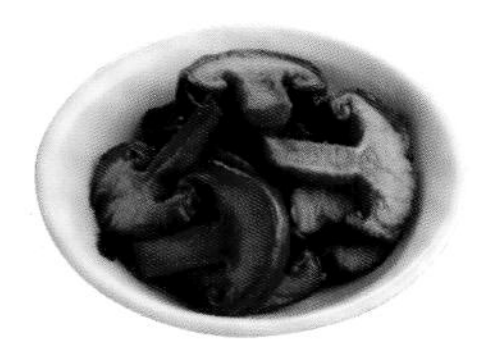

- 100g=4朵
- 膳食纖維 **3.9**g

蘑菇濃湯 97kcal

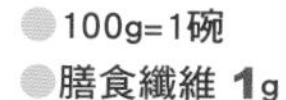

- 100g=1碗
- 膳食纖維 **1**g

玉米濃湯 102kcal

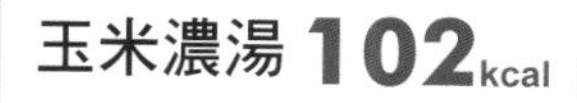

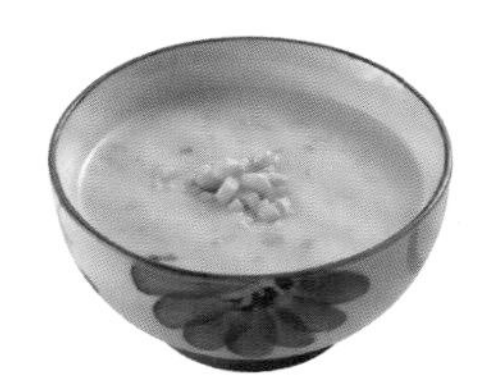

- 100g=1碗
- 膳食纖維 **1**g

中

Diet's note 減重者須選擇烹調油脂較低的蔬菜。

外食—蔬菜類
Cooked Vegetables

蠔油炒芥藍 71 kcal

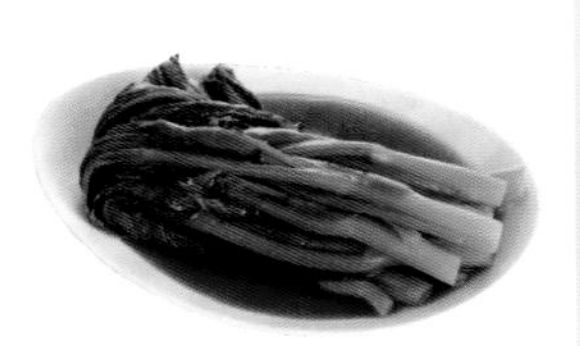

- 100g=1碗
- 膳食纖維 1.9g

燙地瓜葉 30 kcal

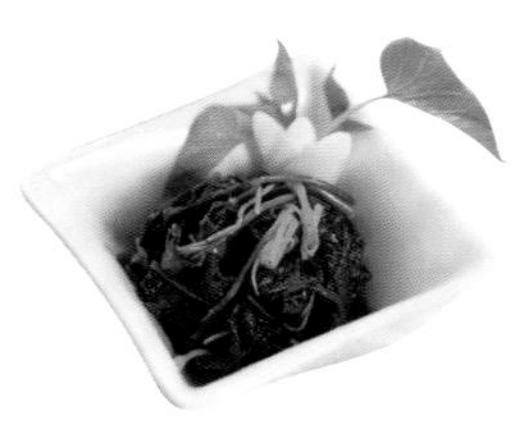

- 100g=1碗
- 膳食纖維 3.1g

鹼

干貝炒芥菜 74 kcal

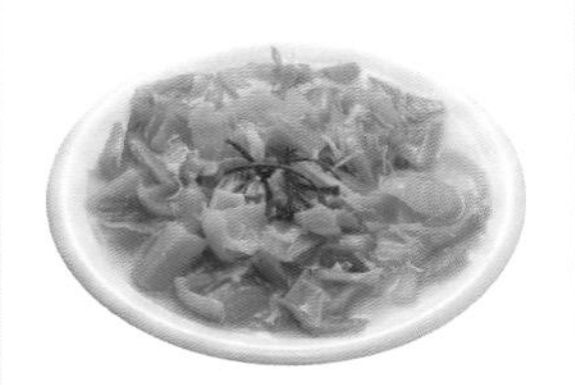

- 100g=1碗
- 膳食纖維 1.6g

鹼

涼拌西生菜 16 kcal

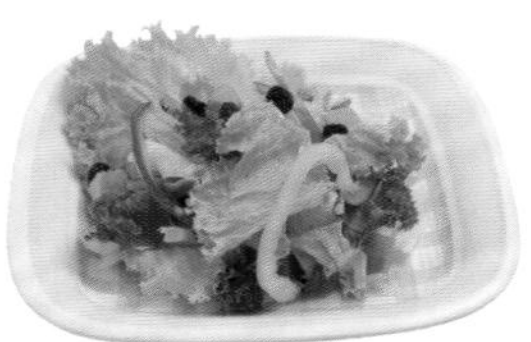

- 100g=1碗
- 膳食纖維 1.7g

鹼

紅蘿蔔炒蛋 139 kcal

- 100g=1碗
- 膳食纖維 0.9g

韭菜炒肉絲 123 kcal

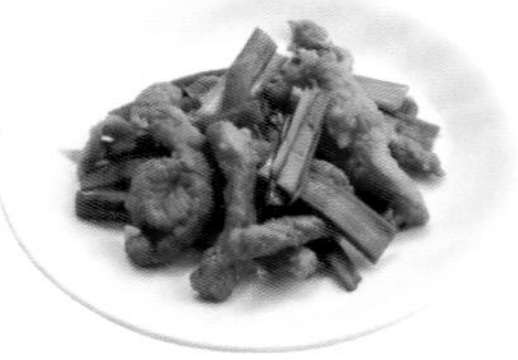

- 100g=1碗
- 膳食纖維 1.2g

中

涼拌小黃瓜 15 kcal

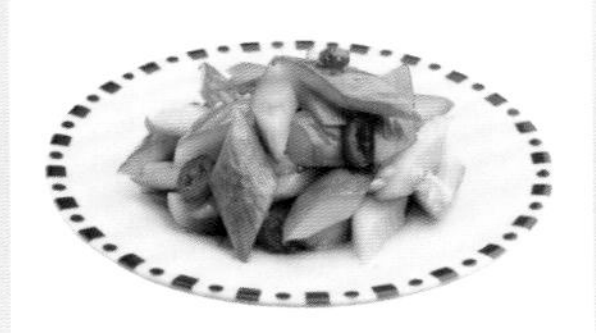

- 100g=1碗
- 膳食纖維 0.9g

鹼

洋蔥炒蛋 135 kcal

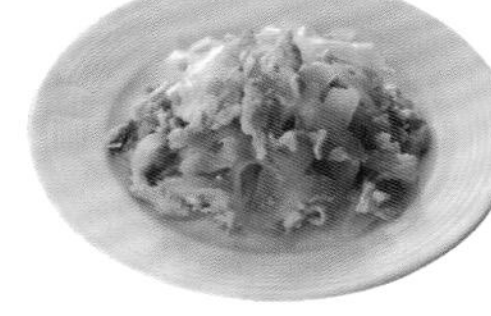

- 100g=1碗
- 膳食纖維 0.8g

蒜炒花椰菜 68 kcal

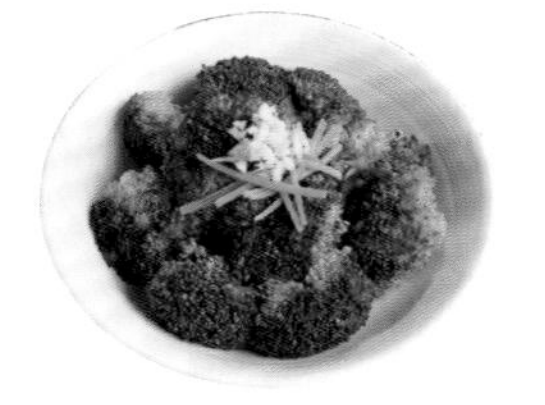

- 100g=1碗
- 膳食纖維 2.2g

Diet's note 此處的一碗，是家中飯碗的大小，以一平碗為標準。

山蘇炒小魚 96kcal

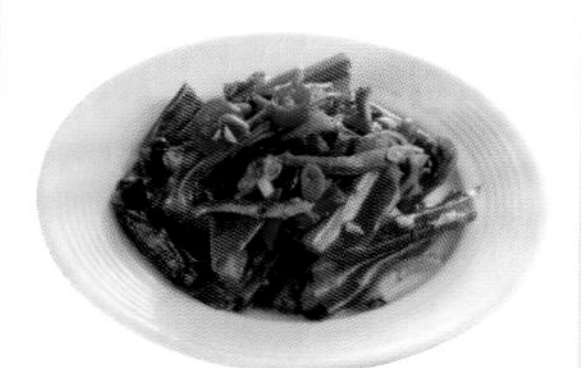

- 100g=1碗
- 膳食纖維 **1.7**g

鹼

涼拌青木瓜 75kcal

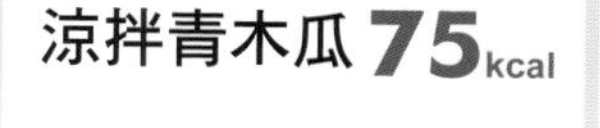

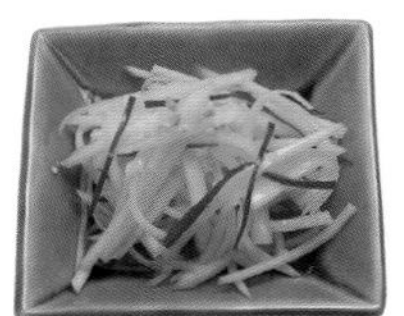

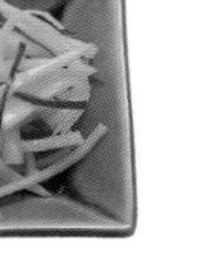

- 100g=1碗
- 膳食纖維 **1.6**g

鹼

涼拌花椰菜 23kcal

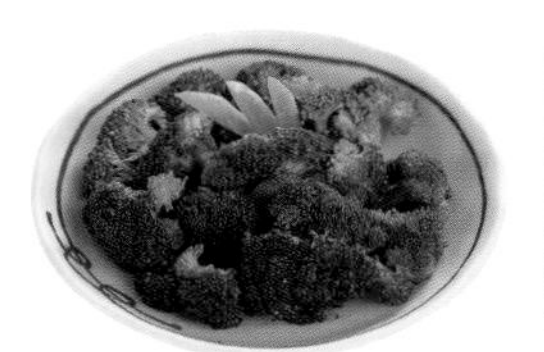

- 100g=1碗
- 膳食纖維 **2.2**g

鹼

炒雪裡紅 90kcal

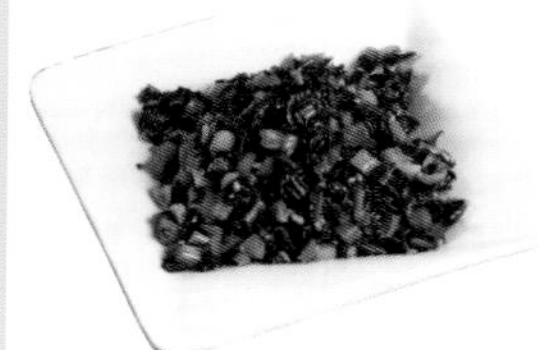

- 100g=3/4碗
- 膳食纖維 **1.7**g

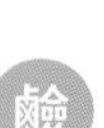

鹼

鮮炒瓠瓜 65kcal

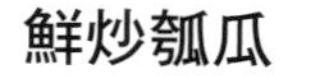

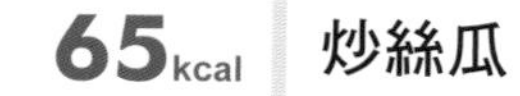

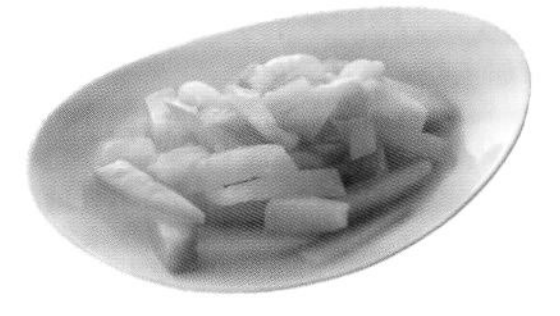

- 100g=1碗
- 膳食纖維 **1.2**g

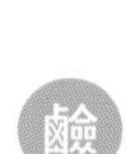

鹼

炒絲瓜 62kcal

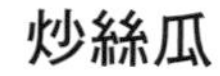

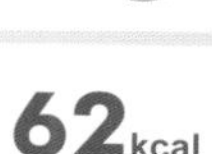

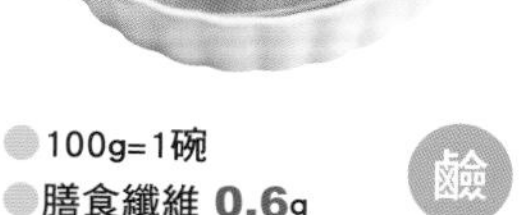

- 100g=1碗
- 膳食纖維 **0.6**g

鹼

炒過貓 57kcal

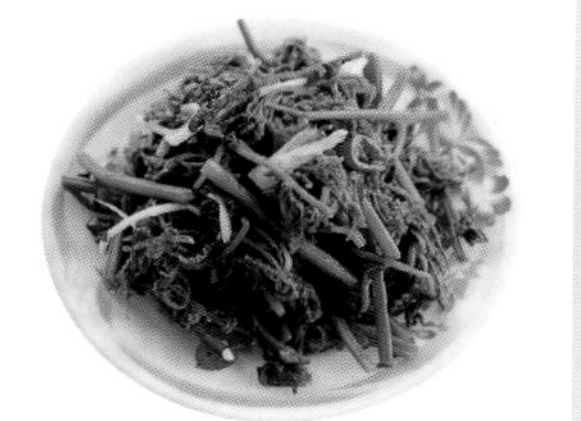

- 100g=1碗
- 膳食纖維 **1.7**g

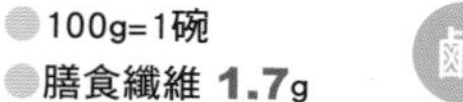

鹼

炸四季豆 102kcal

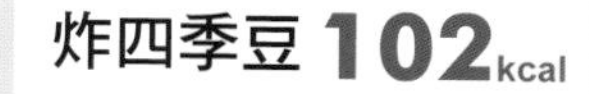

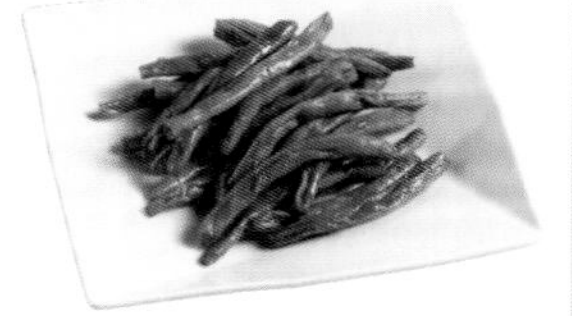

- 100g=1碗
- 膳食纖維 **2.5**g

鹼

涼拌毛豆 88kcal

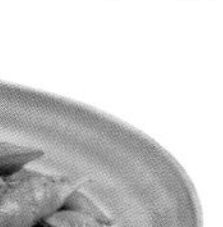

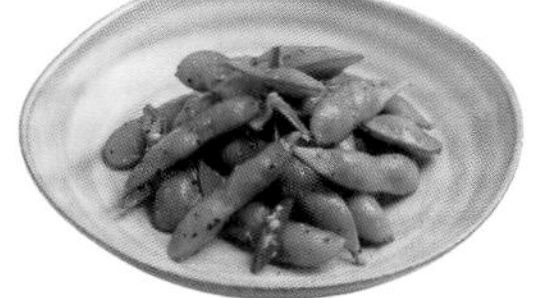

- 100g=1碗
- 膳食纖維 **2.8**g

酸

Diet's note 減重者須選擇烹調油脂較低的蔬菜。

外食—蔬菜類
Cooked Vegetables

蒜香四季豆 79kcal

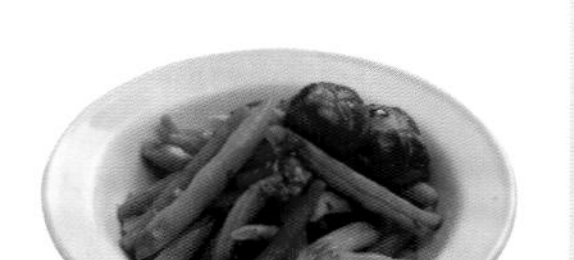

- 100g=1碗
- 膳食纖維 **2.5**g

鹼

乾煸四季豆 83kcal

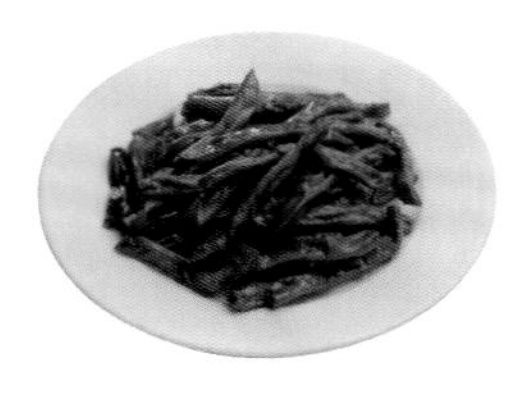

- 100g=1碗
- 膳食纖維 **2.5**g

鹼

黃瓜封肉 87kcal

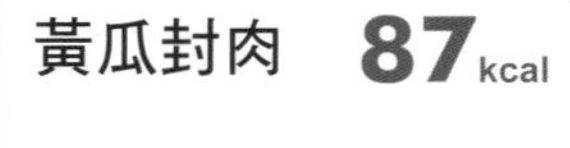

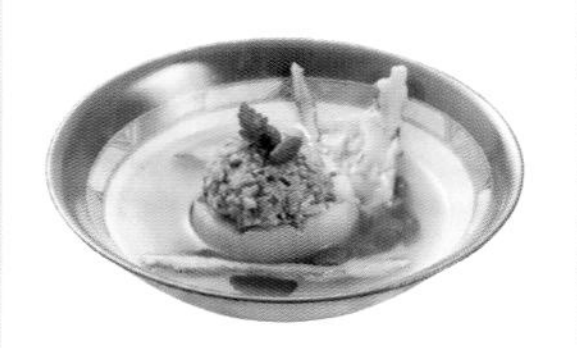

- 100g=1碗
- 膳食纖維 **0.8**g

鹼

蘆筍炒蝦仁 107kcal

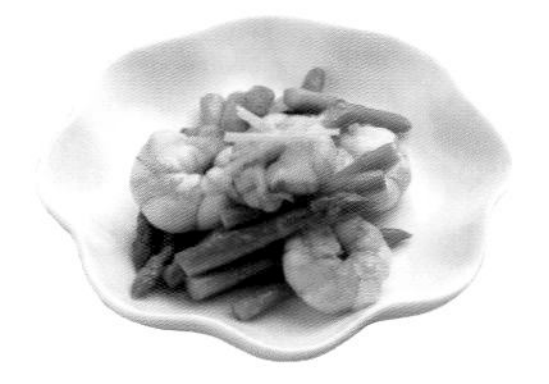

- 100g=1碗
- 膳食纖維 **0.9**g

中

蟹棒蘆筍 90kcal

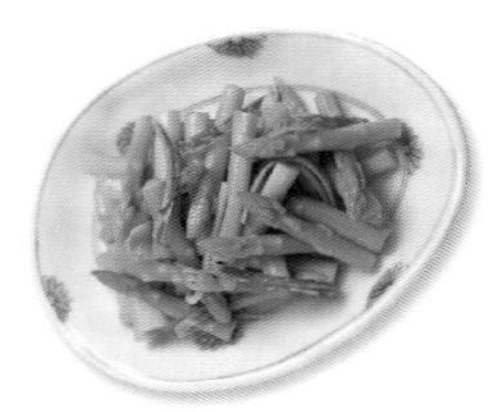

- 100g=3/4碗
- 膳食纖維 **1.8**g

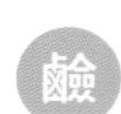

鹼

青椒炒肉絲 116kcal

- 100g=1碗
- 膳食纖維 **1.9**g

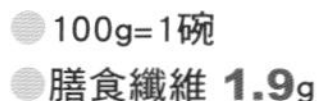

鹼

茭白筍炒肉絲 73kcal

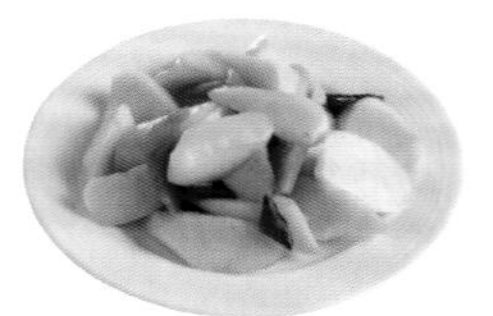

- 100g=1碗
- 膳食纖維 **2.1**g

鹼

九層塔煎蛋 165kcal

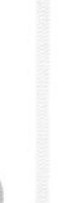

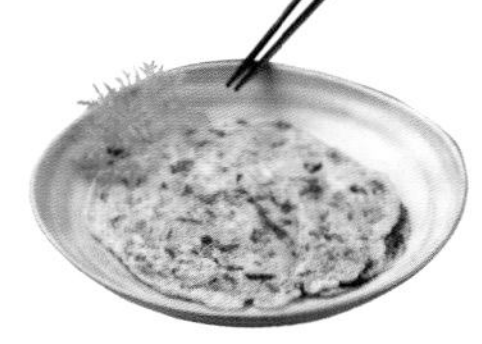

- 100g=1碗
- 膳食纖維 **0.8**g

酸

涼拌竹筍 73kcal
(含2茶匙沙拉醬)

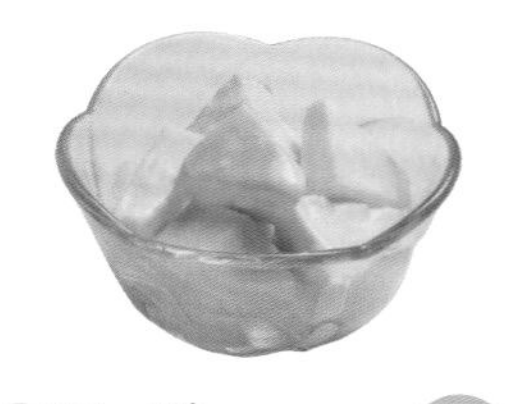

- 100g=1碗
- 膳食纖維 **2.3**g

鹼

Diet's note 此處的一碗，是家中飯碗的大小，以一平碗為標準。

麻油炒紅鳳菜 90kcal

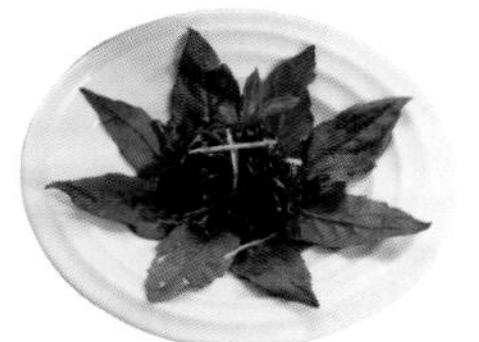

- 100g=1碗
- 膳食纖維 3.1g

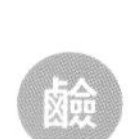

高麗菜捲 120kcal

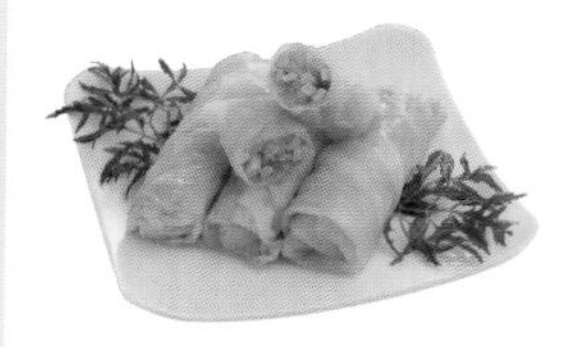

- 100g=2個
- 膳食纖維 0.5g

涼拌藕片 84kcal

- 100g=1碗
- 膳食纖維 2.7g

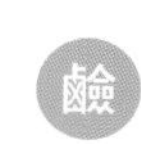

油燜苦瓜 80kcal

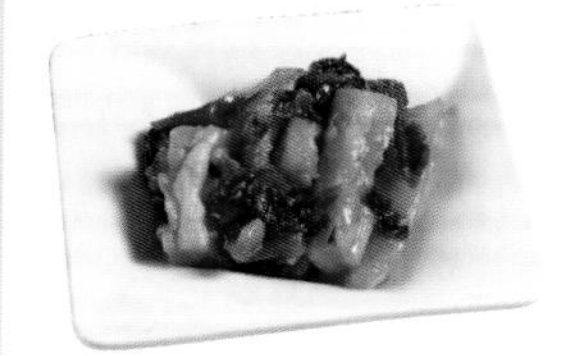

- 100g=1碗
- 膳食纖維 1.5g

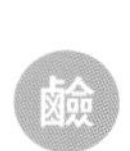

醃白蘿蔔 25kcal

- 100g=1碗
- 膳食纖維 1.3g

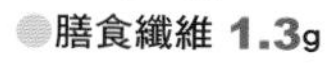

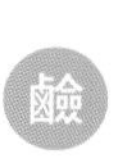

苦瓜鹹蛋 107kcal

- 100g=1碗
- 膳食纖維 1.7g

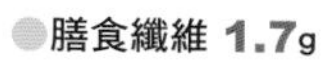

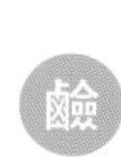

烤奶油白菜 116kcal

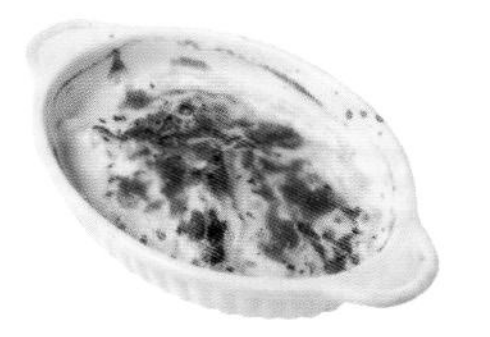

- 100g=1碗
- 膳食纖維 1.2g

蕃茄蔬菜湯 35kcal

- 100g=1碗
- 膳食纖維 1.3g

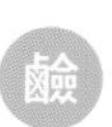

素春捲 210kcal

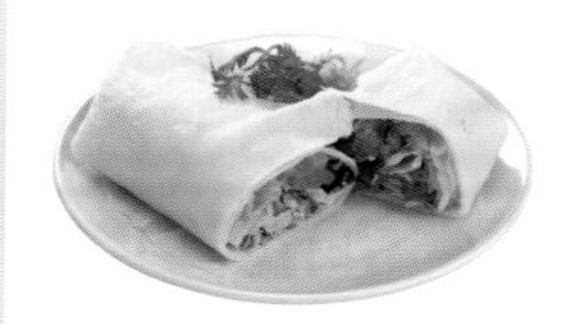

- 100g=2捲
- 膳食纖維 2.8g

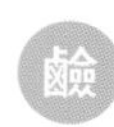

Diet's note 減重者須選擇烹調油脂較低的蔬菜。

外食—蔬菜類
Cooked Vegetables

炸牛蒡 186kcal

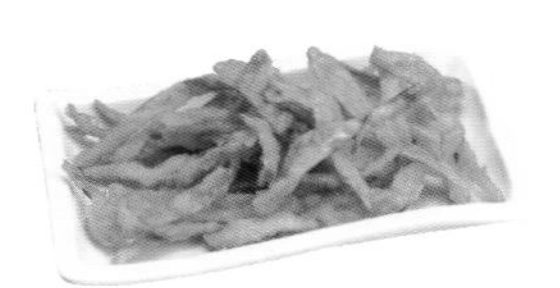

- 100g=1又1/2碗
- 膳食纖維 **6.6**g

鹼

涼拌牛蒡絲 106kcal

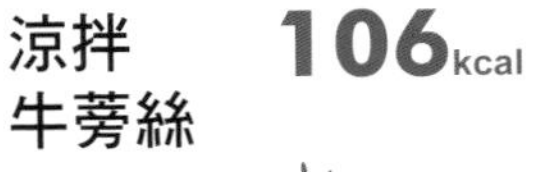

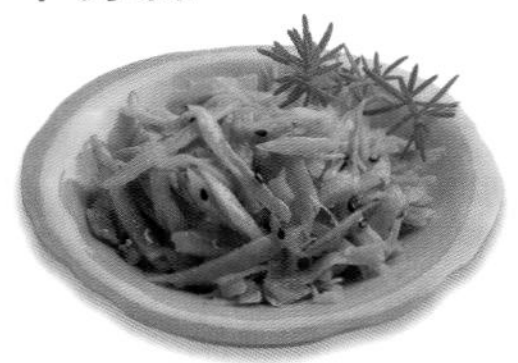

- 100g=1碗
- 膳食纖維 **7.3**g

蘿蔔泡菜 19kcal

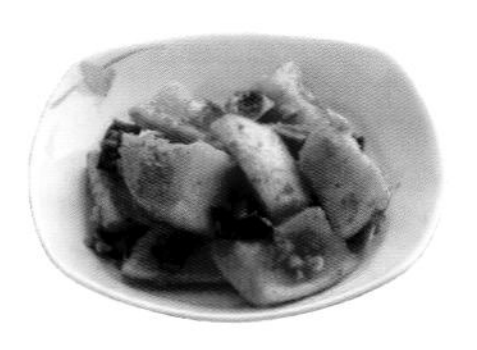

- 100g=1碗
- 膳食纖維 **1.2**g

高麗菜素餃 167kcal

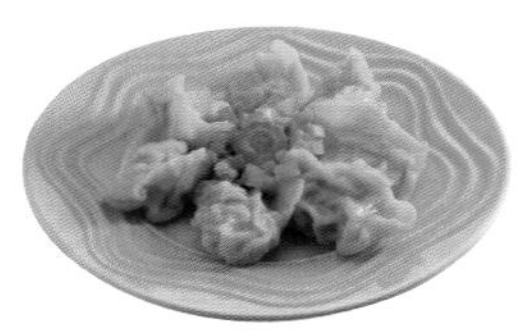

- 100g=8個
- 膳食纖維 **2.4**g

滷筍絲 113kcal

- 100g=1碗
- 膳食纖維 **2.2**g

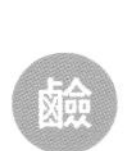

醋溜白菜 35kcal

- 100g=1碗
- 膳食纖維 **1.3**g

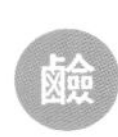

豆瓣劍筍 92kcal

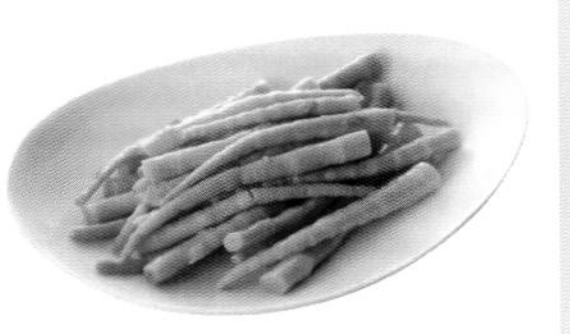

- 100g=1碗
- 膳食纖維 **2.3**g

青菜豆腐湯 50kcal

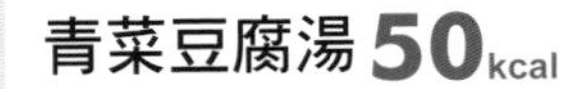

- 100g=1碗
- 膳食纖維 **0.7**g

燙A菜 24kcal

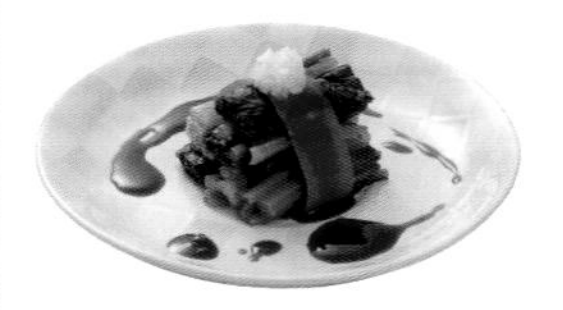

- 100g=1碗
- 膳食纖維 **2.1**g

Diet's note 此處的一碗，是家中飯碗的大小，以一平碗為標準。

蘑菇醬淋青花菜 86kcal

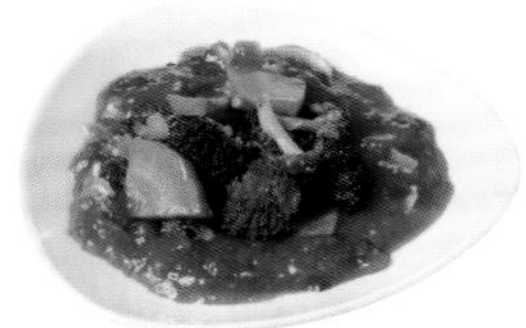

- 100g=1碗
- 膳食纖維 2.5g

燉白蘿蔔 35kcal

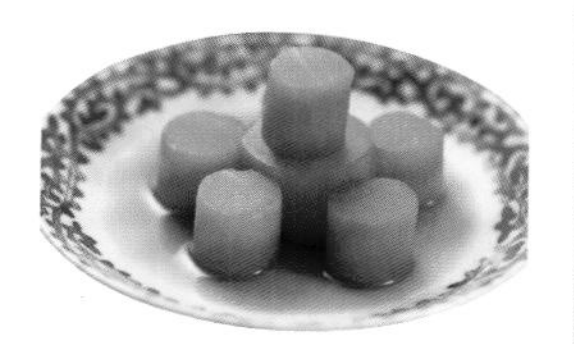

- 100g=1碗
- 膳食纖維 1.3g

蘆筍沙拉 76kcal
（含2茶匙沙拉醬）

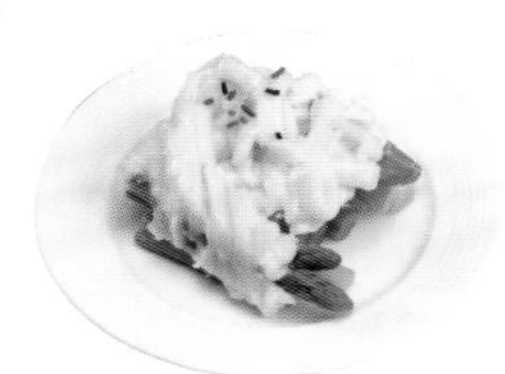

- 100g=1碗
- 膳食纖維 1.8g

雞絲拌西芹 65kcal

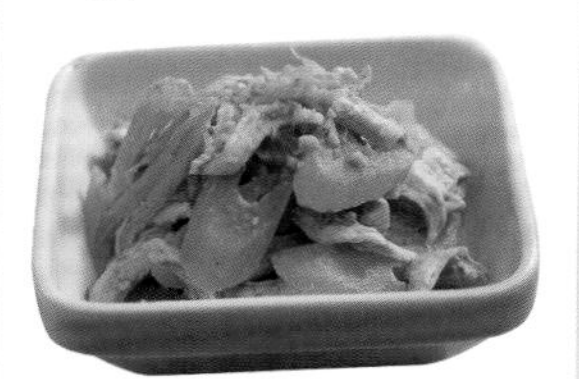

- 100g=1碗
- 膳食纖維 0.7g

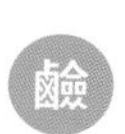

胡蘿蔔炒玉米 106kcal

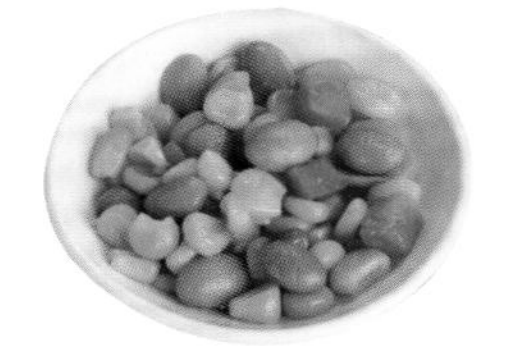

- 100g=1碗
- 膳食纖維 2.2g

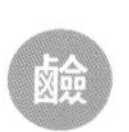

醃漬蘿蔔 110kcal

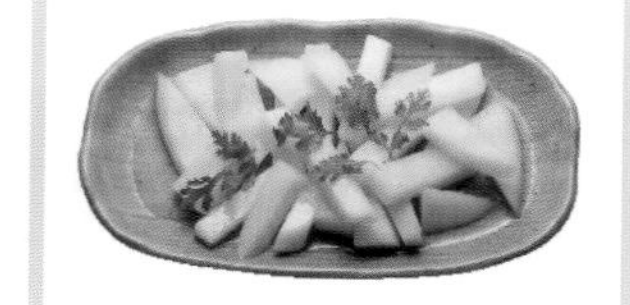

- 100g=1碗
- 膳食纖維 4.7g

醃漬嫩薑 16kcal

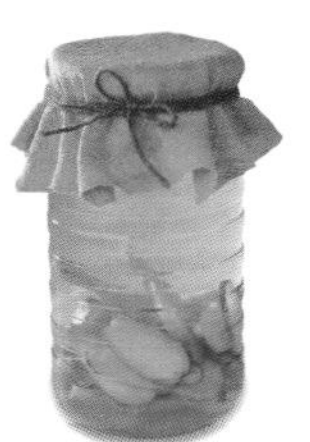

- 100g=1碗
- 膳食纖維 2.1g

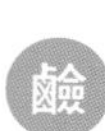

紅燒筍塊 67kcal

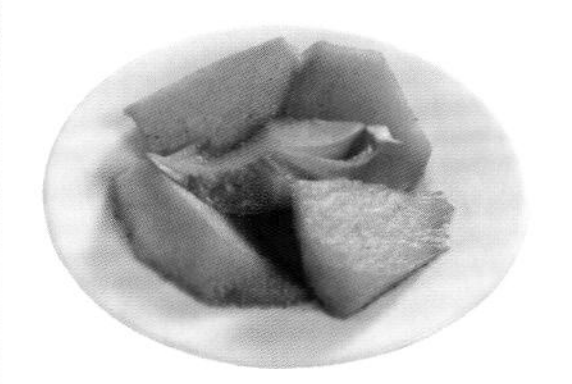

- 100g=1碗
- 膳食纖維 2.5g

高麗菜燒肉片 420kcal

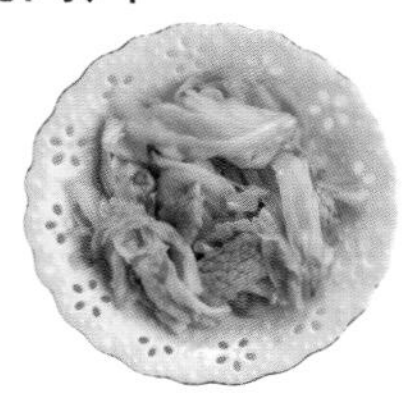

- 100g=1碗
- 膳食纖維 0.9g

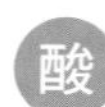

Diet's note 減重者須選擇烹調油脂較低的蔬菜。

外食—蔬菜類
Cooked Vegetables

醃漬冬瓜 24kcal

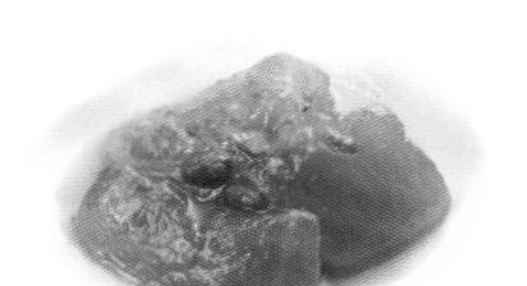

- 100g=1碗
- 膳食纖維 1.9g

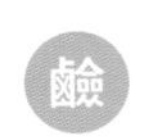

茄子鑲肉 117kcal

- 100g=1碗
- 膳食纖維 1.2g

榨菜炒肉絲 171kcal

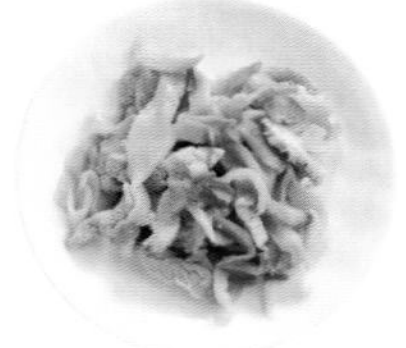

- 100g=1碗
- 膳食纖維 1.7g

洋蔥湯 23kcal

- 100g=1碗

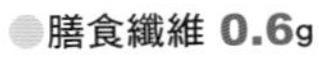

- 膳食纖維 0.6g

炸洋蔥圈 222kcal

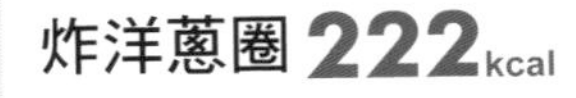

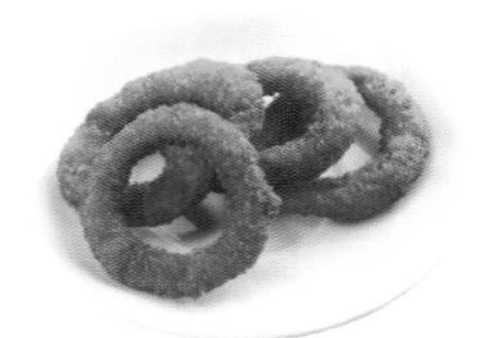

- 100g=1碗
- 膳食纖維 1.8g

奶油芹菜湯 53kcal

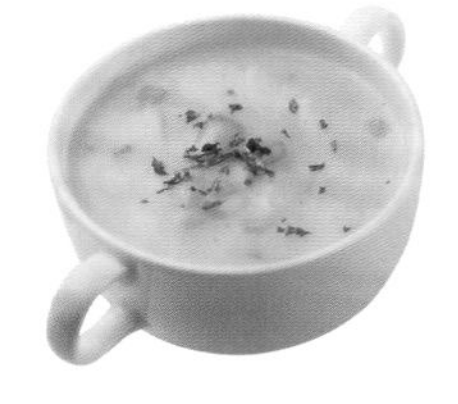

- 100g=1碗
- 膳食纖維 0.9g

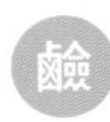

蔬菜蘑菇湯 28kcal

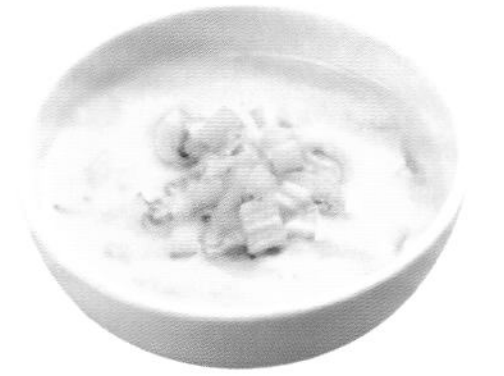

- 100g=1碗
- 膳食纖維 1g

酸辣湯 48kcal

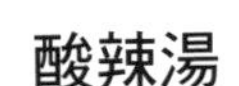

- 100g=1碗
- 膳食纖維 1g

紫菜湯 17kcal

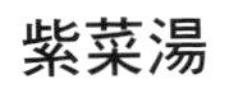

- 100g=1碗
- 膳食纖維 0.4g

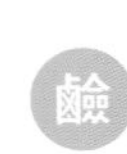

Diet's note 此處的一碗，是家中飯碗的大小，以一平碗為標準。

蔬菜沙拉 **87** kcal

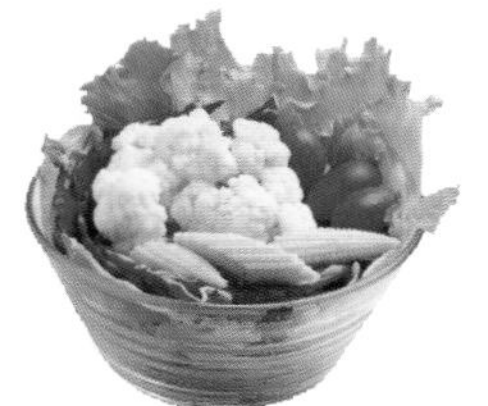

● 100g=1碗
● 膳食纖維 **1.2**g

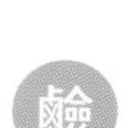

味噌炒茄子 **101** kcal

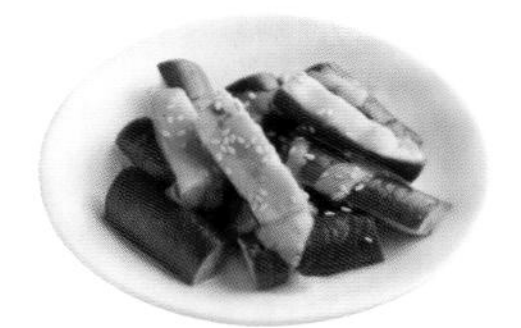

● 100g=1碗
● 膳食纖維 **2**g

芝麻涼拌剝皮辣椒 **139** kcal

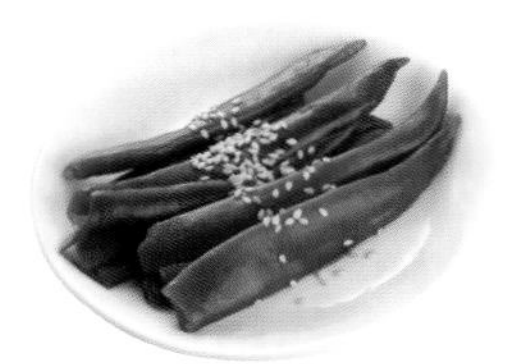

● 100g=1碗
● 膳食纖維 **0.9**g

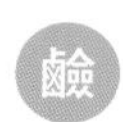

涼拌菜心 **99** kcal

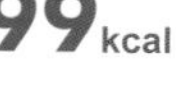

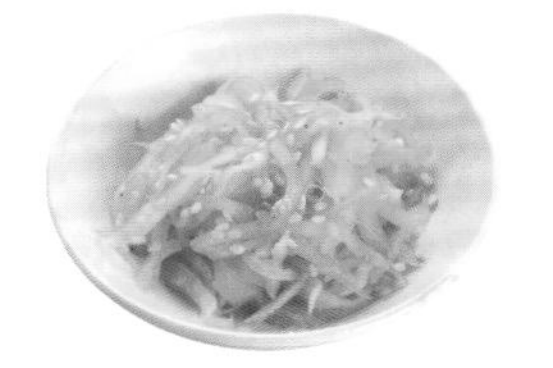

● 100g=1碗
● 膳食纖維 **2.3**g

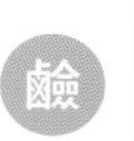

小黃瓜泡菜 **38** kcal

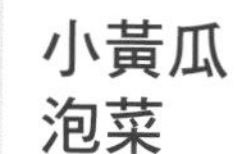

● 100g=1碗
● 膳食纖維 **1.9**g

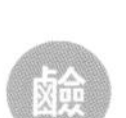

什錦蔬菜湯 **24** kcal

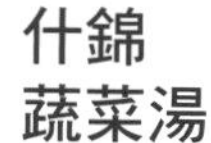

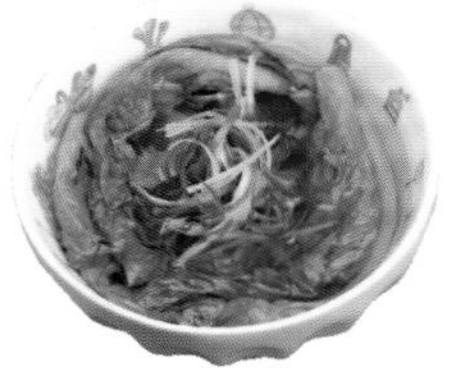

● 100g=1碗
● 膳食纖維 **0.5**g

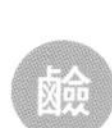

酸白菜 **10** kcal

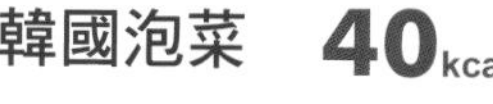

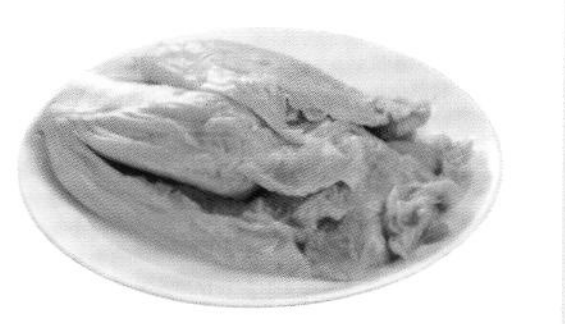

● 100g=1碗
● 膳食纖維 **0.9**g

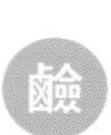

韓國泡菜 **40** kcal

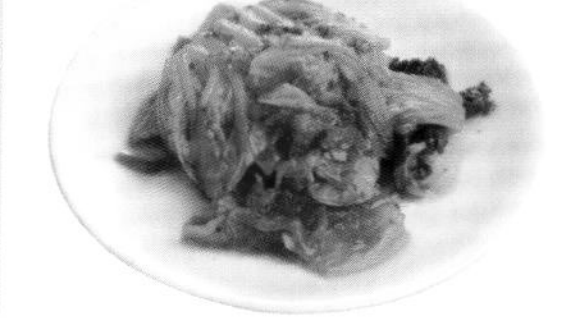

● 100g=1碗
● 膳食纖維 **0.9**g

炒泡菜 **102** kcal

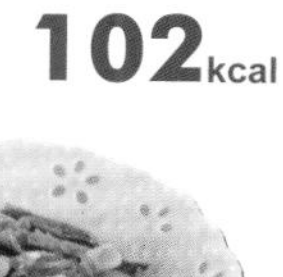

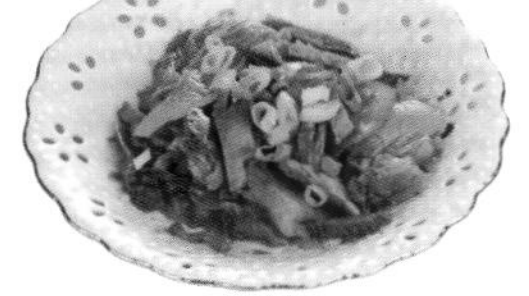

● 100g=1碗
● 膳食纖維 **0.9**g

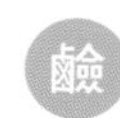

Diet's note 減重者須選擇烹調油脂較低的蔬菜。

外食—蔬菜類
Cooked Vegetables

奶油白菜 138kcal

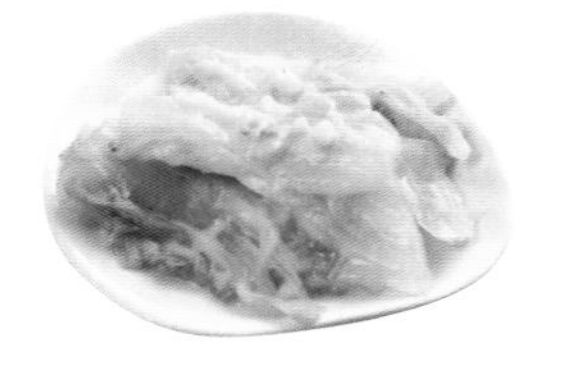

- 100g=1碗
- 膳食纖維 0.7g

鹼

培根高麗菜苗 142kcal

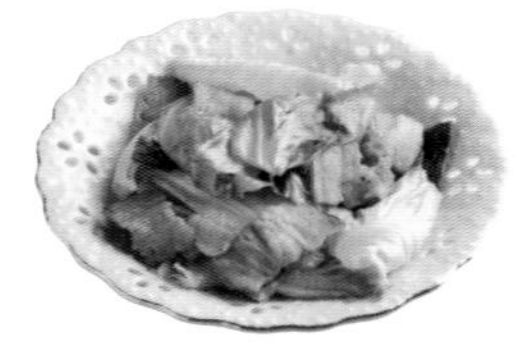

- 100g=1碗
- 膳食纖維 0.6g

菜脯蛋 278kcal

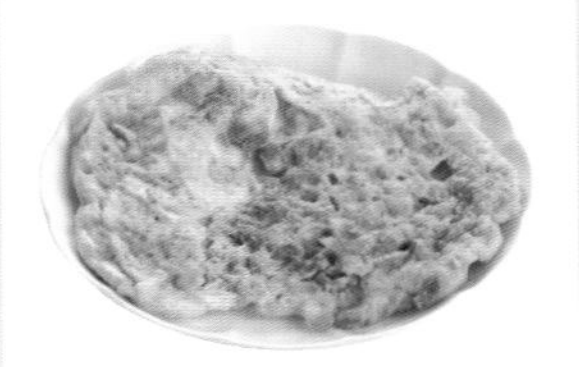

- 100g=1碗
- 膳食纖維 0.7g

鹼

腐乳空心菜 90kcal

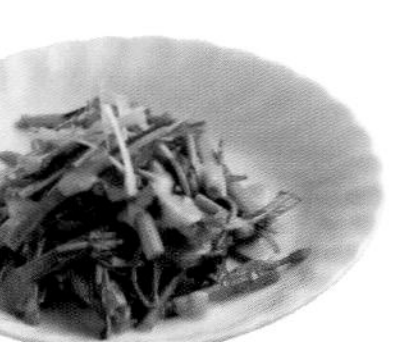

- 100g=1碗
- 膳食纖維 1.7g

鹼

小魚莧菜 63kcal

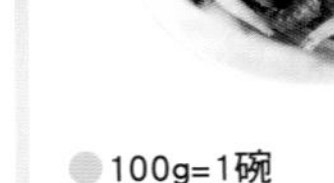

- 100g=1碗
- 膳食纖維 2.0g

麻油紅菜 65kcal

- 100g=1碗
- 膳食纖維 3.1g

麻油川七 55kcal

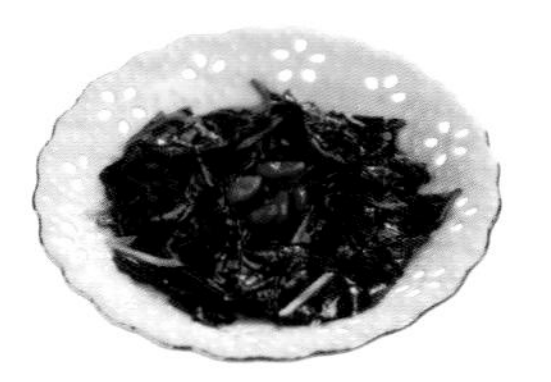

- 100g=1碗
- 膳食纖維 1.7g

培根奶油洋菇 123kcal

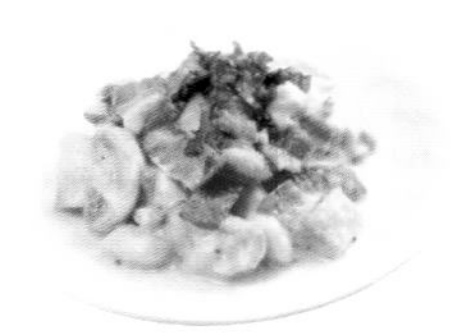

- 100g=1碗
- 膳食纖維 1.7g

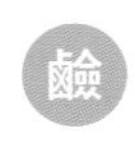

炸蔬菜餅 199kcal

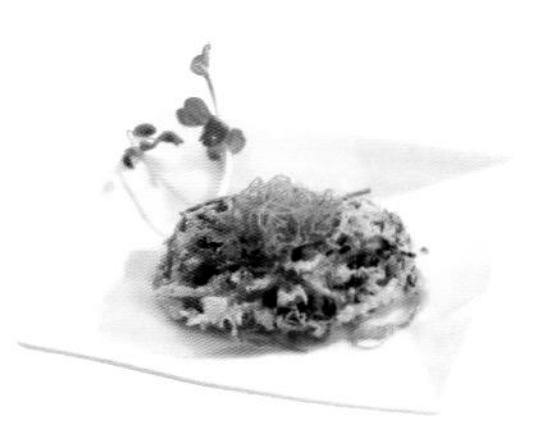

- 100g=4個
- 膳食纖維 1.5g

Diet's note 此處的一碗，是家中飯碗的大小，以一平碗為標準。

炒韭菜花 68kcal

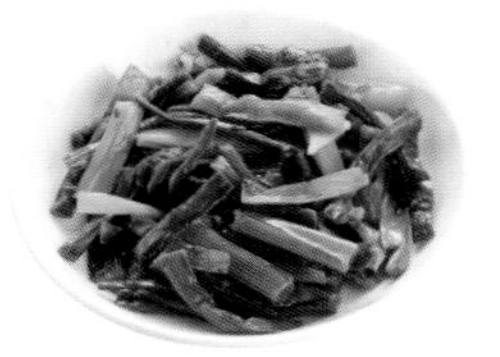

- 100g=1碗
- 膳食纖維 **2.3g**

涼拌苦瓜 78kcal

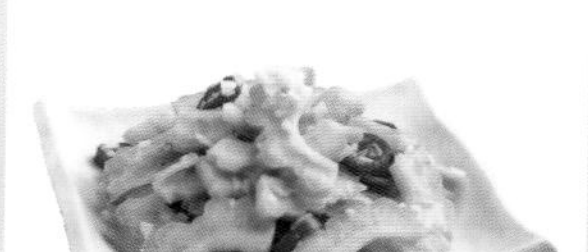

- 100g=1碗
- 膳食纖維 **1.7g**

炸茄餅 234kcal

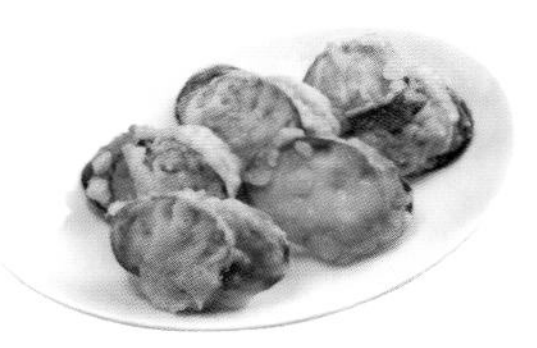

- 100g=1碗
- 膳食纖維 **1.2g**

鹼

甜椒鑲肉 117kcal

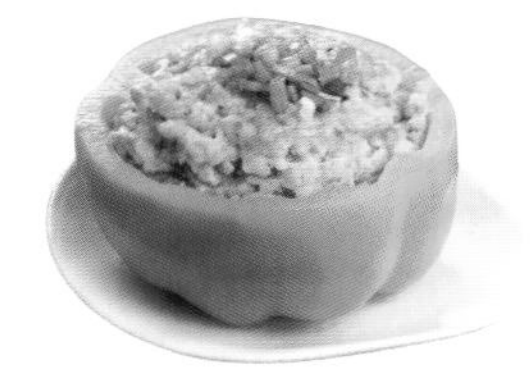

- 100g=1/2個
- 膳食纖維 **1.5g**

培根炒高麗菜 135kcal

- 100g=3/4碗
- 膳食纖維 **1.0g**

捲蔥香串 47kcal

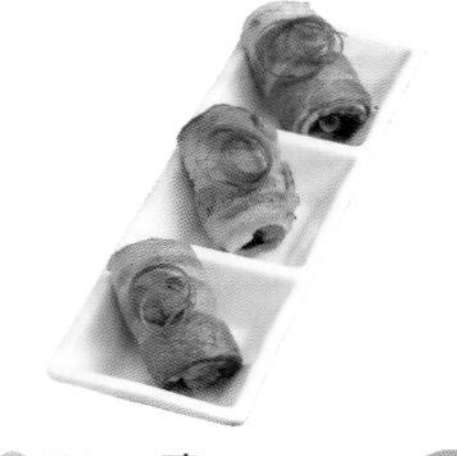

- 100g=1碗
- 膳食纖維 **2.7g**

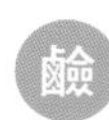

沙茶羊肉炒空心菜 164kcal

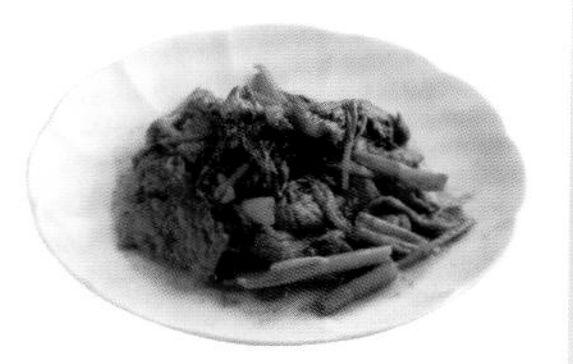

- 100g=1碗
- 膳食纖維 **1.7g**

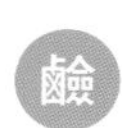

培根四季豆 130kcal

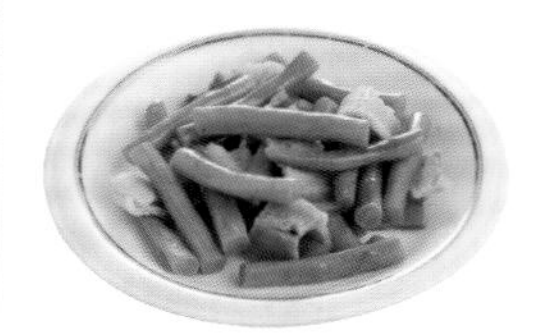

- 100g=1碗
- 膳食纖維 **2.0g**

高麗菜煎餅 270kcal

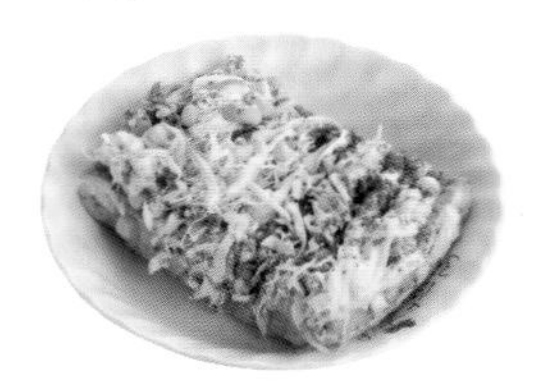

- 100g=1碗
- 膳食纖維 **1.2g**

鹼

Diet's note 減重者須選擇烹調油脂較低的蔬菜。

外食—蔬菜類
Cooked Vegetables

菠菜豆腐湯 30kcal

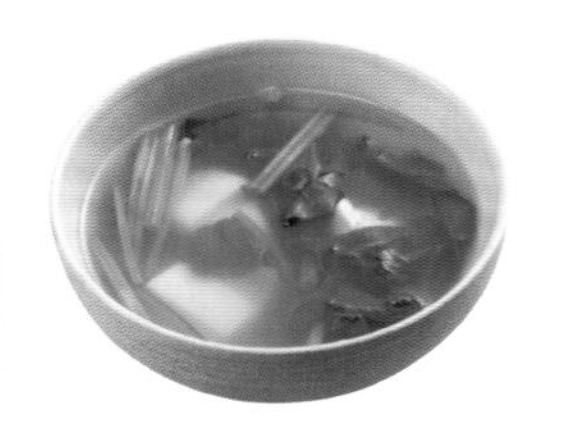

- 100g=1碗
- 膳食纖維 **0.8**g

鹼

辣炒酸菜 51kcal

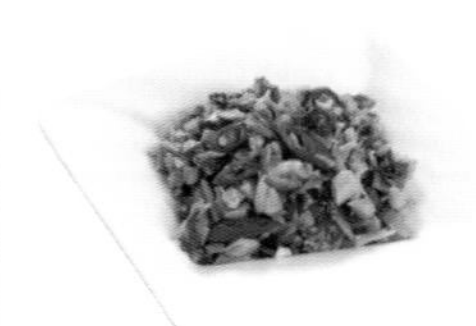

- 100g=1碗
- 膳食纖維 **0.6**g

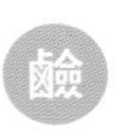

滷苦瓜 34kcal

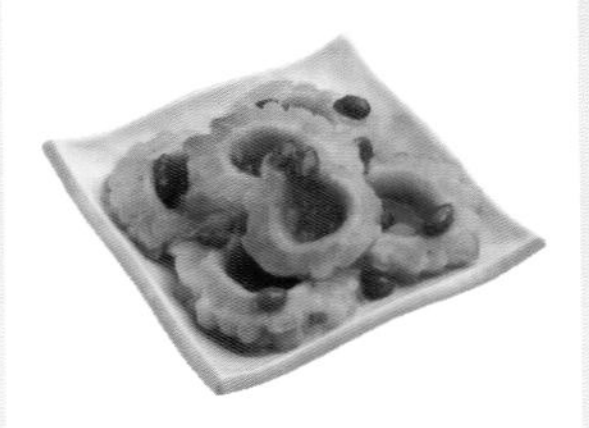

- 100g=1碗
- 膳食纖維 **1.9**g

海帶豆芽湯 30kcal

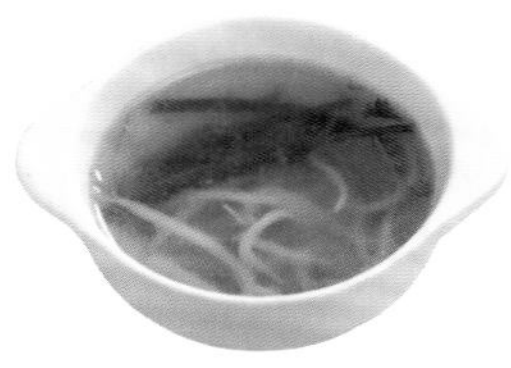

- 100g=1碗
- 膳食纖維 **1.6**g

烤花椰菜 64kcal

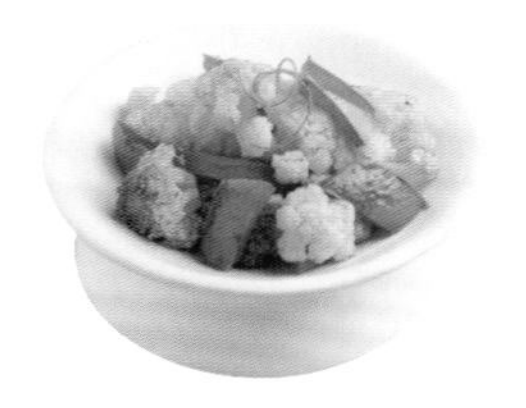

- 100g=1碗
- 膳食纖維 **2.2**g

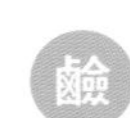

鮮蔬手捲 93kcal

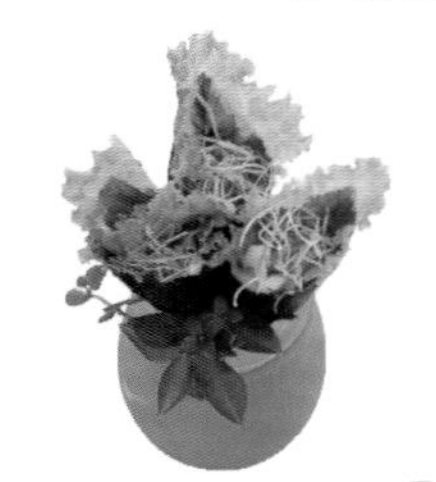

- 100g=1碗
- 膳食纖維 **2.0**g

鹼

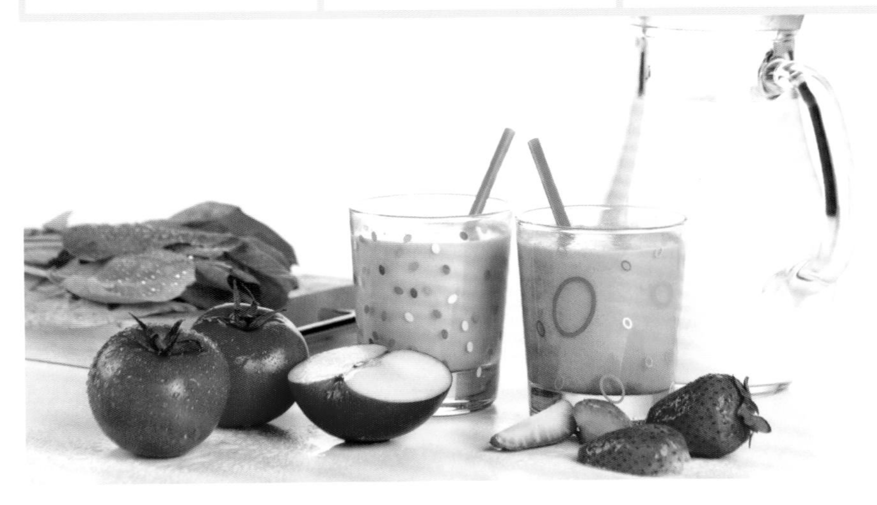

外食──水果類

Processed Fruit

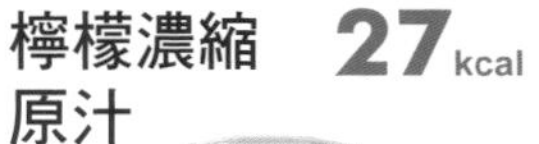

椰子汁 17kcal

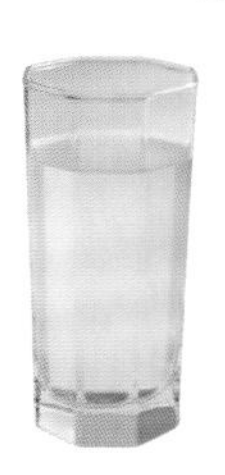

- 100g=1/4碗
- 膳食纖維 0g

鹼

檸檬濃縮原汁 27kcal

- 100g=1/4碗
- 膳食纖維 0g

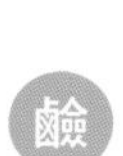

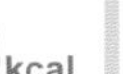

葡萄柚汁 38kcal

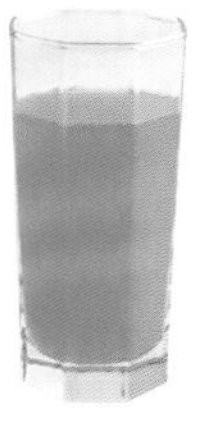

- 100g=1/4碗
- 膳食纖維 0.5g

鹼

蘋果汁 42kcal

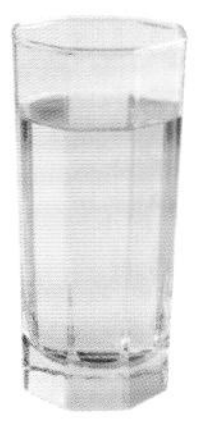

- 100g=1/4碗
- 膳食纖維 0g

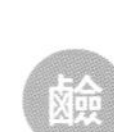

甘蔗汁 43kcal

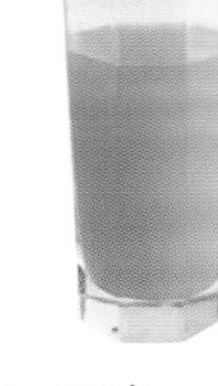

- 100g=1/4碗
- 膳食纖維 0.2g

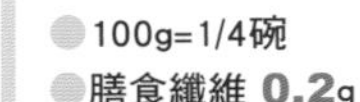

芒果汁 43kcal

- 100g=1/4碗
- 膳食纖維 0.2g

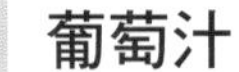

鳳梨汁 43kcal

- 100g=1/4碗
- 膳食纖維 0.2g

鹼

葡萄汁 43kcal

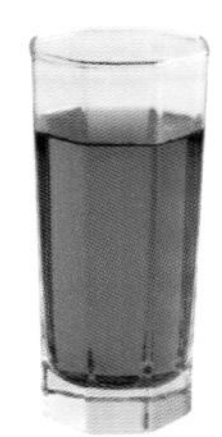

- 100g=1/4碗
- 膳食纖維 0g

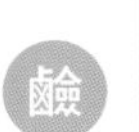

果菜汁 44kcal

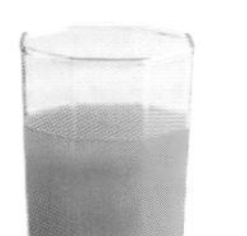

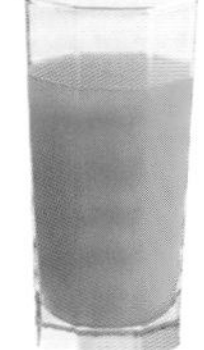

- 100g=1/4碗
- 膳食纖維 0.2g

Diet's note 此處的一碗，是家中飯碗的大小，以一平碗為標準。

外食—水果類

Processed Fruit

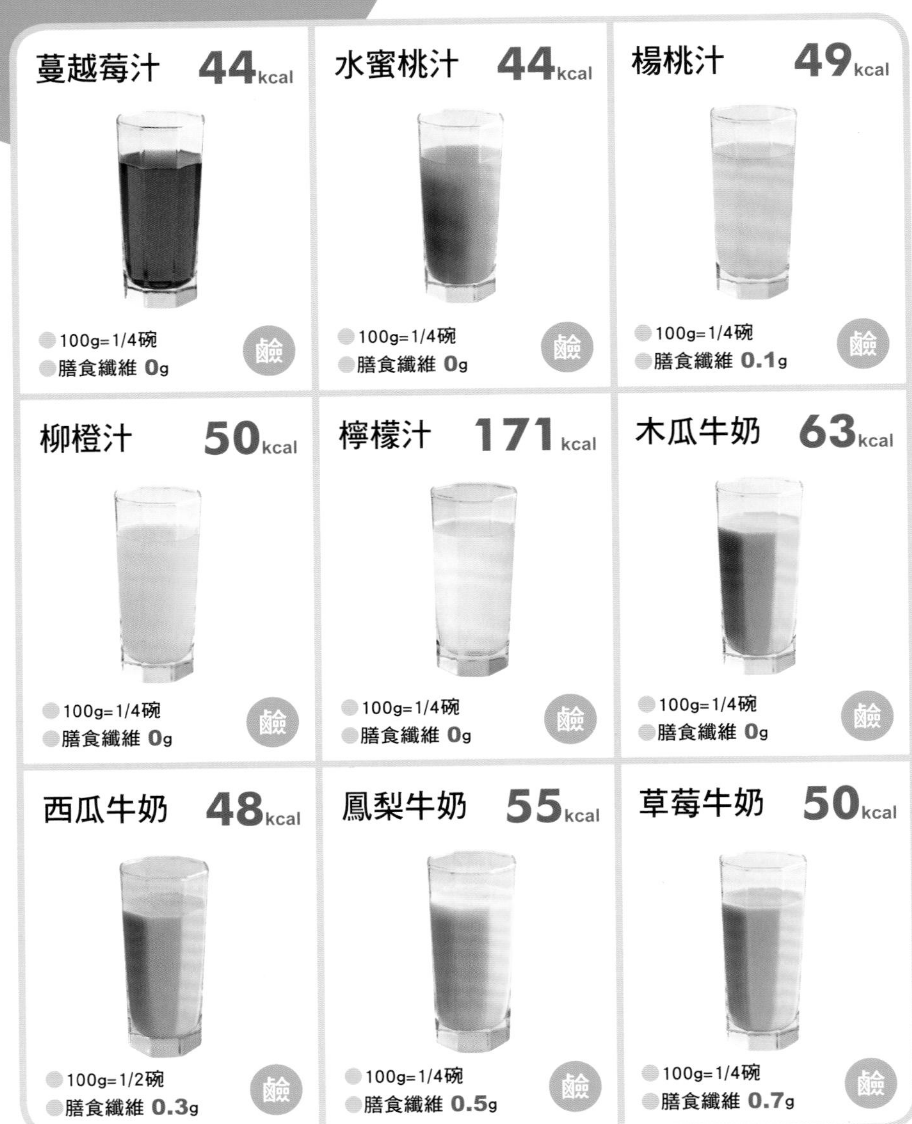

Diet's note 此處的一碗，是家中飯碗的大小，以一平碗為標準。

酪梨牛奶 56kcal

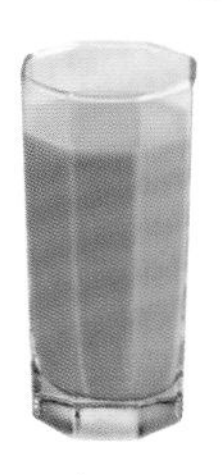

- 100g=1/4碗
- 膳食纖維 **0.9**g

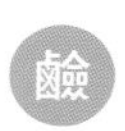

櫻桃罐頭 174kcal

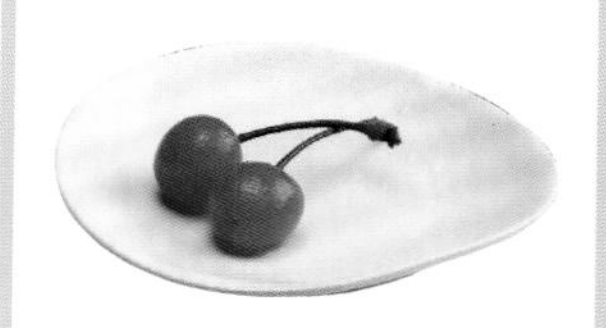

- 100g=1/2碗
- 膳食纖維 **1.4**g

柑橘罐頭 48kcal

- 100g=1/2碗
- 膳食纖維 **0.5**g

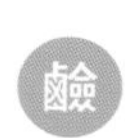

荔枝罐頭 53kcal

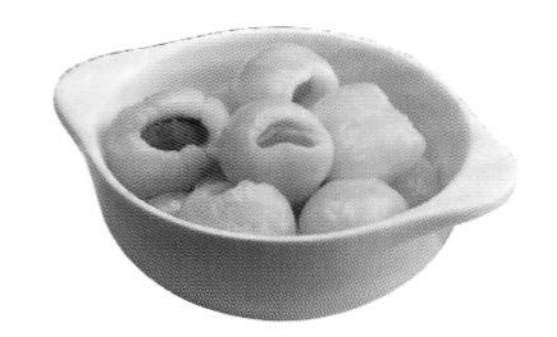

- 100g=1/2碗
- 膳食纖維 **1.2**g

水蜜桃罐頭 71kcal

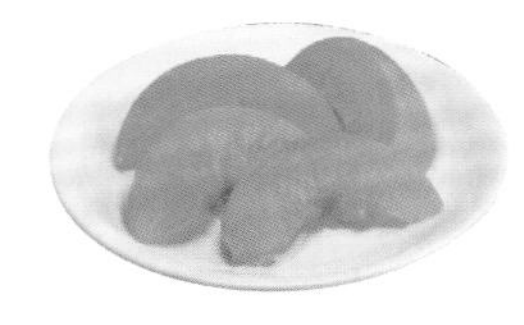

- 100g=1/2碗
- 膳食纖維 **1.2**g

鳳梨罐頭 81kcal

- 100g=1/2碗
- 膳食纖維 **1.2**g

奇異果冰沙 83kcal

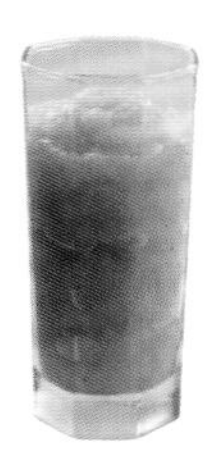

- 100g=1/2碗
- 膳食纖維 **2.1**g

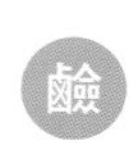

芒果冰沙 87kcal

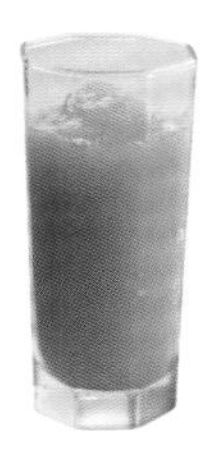

- 100g=1/2碗
- 膳食纖維 **1**g

葡萄果凍 72kcal

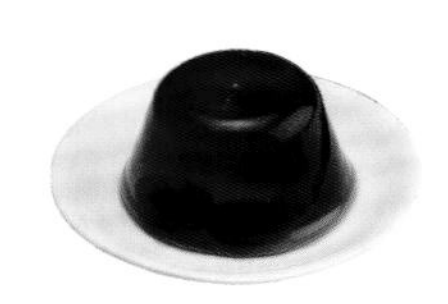

- 100g=1/2碗
- 膳食纖維 **0**g

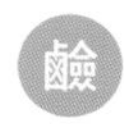

Diet's note 營養師建議，若以減重的角度，一天水果的總熱量最好以120大卡為限。

外食——水果類

Processed Fruit

梅子醋 229kcal

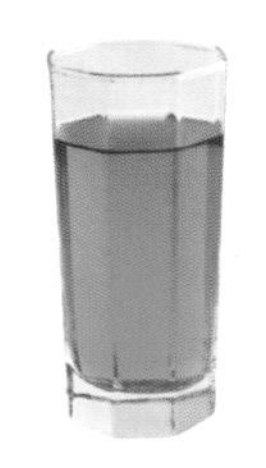

- 100g=1/4碗
- 膳食纖維 0g

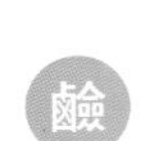

鳳梨醋 185kcal

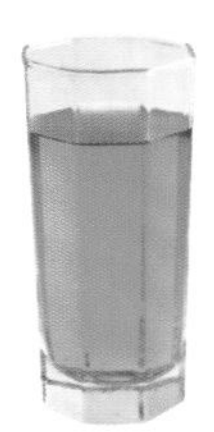

- 100g=1/4碗
- 膳食纖維 0g

檸檬醋 212kcal

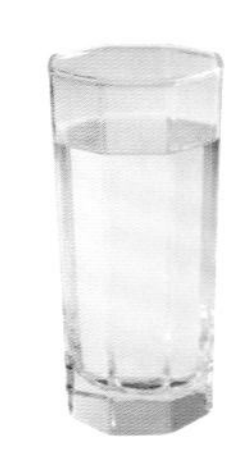

- 100g=1/4碗
- 膳食纖維 0g

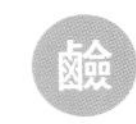

葡萄果醬 258kcal

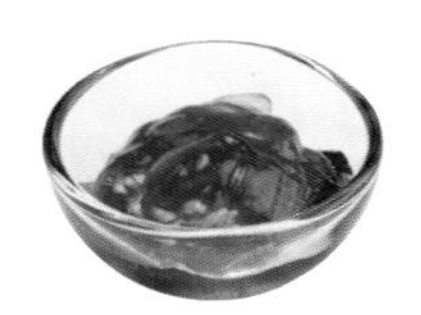

- 100g=1/4碗
- 膳食纖維 1.5g

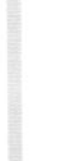

草莓果醬 271kcal

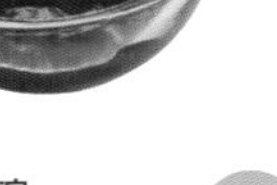

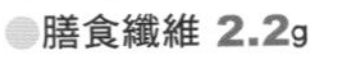

- 100g=1/4碗
- 膳食纖維 2.2g

無花果乾 112kcal

- 100g=2碗
- 膳食纖維 0g

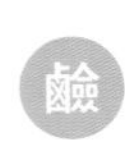

葡萄乾 298kcal

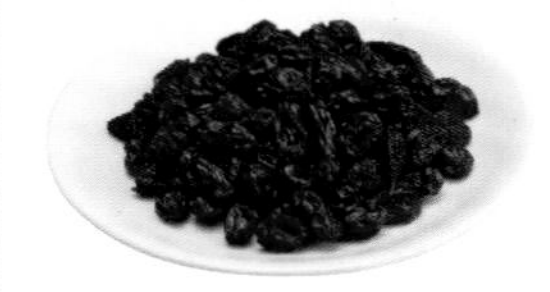

- 100g=3/4碗
- 膳食纖維 5.9g

楊桃乾 300kcal

- 100g=1碗
- 膳食纖維 5.5g

芭樂乾 322kcal

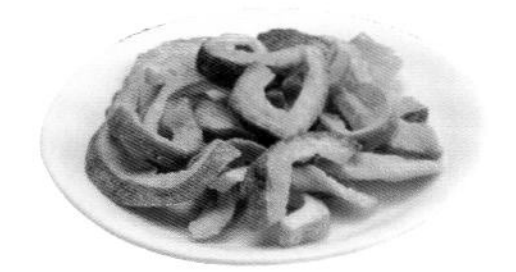

- 100g=1碗
- 膳食纖維 0g

Diet's note 水果攝取過多，也會有熱量過高而肥胖的問題產生。

芒果乾 327kcal

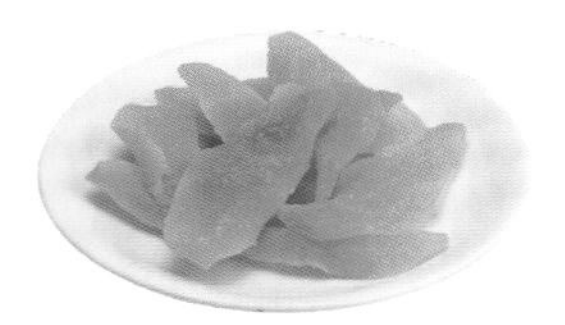

- 100g=1碗
- 膳食纖維 3.4g

鹼

鳳梨乾 353kcal

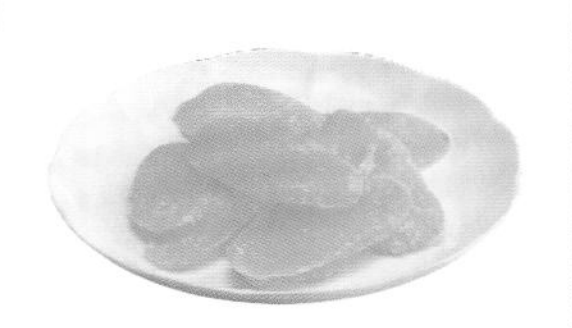

- 100g=1/2碗
- 膳食纖維 4.6g

甘草梅 299kcal

- 100g=1/2碗
- 膳食纖維 7.3g

綠茶梅 173kcal

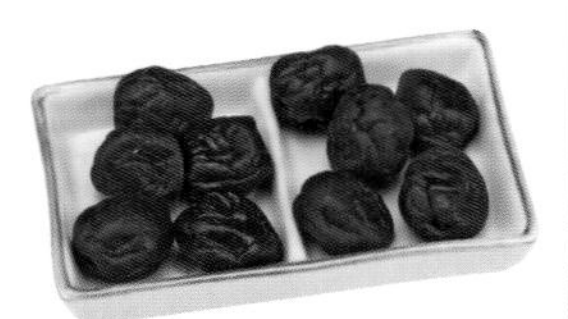

- 100g=1/2碗
- 膳食纖維 7.3g

鹼

奶油話梅 232kcal

- 100g=1/2碗
- 膳食纖維 7.3g

草莓優格 101kcal

- 100g=1/4碗
- 膳食纖維 0g

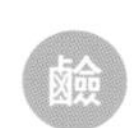

椰子粉 691kcal

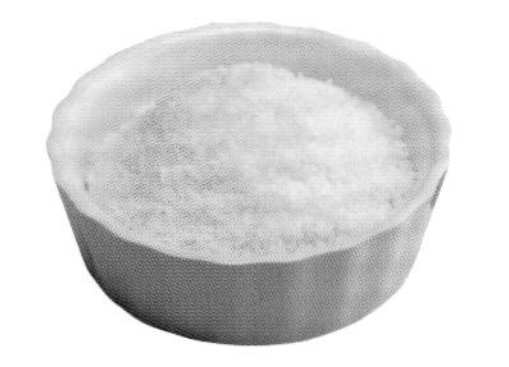

- 100g=1/2碗
- 膳食纖維 14.1g

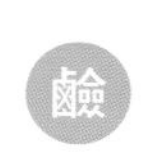

芒果青 217kcal

- 100g=1碗
- 膳食纖維 2.9g

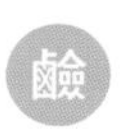

蘋果派 250kcal

- 100g=1碗
- 膳食纖維 0g

鹼

Diet's note 以營養（不減重）的角度，來看一天的水果熱量攝取，小孩約可攝取120大卡，青少年、成年女性、成年男性及銀髮族約可攝取120～180大卡。

外食—水果類

Processed Fruit

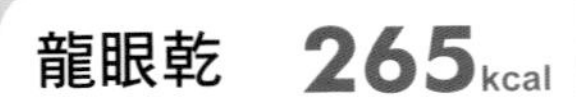

龍眼乾 265kcal

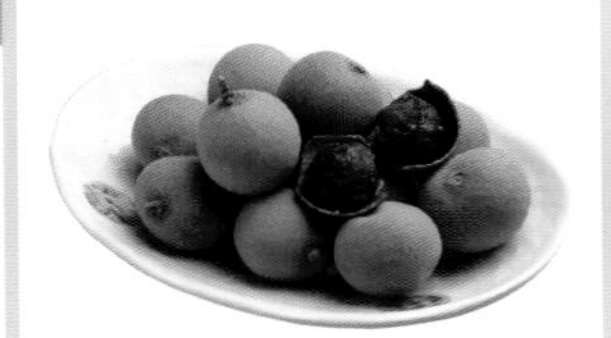

- 100g=3/4碗
- 膳食纖維 2.5g

鹼

柿餅 182kcal

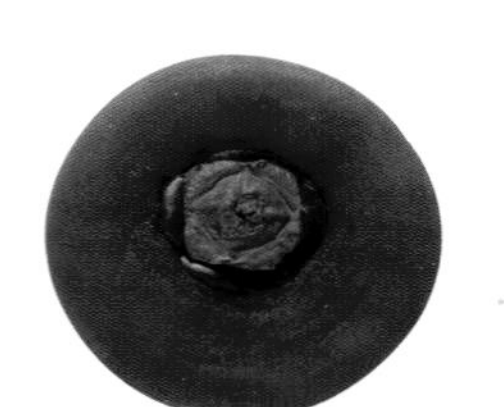

- 100g=1/2碗
- 膳食纖維 11.8g

蘋果醋 229kcal

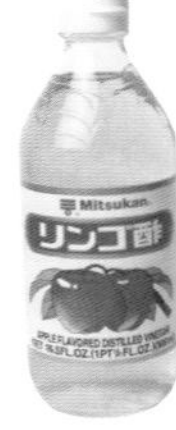

- 100g=14/碗
- 膳食纖維 0g

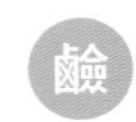

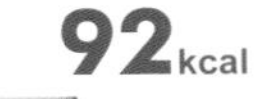

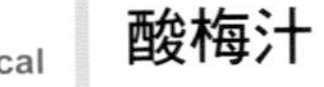

紅葡萄酒 92kcal

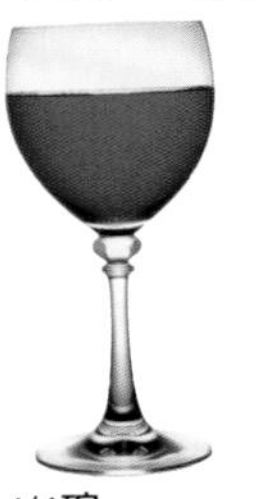

- 100g=1/4碗
- 膳食纖維 0g

鹼

酸梅汁 94kcal

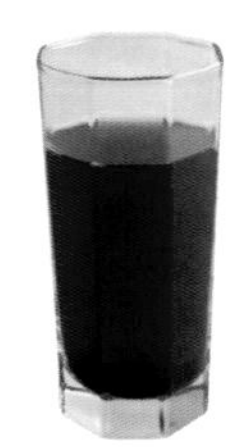

- 100g=1/4碗
- 膳食纖維 0g

萊姆汁 37kcal

- 100g=1/2碗
- 膳食纖維 0g

金桔檸檬汁 44kcal

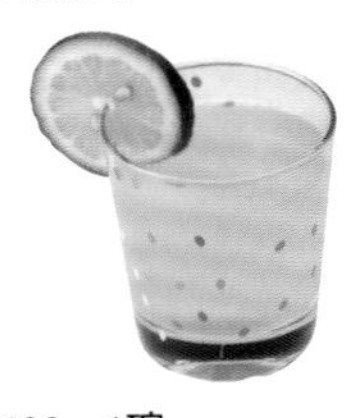

- 100g=1碗
- 膳食纖維 0g

火龍果汁 24kcal

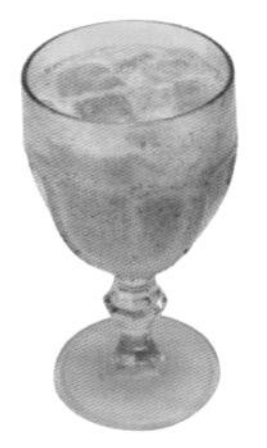

- 100g=1碗
- 膳食纖維 0.8g

奇異果汁 40kcal

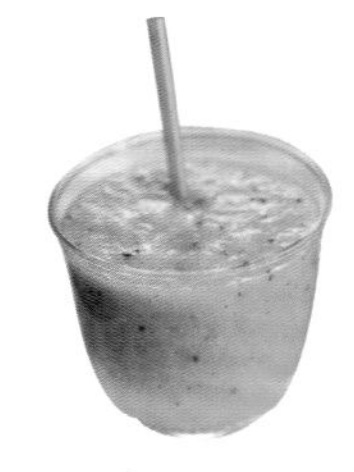

- 100g=1碗
- 膳食纖維 1.1g

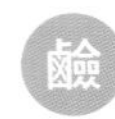

Diet's note 此處的一碗，是家中飯碗的大小，以一平碗為標準。

金桔汁 21kcal

- 100g=1碗
- 膳食纖維 0.9g

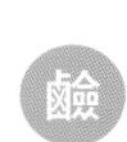

鳳梨冰沙 48kcal

- 100g=1碗
- 膳食纖維 0.7g

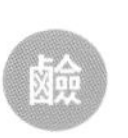

木瓜冰沙 44kcal

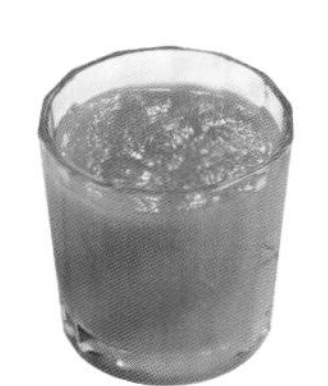

- 100g=1碗
- 膳食纖維 0.8g

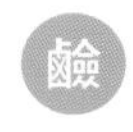

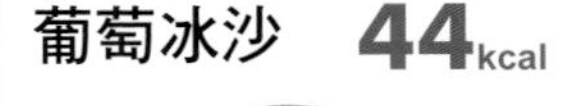

西瓜冰沙 44kcal

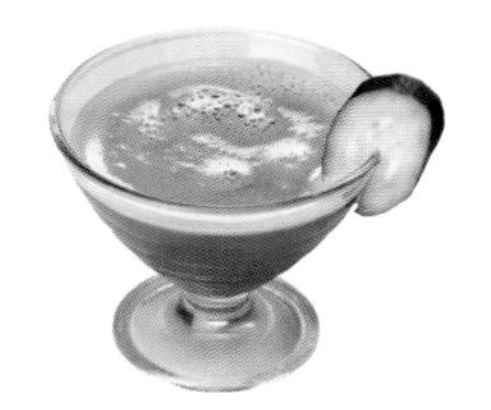

- 100g=1碗
- 膳食纖維 0.3g

鹼

葡萄冰沙 44kcal

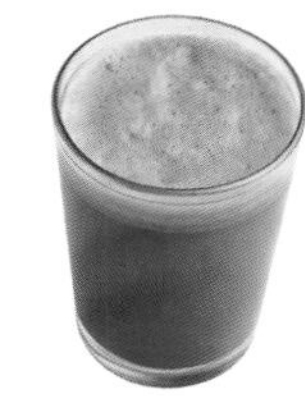

- 100g=1碗
- 膳食纖維 0.2g

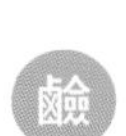

草莓紅茶 20kcal

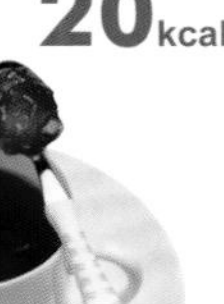

- 100g=1碗
- 膳食纖維 0.5g

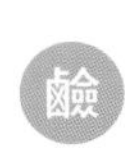

檸檬紅茶 32kcal

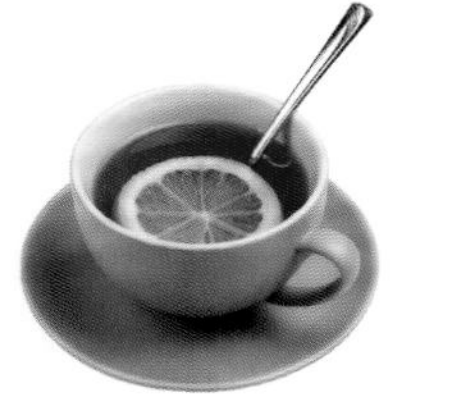

- 100g=1碗
- 膳食纖維 0.1g

草莓冰淇淋 220kcal

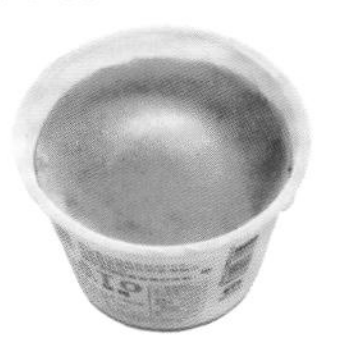

- 100g=1碗
- 膳食纖維 0g

芒果冰淇淋 220kcal

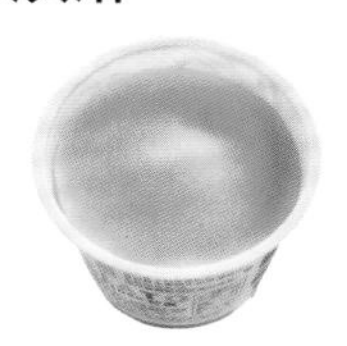

- 100g=1碗
- 膳食纖維 0g

中

Diet's note 此處的一碗，是家中飯碗的大小，以一平碗為標準。

外食—水果類
Processed Fruit

百香果冰淇淋 220kcal

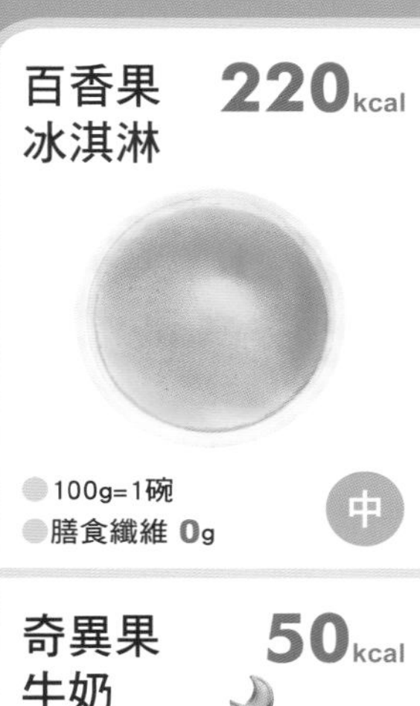

- 100g=1碗
- 膳食纖維 0g

中

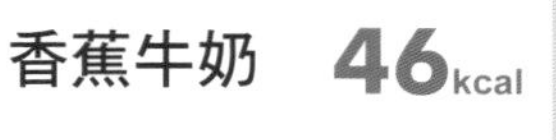

香蕉牛奶 46kcal

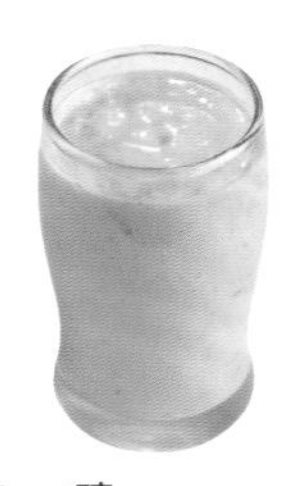

- 100g=1碗
- 膳食纖維 2.0g

芭樂牛奶 50kcal

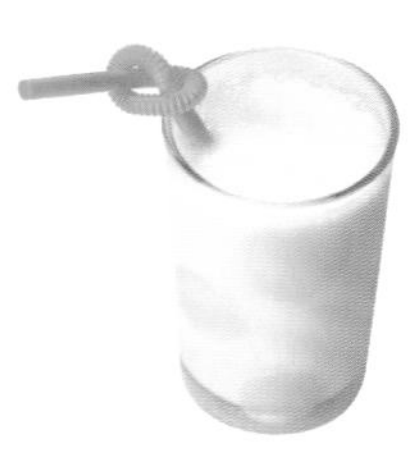

- 100g=1碗
- 膳食纖維 0.9g

奇異果牛奶 50kcal

- 100g=1碗
- 膳食纖維 0.5g

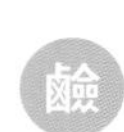

百香果醋 208kcal

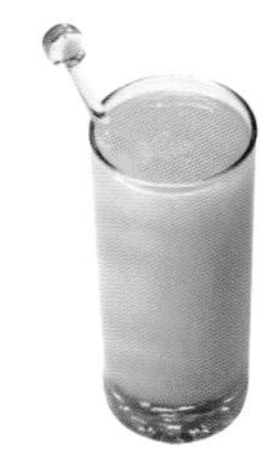

- 100g=1碗
- 膳食纖維 0g

青木瓜干絲 118kcal

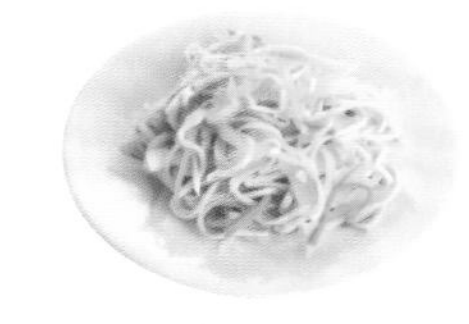

- 100g=1碗
- 膳食纖維 1.9g
- GI值 低

醃桃子 254kcal

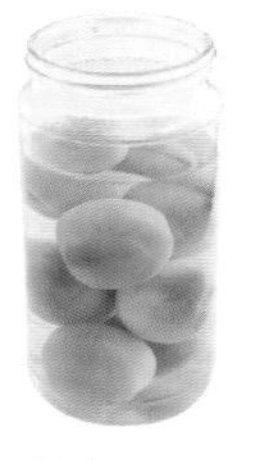

- 100g=1/2碗
- 膳食纖維 7.3g

醃芭樂 211kcal

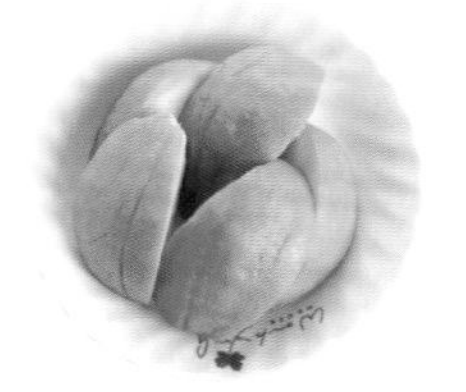

- 100g=1/2碗
- 膳食纖維 0g

醃漬鳳梨 105kcal

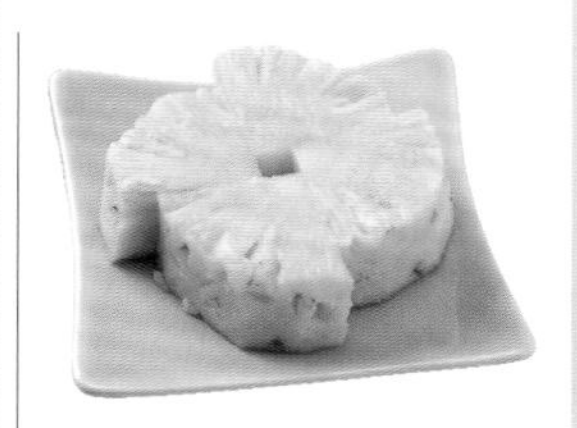

- 100g=1/2碗
- 膳食纖維 3.9g

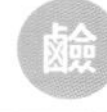

Diet's note 此處的一碗，是家中飯碗的大小，以一平碗為標準。

百香果凍 61 kcal

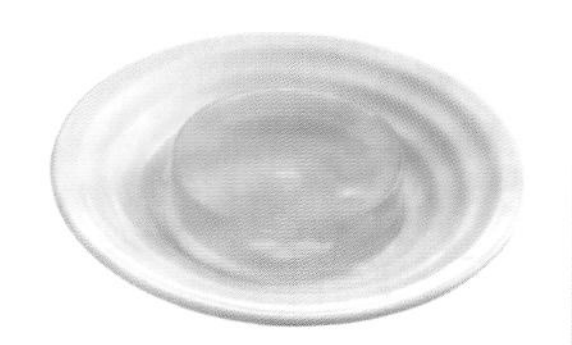

- 100g=1碗
- 膳食纖維 **1.1**g

鹼

椰奶 109 kcal

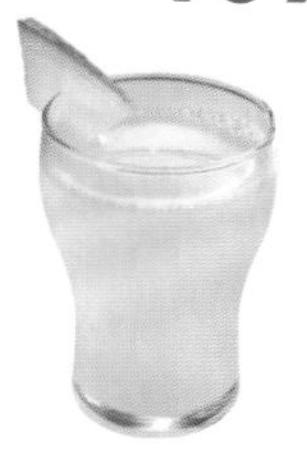

- 100g=1碗
- 膳食纖維 **1.1**g

椰子奶酪 163 kcal

- 100g=1碗
- 膳食纖維 **0**g

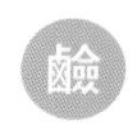

水蜜桃奶酪 101 kcal

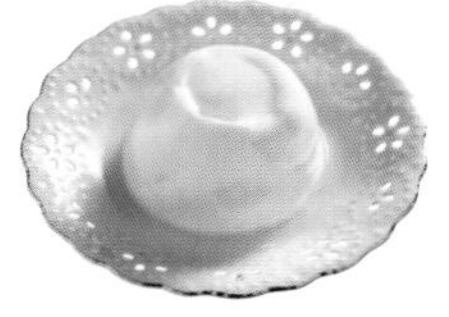

- 100g=1碗
- 膳食纖維 **0.1**g

藍莓餅乾 414 kcal

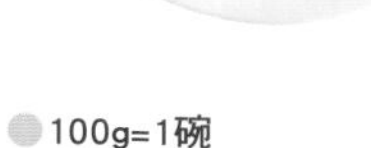

- 100g=1碗
- 膳食纖維 **1.1**g

草莓蛋糕 164 kcal

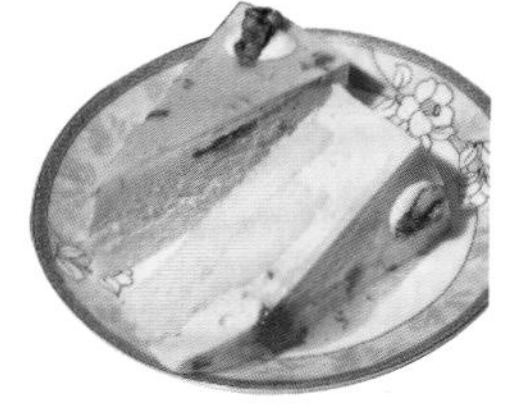

- 100g=1碗
- 膳食纖維 **1.0**g

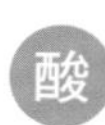

檸檬海綿蛋糕 226 kcal

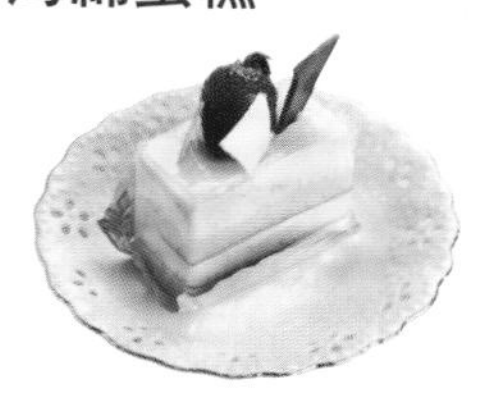

- 100g=1碗
- 膳食纖維 **1.1**g

洋梨慕斯蛋糕 209 kcal

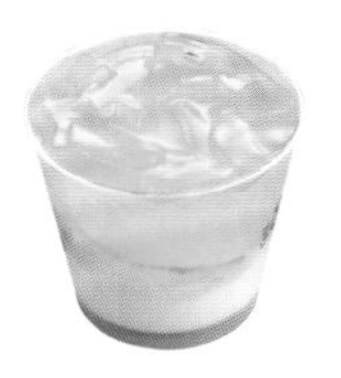

- 100g=1碗
- 膳食纖維 **0.8**g

冰淇淋水果優格 91 kcal

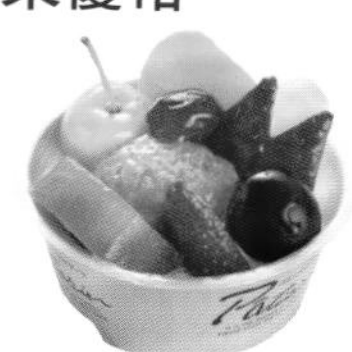

- 100g=1/2碗
- 膳食纖維 **0.5**g

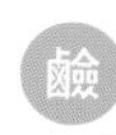

Diet's note

蔬菜外食的計算基準為每100克的熱量（約1碗=1人份），約等於6歲以下兒童的一天1/3的攝取量，6歲以上兒童及女性一天1/4的攝取量，青少年及男性成人一天1/5的攝取量。

外食——水果類

Processed Fruit

草莓鮮奶油蛋糕 194kcal

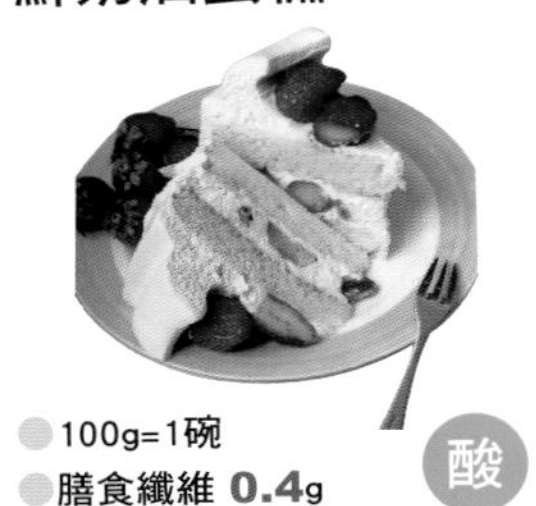

- 100g=1碗
- 膳食纖維 0.4g

酸

柳橙慕斯 247kcal

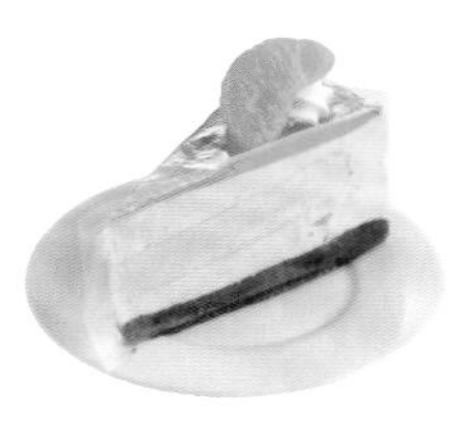

- 100g=1碗
- 膳食纖維 0g

酸

藍莓派 390kcal

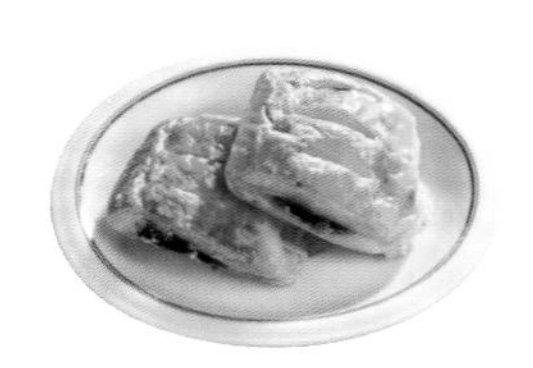

- 100g=1碗
- 膳食纖維 0.9g

酸

水果慕斯蛋糕 200kcal

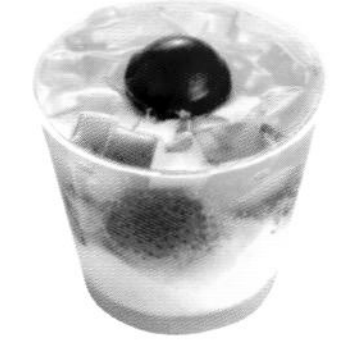

- 100g=1碗
- 膳食纖維 0.6g

水果什錦蛋糕 205kcal

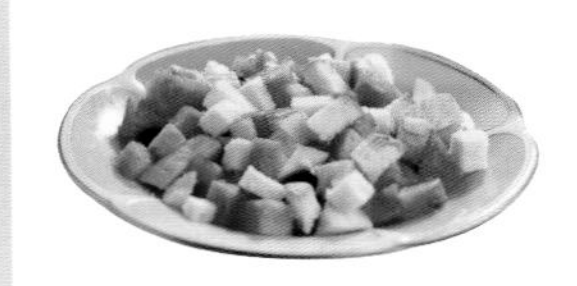

- 100g=1碗
- 膳食纖維 0g

椰子塔 372kcal

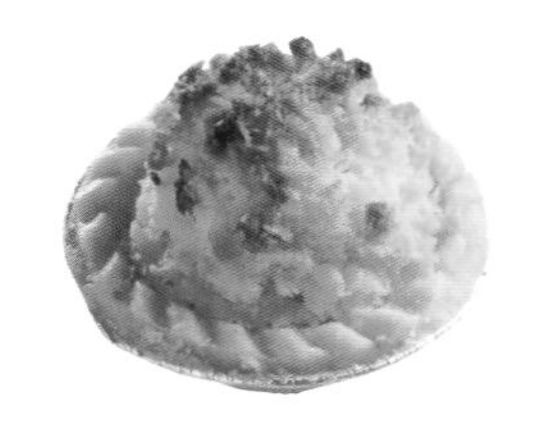

- 100g=1碗
- 膳食纖維 2.6g

柳橙果凍 76kcal

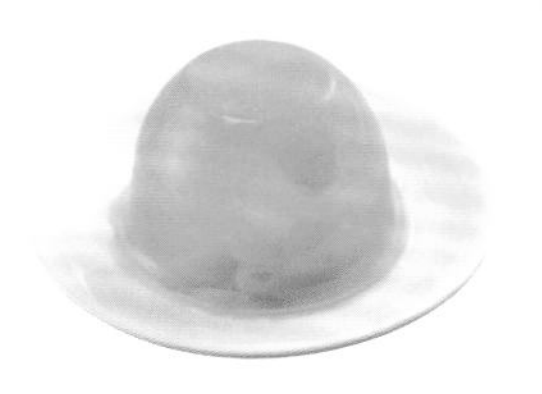

- 100g=1碗
- 膳食纖維 0g

芒果布丁 93kcal

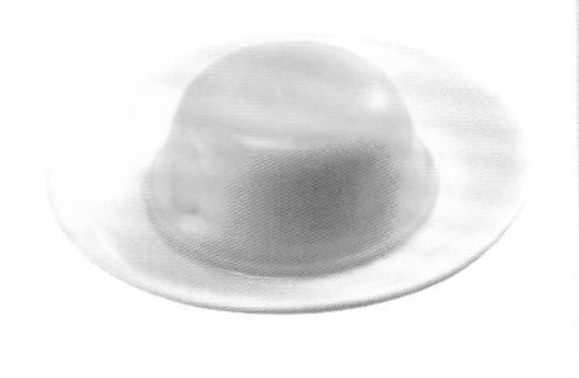

- 100g=1碗
- 膳食纖維 0.1g

蘋果果凍 84kcal

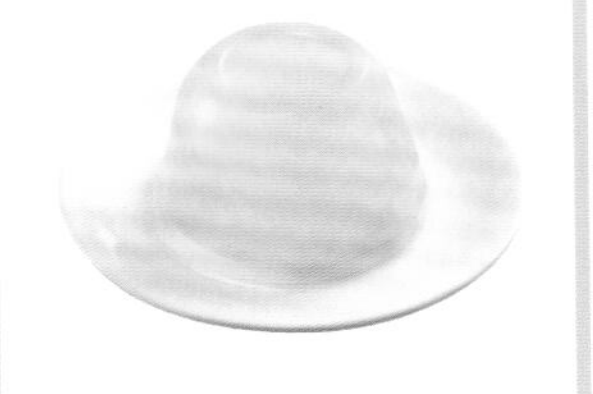

- 100g=1碗
- 膳食纖維 0g

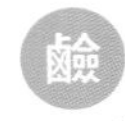

Diet's note 此處的一碗，是家中飯碗的大小，以一平碗為標準。

炸香蕉 142kcal

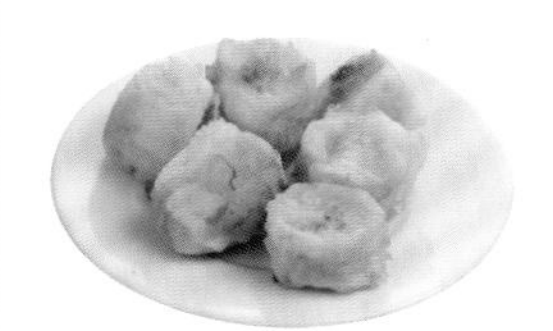

- 100g=1/4碗
- 膳食纖維 **0.2g**

鹼

草莓醬三明治 130kcal

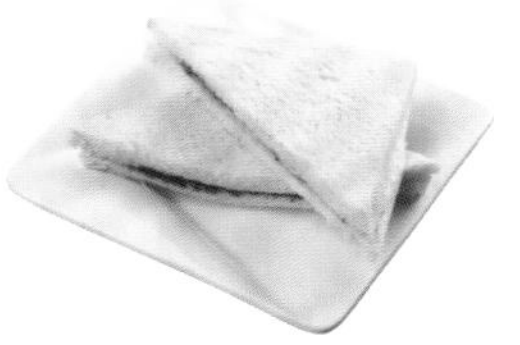

- 100g=1/2碗
- 膳食纖維 **2.2g**

檸檬派 387kcal

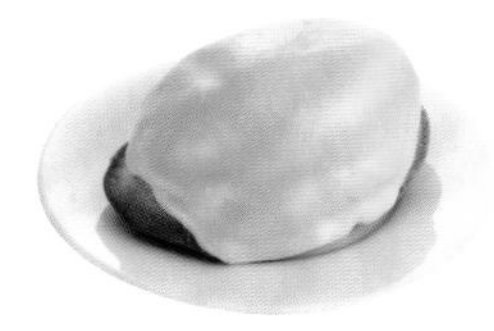

- 100g=1碗
- 膳食纖維 **0.9g**

水果優格 73kcal

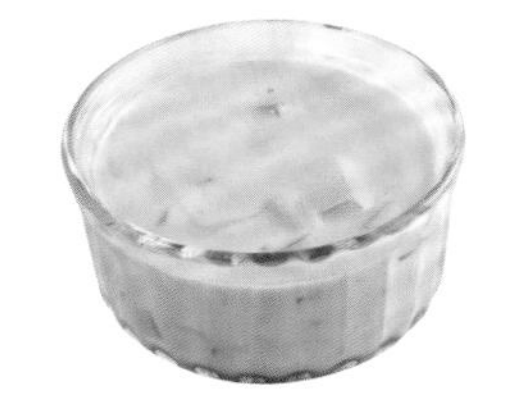

- 100g=1碗
- 膳食纖維 **0.1g**

酸

水果沙拉醬 256kcal

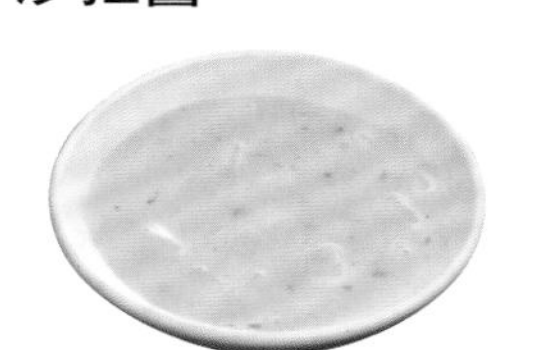

- 100g=1又1/2碗
- 膳食纖維 **0g**

水果沙拉 146kcal

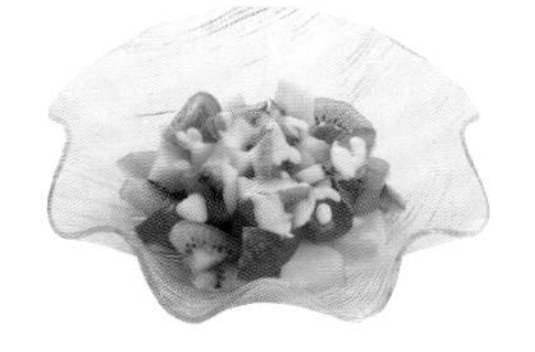

- 100g=1碗
- 膳食纖維 **1.0g**

鹼

檸檬愛玉 40kcal

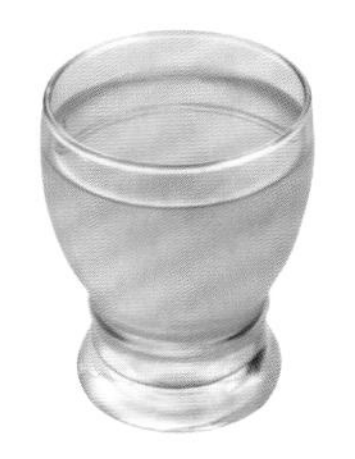

- 100g=1碗
- 膳食纖維 **0g**

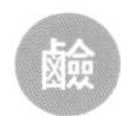

綜合水果聖代 139kcal

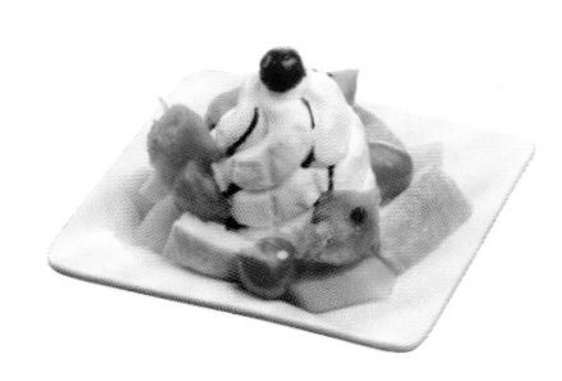

- 100g=1碗
- 膳食纖維 **0.8g**

椰汁西米露 55kcal

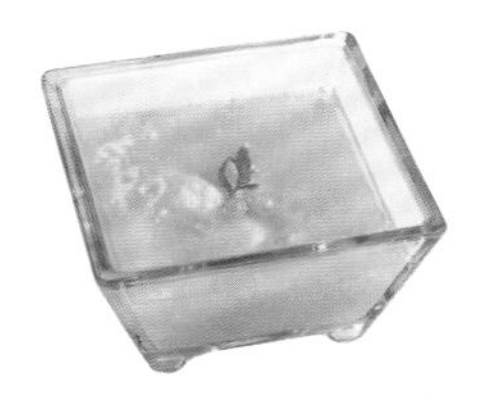

- 100g=1碗
- 膳食纖維 **0.3g**

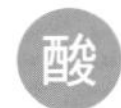

Diet's note 蔬菜外食的計算基準為每100克的熱量（=約1碗=1人份），約等於6歲以下兒童的一天1/3的攝取量，6歲以上兒童及女性一天1/4的攝取量，青少年及男性成人一天1/5的攝取量。

外食—水果類

Processed Fruit

藍莓果醬 260kcal

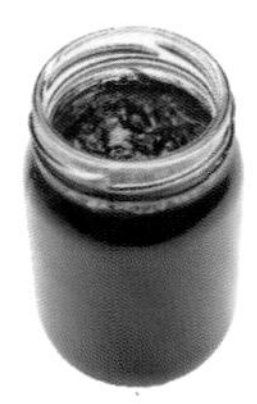

- 100g=1/2碗
- 膳食纖維 **0**g

草莓大福 149kcal

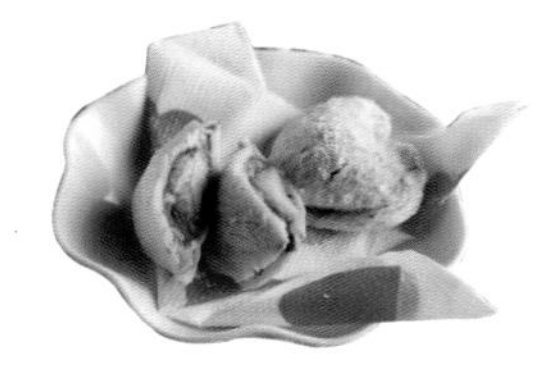

- 100g=1/4碗
- 膳食纖維 **1.5**g

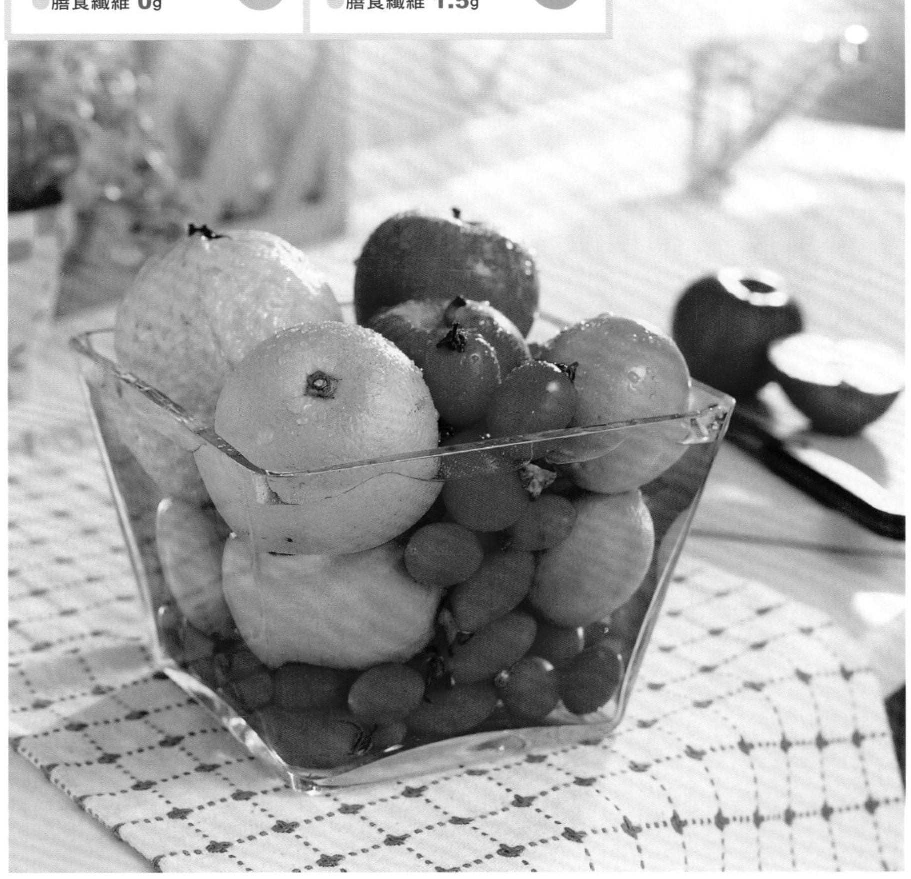

外食—海鮮類
Cooked Seafood

四面環海的台灣人十分喜愛吃海鮮，海鮮餐廳更是林立在生活週遭，快來一起了解這些美味海鮮外食的熱量吧！

干貝髮菜 138kcal

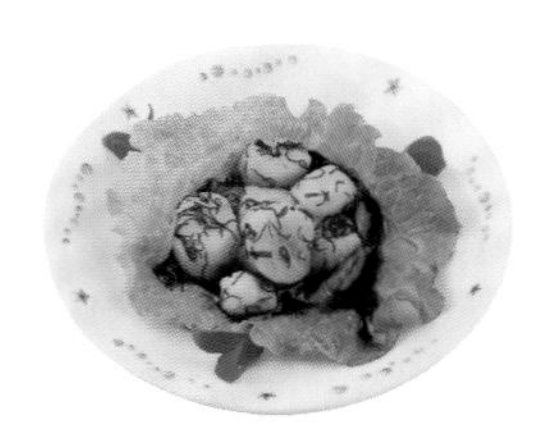

- 100g=1/2碗
- 膳食纖維 2.04g

酸

蝦仁豆腐 127kcal

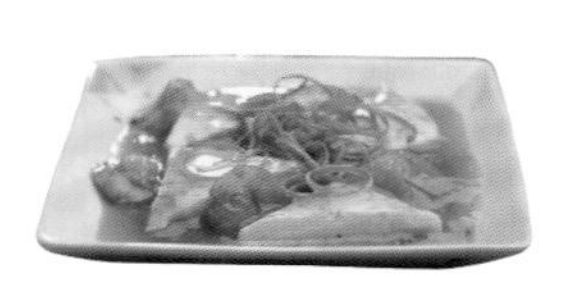

- 100g=1/2碗
- 膳食纖維 2.69g

龍蝦沙拉 135kcal

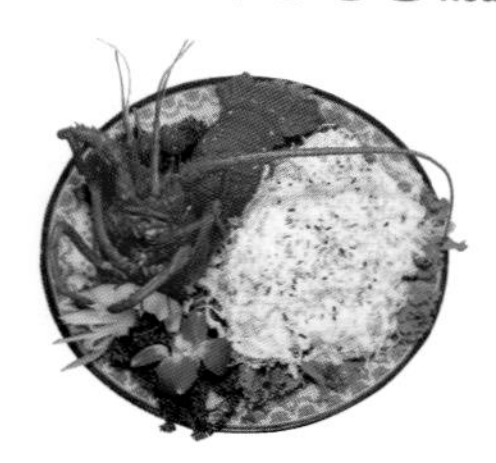

- 100g=1/2碗
- 膳食纖維 0g

龍蝦味噌湯 126kcal

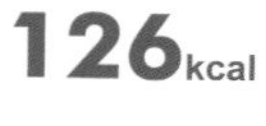

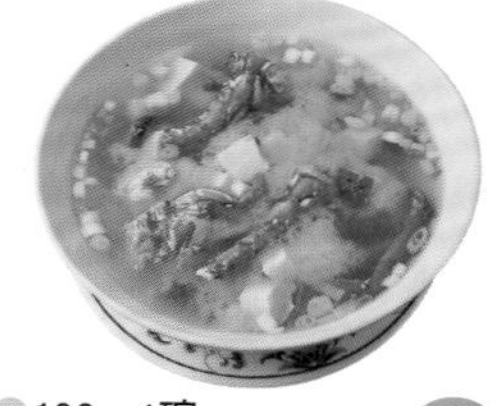

- 100g=1碗
- 膳食纖維 0g

烤蝦 90kcal

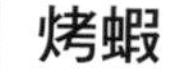

- 100g=1又1/2碗
- 膳食纖維 0g

酸

鹽酥蝦 90kcal

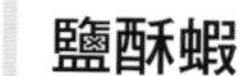

- 100g=1碗
- 膳食纖維 0g

韭菜蝦仁 143kcal

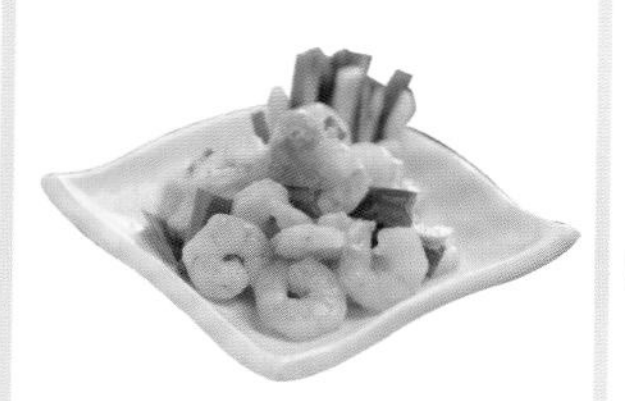

- 100g=7/10碗
- 膳食纖維 1.6g

炸蝦 180kcal

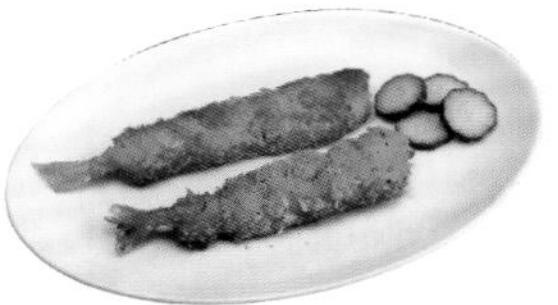

- 100g=1又1/2碗
- 膳食纖維 0g

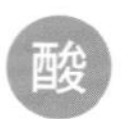

豆苗蝦仁 120kcal

- 100g=7/10碗
- 膳食纖維 0.85g

Diet's note

此處的一碗，是家中飯碗的大小，以一平碗為標準。但因每種食物相同重量下，其體積不一定相同，且每種食物烹飪後收縮率或廢棄率不同，故此處會依食物烹調後體積大小預估其容量。

外食—海鮮類
Cooked Seafood

燒酒蝦 135kcal

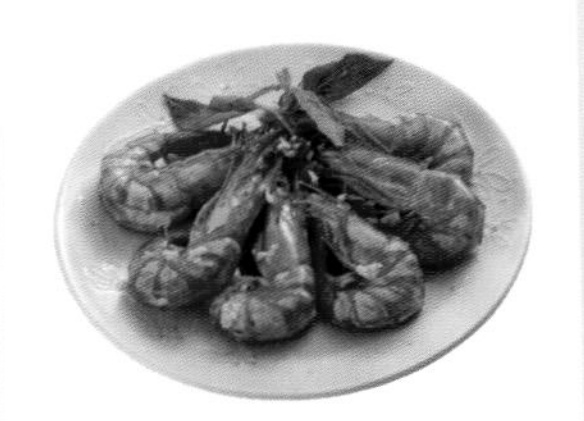

- 100g=1又1/2碗
- 膳食纖維 0g

酸

蝦仁滑蛋 149kcal

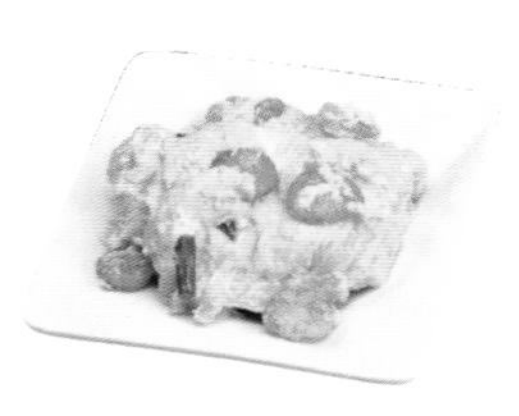

- 100g=7/10碗
- 膳食纖維 0g

蒜茸蒸蝦 135kcal

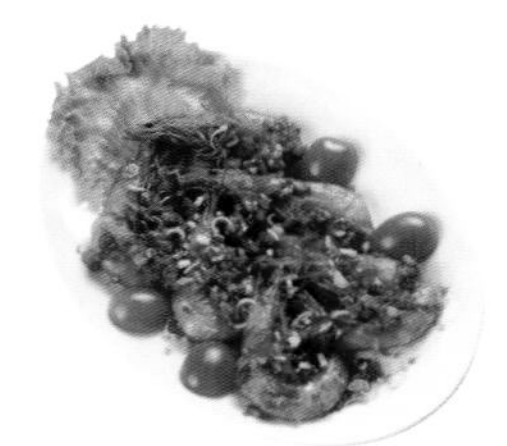

- 100g=1又1/2碗
- 膳食纖維 0g

茄汁蝦仁 163kcal

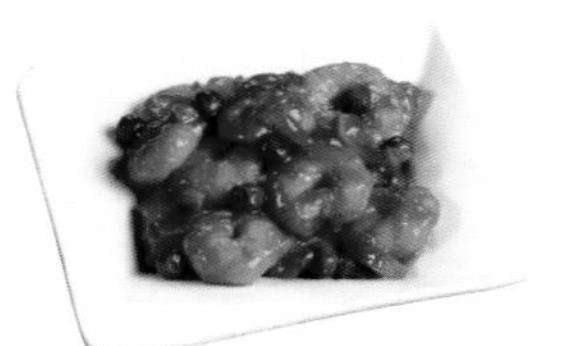

- 100g=7/10碗
- 膳食纖維 0g

酸

鮪魚沙拉 184kcal

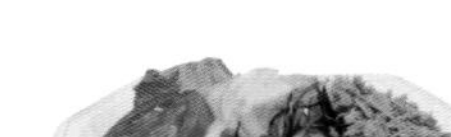

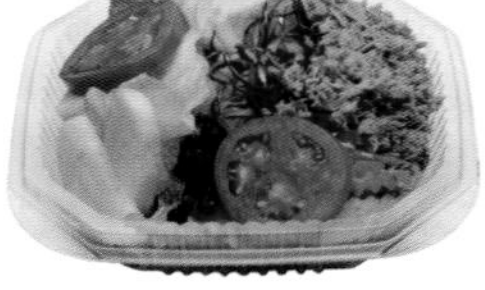

- 100g=1/2碗
- 膳食纖維 0g

清蒸蝦 90kcal

- 100g=1又1/2碗
- 膳食纖維 0g

鳳梨蝦球 167kcal

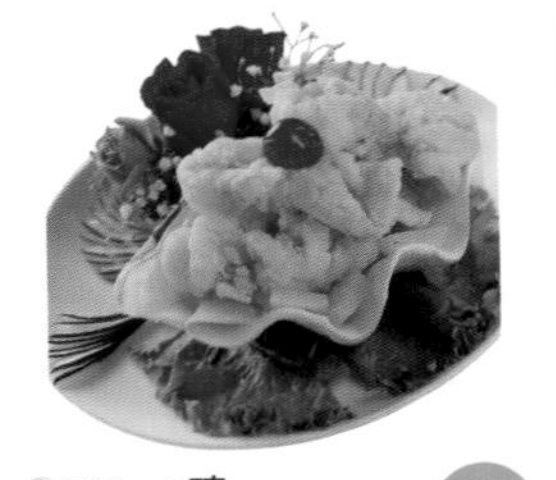

- 100g=1碗
- 膳食纖維 0.5g

酸

香煎鯧魚 178kcal

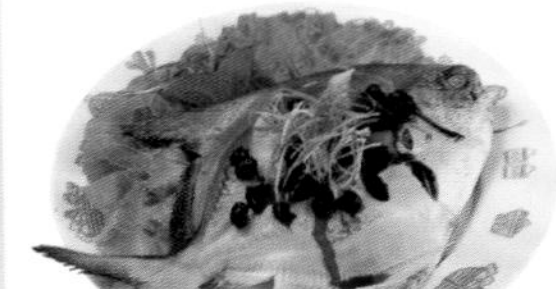

- 100g=7/10碗
- 膳食纖維 0g

泰式炸蝦餅 216kcal

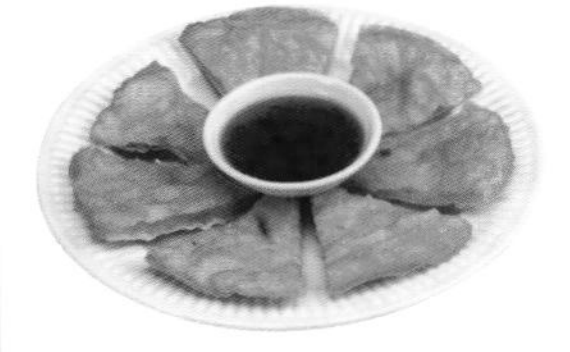

- 100g=7/10碗
- 膳食纖維 0g

Diet's note 此處的一碗，是家中飯碗的大小，以一平碗為標準。但因每種食物相同重量下，其體積不一定相同，且每種食物烹飪後收縮率或廢棄率不同，故此處會依食物烹調後體積大小預估其容量。

烤烏魚子 305kcal

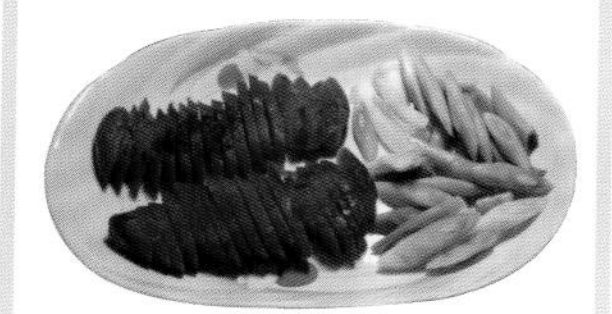

- 100g=1/2碗
- 膳食纖維 0g

韭黃炒鱔魚 160kcal

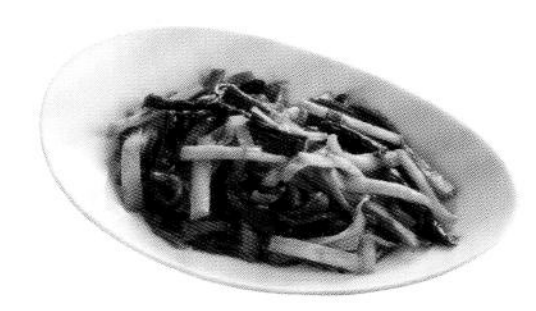

- 100g=7/10碗
- 膳食纖維 0.51g

鱔魚麵 240kcal

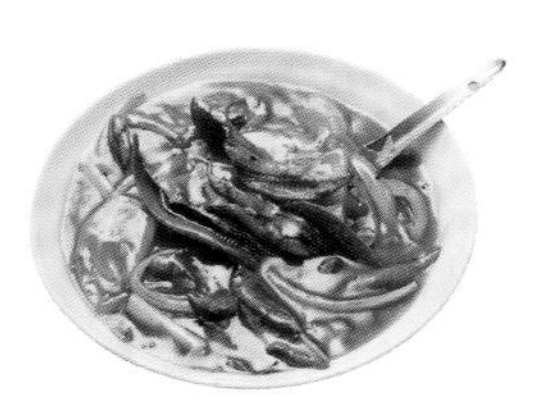

- 100g=1碗
- 膳食纖維 0.5g

酸

炸鱈魚 256kcal

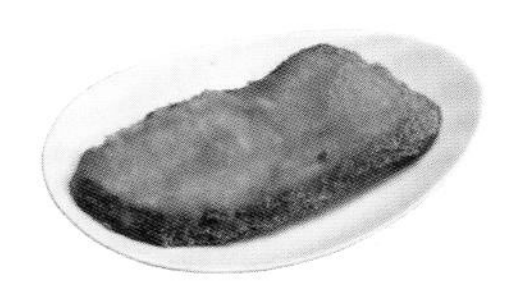

- 100g=7/10碗
- 膳食纖維 0g

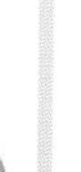

豆酥鱈魚 301kcal

- 100g=7/10碗
- 膳食纖維 0g

清蒸鱈魚 166kcal

- 100g=7/10碗
- 膳食纖維 0g

清蒸石班 185kcal

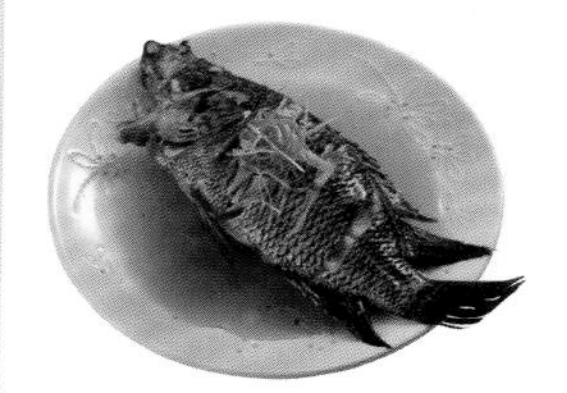

- 100g=7/10碗
- 膳食纖維 0g

清蒸大閘蟹 140kcal

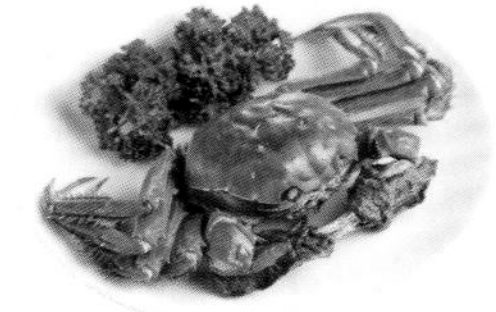

- 100g=1又1/2碗
- 膳食纖維 0g

奶油螃蟹 230kcal

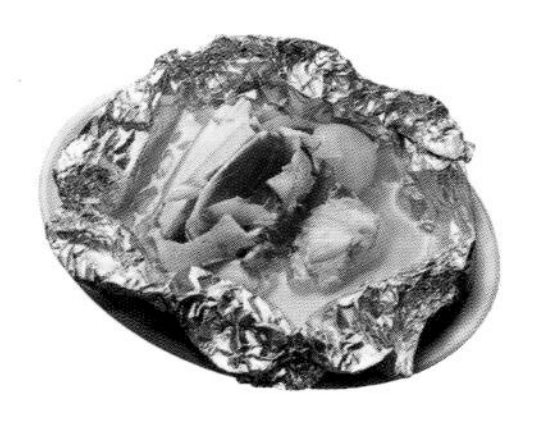

- 100g=1/2碗
- 膳食纖維 0g

Diet's note 減重者在海鮮外食的選擇上，須避免選擇油炸、油煎、燴、勾芡、焗烤等類的食物。

外食—海鮮類
Cooked Seafood

粉絲蟹煲 209kcal

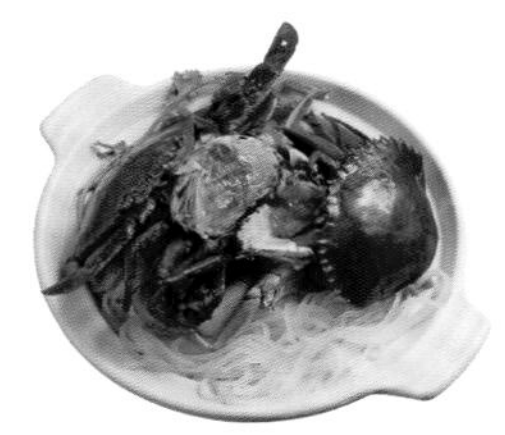

- 100g=1碗
- 膳食纖維 **0**g

酸

清蒸紅蟳 142kcal

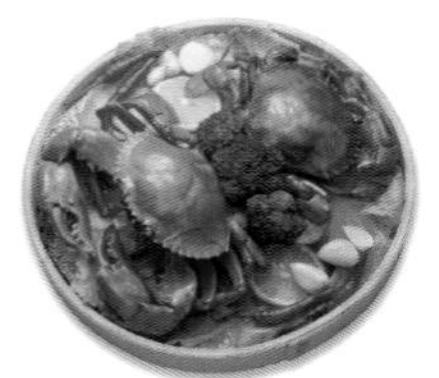

- 100g=1又1/2碗
- 膳食纖維 **0**g

薑絲蛤蜊冬瓜湯 50kcal

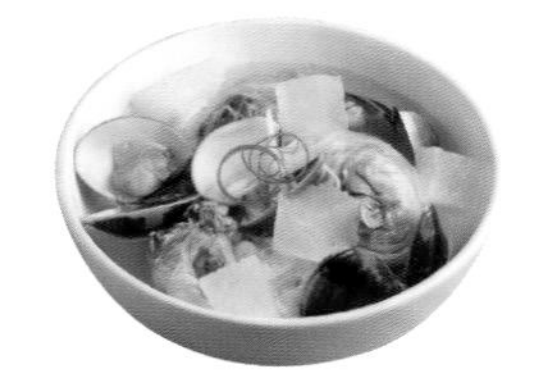

- 100g=1又1/2碗
- 膳食纖維 **0.3**g

蛤蜊絲瓜 149kcal

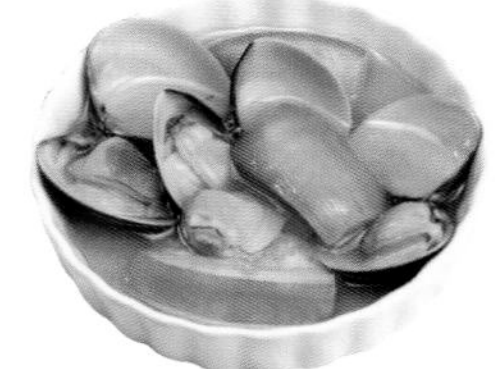

- 100g=1/2碗
- 膳食纖維 **0.2**g

奶油蛤蜊濃湯 206kcal

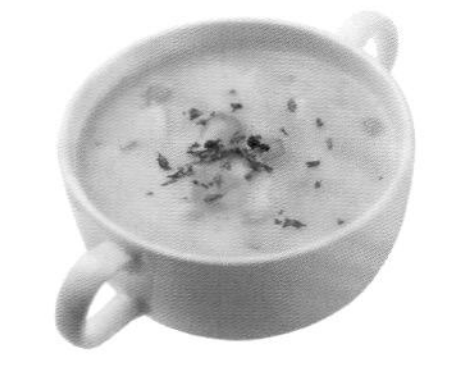

- 100g=1碗
- 膳食纖維 **0**g

九層塔炒蛤蜊 100kcal

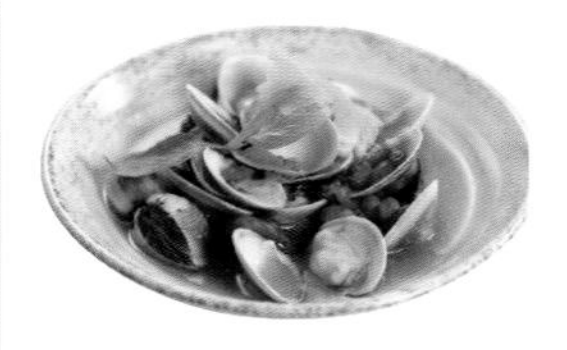

- 100g=1碗
- 膳食纖維 **1.7**g

涼拌海蜇皮 70kcal

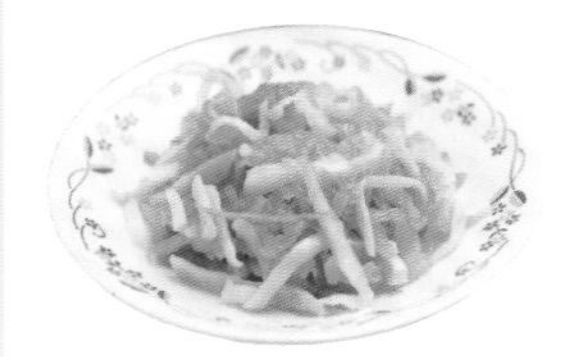

- 100g=1/2碗
- 膳食纖維 **0**g

宮保魷魚 162kcal

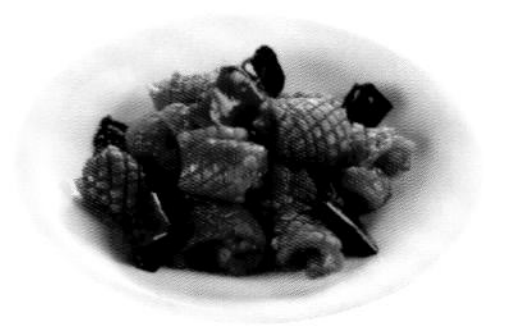

- 100g=7/10碗
- 膳食纖維 **0.35**g

魷魚絲 287kcal

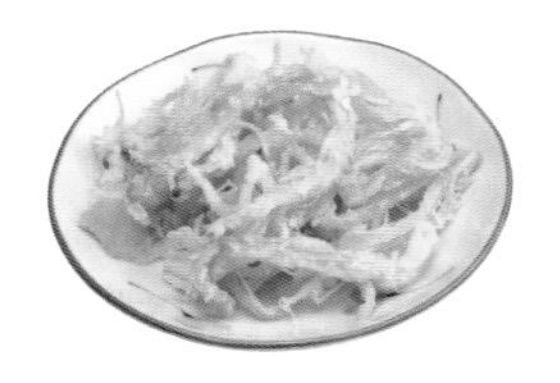

- 100g=2碗
- 膳食纖維 **0**g

Diet's note 此處的一碗，是家中飯碗的大小，以一平碗為標準。但因每種食物相同重量下，其體積不一定相同，且每種食物烹飪後收縮率或廢棄率不同，故此處會依食物烹調後體積大小預估其容量。

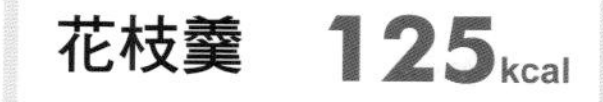

三杯中卷 165kcal

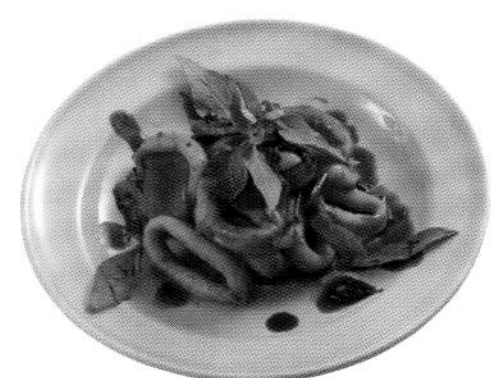
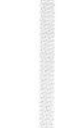

- 100g=7/10碗
- 膳食纖維 0g

酸

花枝羹 125kcal

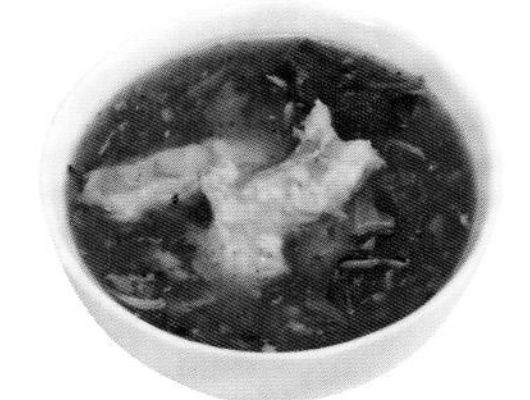

- 100g=1/2碗
- 膳食纖維 0g

酸

芹菜炒花枝 82kcal

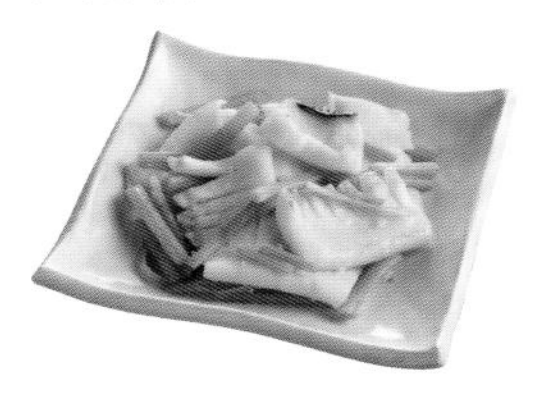

- 100g=1/2碗
- 膳食纖維 0.37g

酸

生炒花枝 95kcal

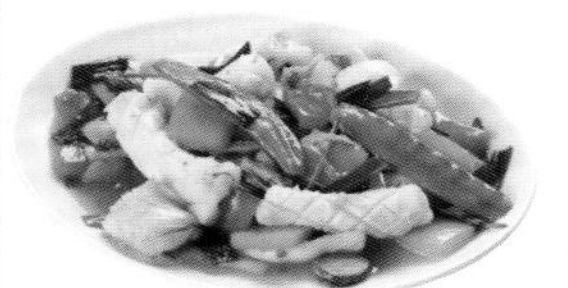

- 100g=1/2碗
- 膳食纖維 0g

酸

炸花枝 140kcal

- 100g=7/10碗
- 膳食纖維 0g

酸

炸花枝丸 268kcal

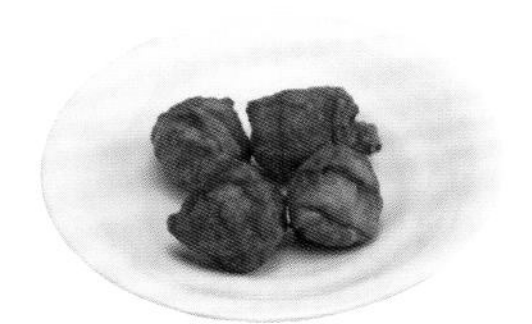

- 100g=4粒
- 膳食纖維 0g

酸

蚵仔煎 180kcal

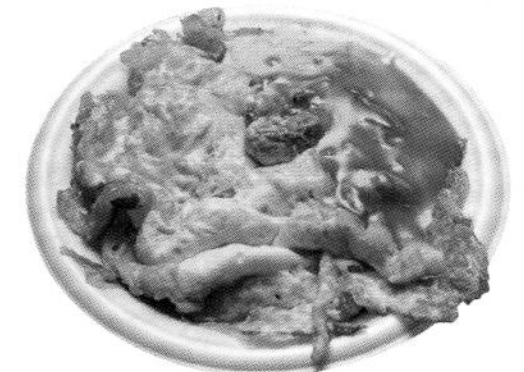

- 100g=1份
- 膳食纖維 0.3g

酸

紅燒海參 73kcal

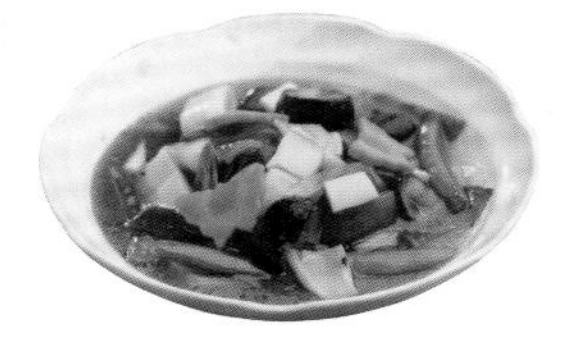

- 100g=1/2碗
- 膳食纖維 0g

酸

炸牡蠣 165kcal

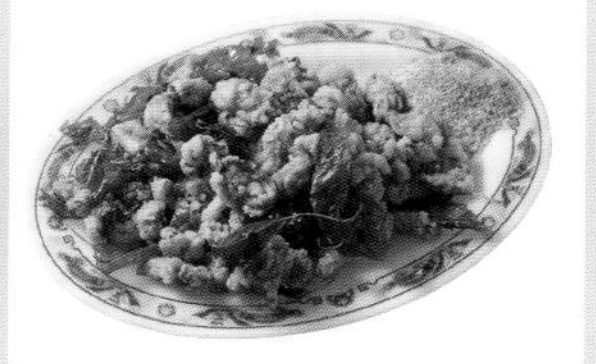

- 100g=12顆
- 膳食纖維 0g

酸

Diet's note 減重者在海鮮外食的選擇上，須避免選擇油炸、油煎、燴、勾芡、焗烤等類的食物。

外食—海鮮類
Cooked Seafood

清蒸鱸魚 125kcal

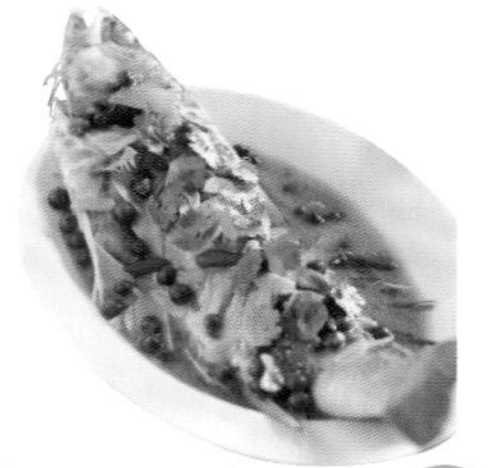

- 100g=7/10碗
- 膳食纖維 0g

酸

薑絲鱸魚湯 125kcal

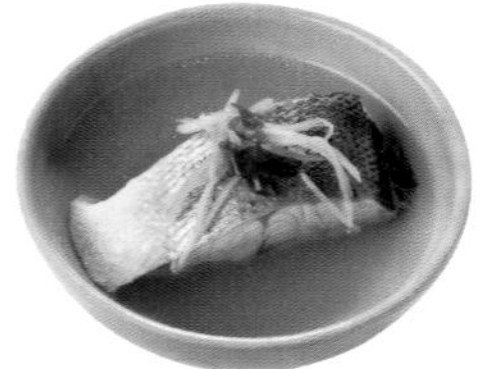

- 100g=1碗
- 膳食纖維 0g

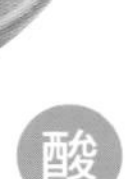

魚丸湯 77kcal

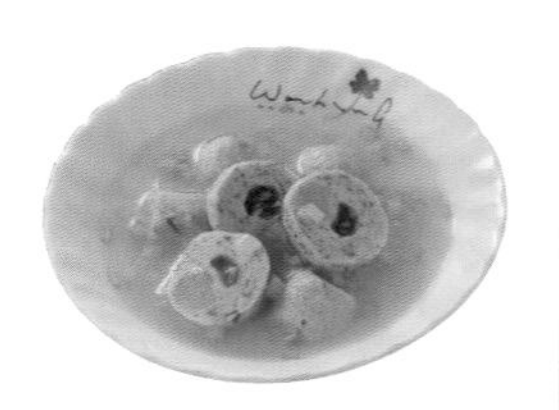

- 100g=1碗
- 膳食纖維 0g

酸

蔥燒鯽魚 255kcal

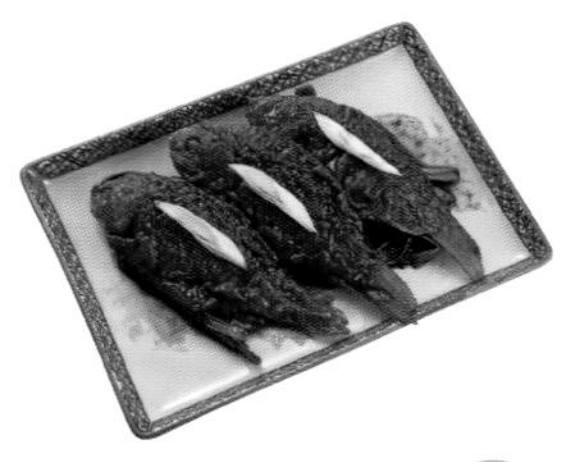

- 100g=7/10碗
- 膳食纖維 0g

酸

烤秋刀魚 308kcal

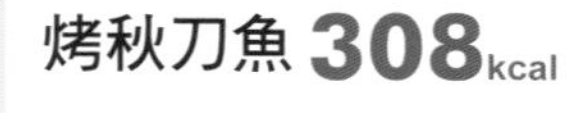

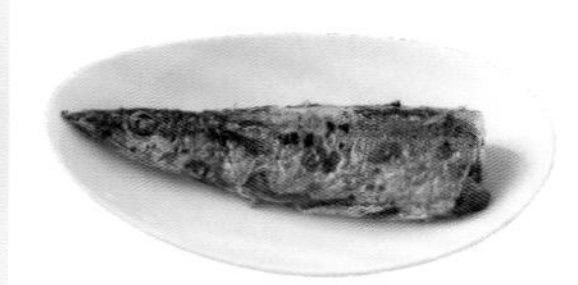

- 100g=1碗
- 膳食纖維 0g

紅魽生魚片 110kcal

- 100g=1/2碗
- 膳食纖維 0g

鮭魚生魚片 224kcal

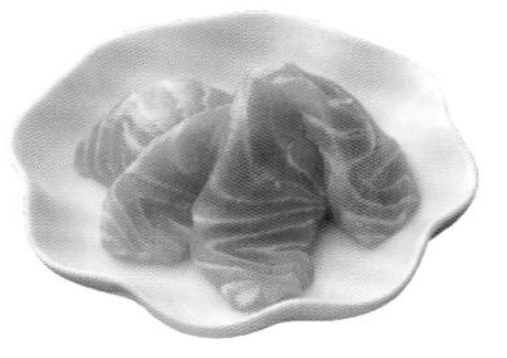

- 100g=1/2碗
- 膳食纖維 0g

鮪魚生魚片 94kcal

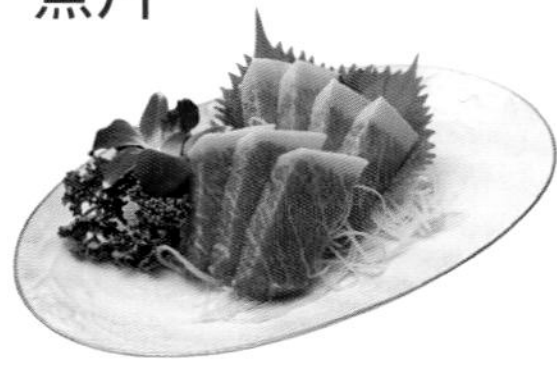

- 100g=1/2碗
- 膳食纖維 0g

烤鮭魚排 230kcal

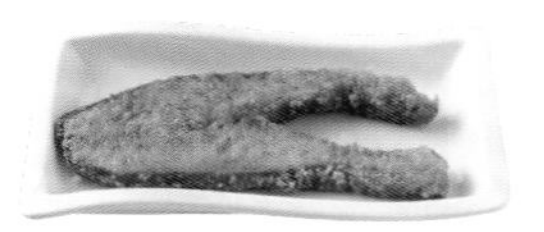

- 100g=1/2碗
- 膳食纖維 0g

Diet's note

此處的一碗，是家中飯碗的大小，以一平碗為標準。但因每種食物相同重量下，其體積不一定相同，且每種食物烹飪後收縮率或廢棄率不同，故此處會依食物烹調後體積大小預估其容量。

紅燒鰻魚 345kcal

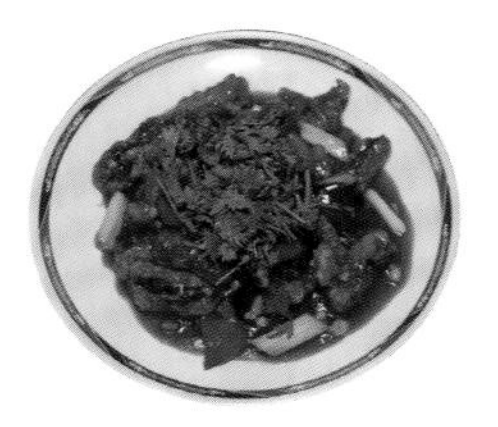

- 100g=1/2碗
- 膳食纖維 0g

酸

烤鰻魚 300kcal

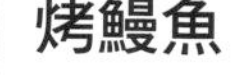

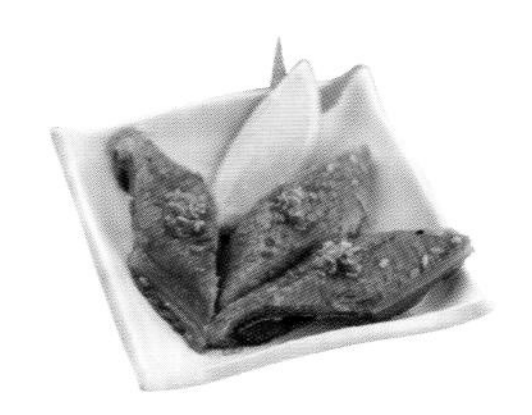

- 100g=1/2碗
- 膳食纖維 0g

炒海瓜子 161kcal

- 100g=7/10碗
- 膳食纖維 0g

糖醋吳郭魚 172kcal

- 100g=7/10碗
- 膳食纖維 0g

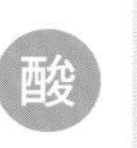

煎白帶魚 146kcal

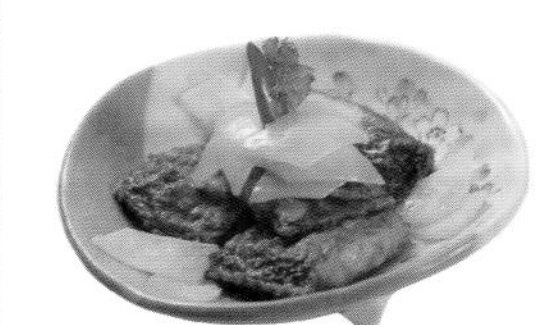

- 100g=1碗
- 膳食纖維 0g

大蒜炒螺肉 149kcal

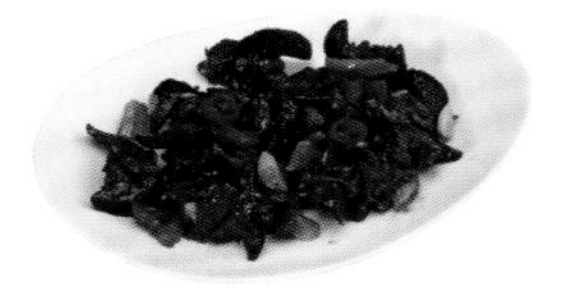

- 100g=1/2碗
- 膳食纖維 0g

五味生蠔 100kcal

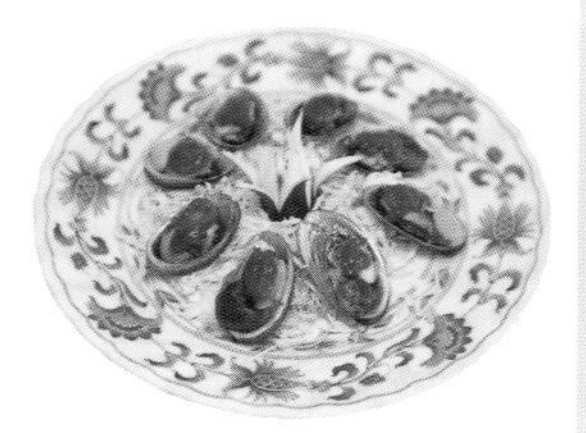

- 100g=7/10碗
- 膳食纖維 0g

三杯鳳螺 170kcal

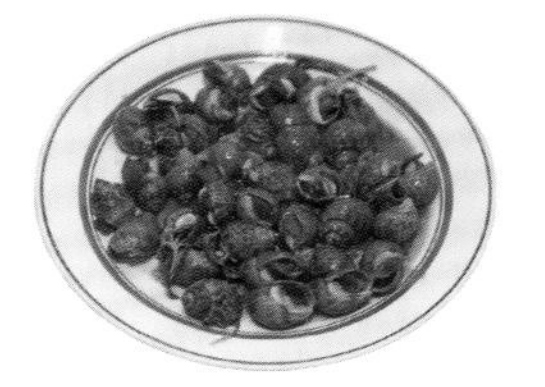

- 100g=1碗
- 膳食纖維 1.1g

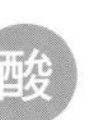

砂鍋魚頭 253kcal

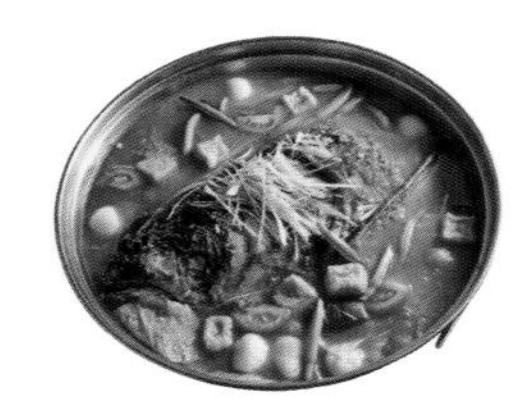

- 100g=1碗
- 膳食纖維 0.2g

Diet's note 減重者在海鮮外食的選擇上，須避免選擇油炸、油煎、燴、勾芡、焗烤等類的食物。

外食—海鮮類
Cooked Seafood

味噌鯖魚 210kcal

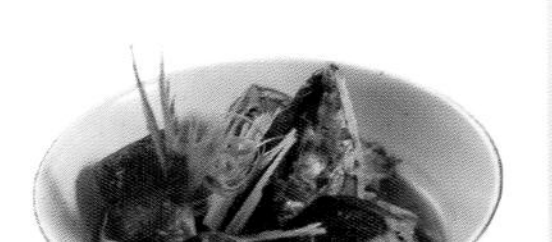

- 100g=1/2碗
- 膳食纖維 0g

吻仔魚羹 82kcal

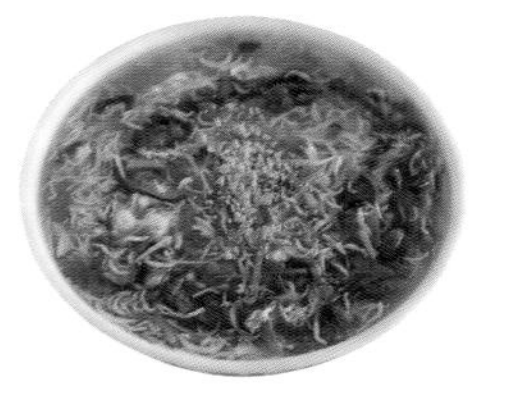

- 100g=1碗
- 膳食纖維 0.36g

紫菜蛋花湯 105kcal

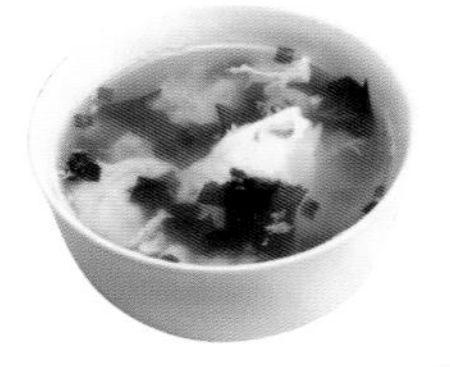

- 100g=1碗
- 膳食纖維 0.36g

酸

海鮮濃湯 341kcal

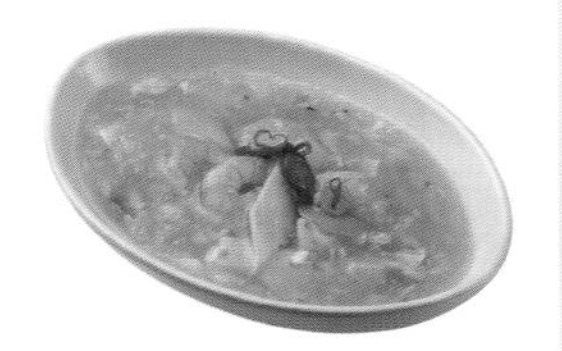

- 100g=1/2碗
- 膳食纖維 4.7g

香煎黃魚 210kcal

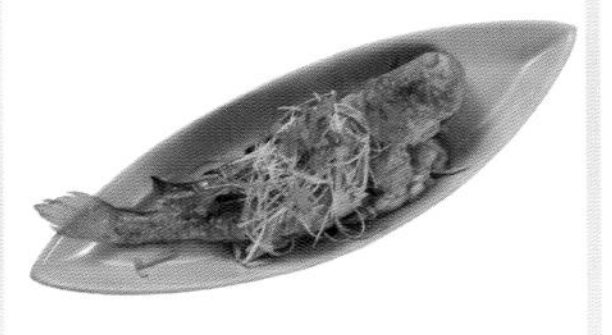

- 100g=1碗
- 膳食纖維 0g

蚵仔麵線 180kcal

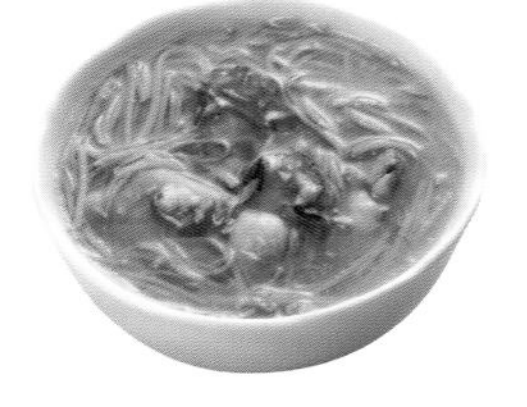

- 100g=1碗
- 膳食纖維 0.1g

三鮮炒麵 240kcal

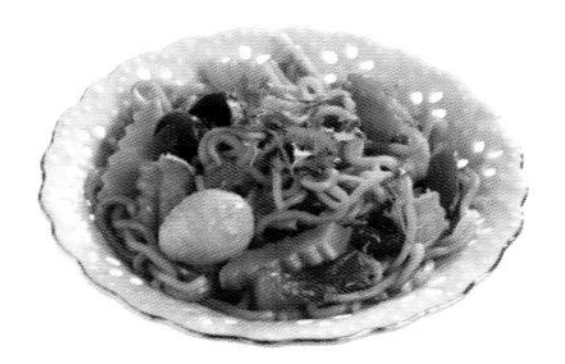

- 100g=1碗
- 膳食纖維 0.2g

蝦仁炒麵 230kcal

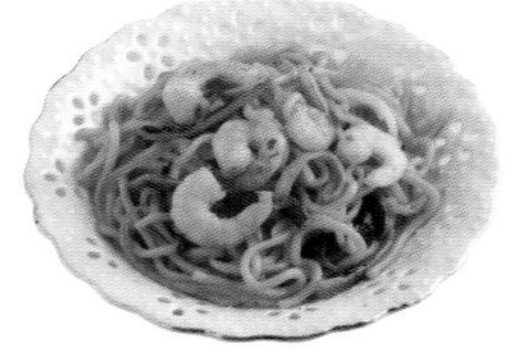

- 100g=1碗
- 膳食纖維 0.5g

奶油海鮮麵 195kcal

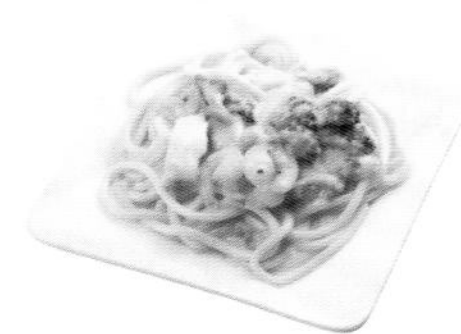

- 100g=1碗
- 膳食纖維 0.7g

Diet's note

此處的一碗，是家中飯碗的大小，以一平碗為標準。但因每種食物相同重量下，其體積不一定相同，且每種食物烹飪後收縮率或廢棄率不同，故此處會依食物烹調後體積大小預估其容量。

烤香魚 147kcal

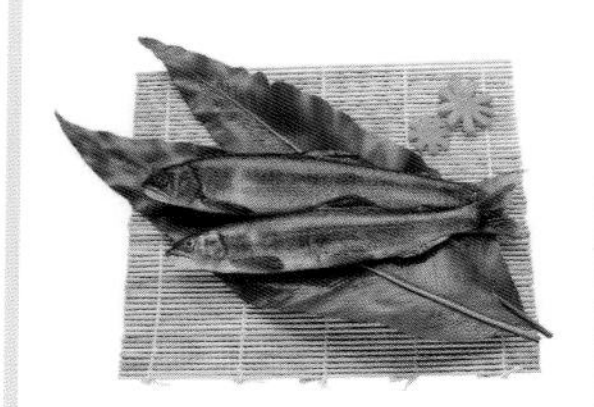

- 100g=1碗
- 膳食纖維 0g

酸

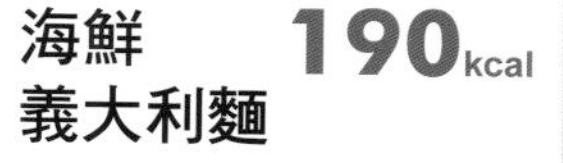

海鮮義大利麵 190kcal

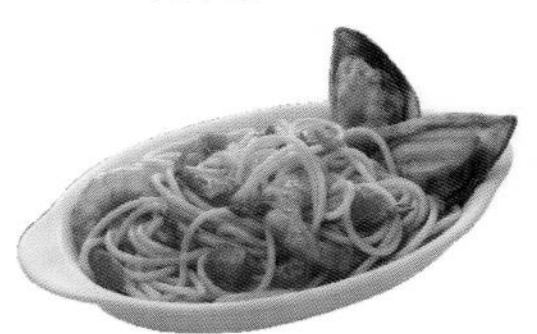

- 100g=1碗
- 膳食纖維 1.2g

虱目魚丸 175kcal

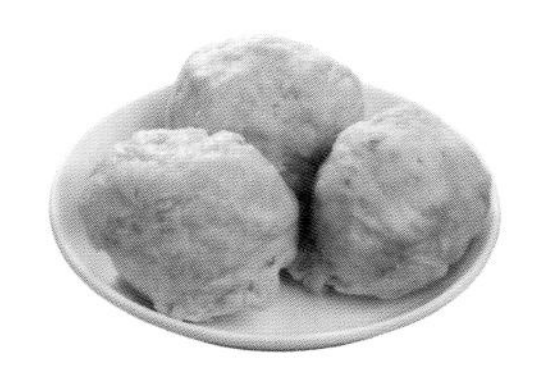

- 100g=1碗
- 膳食纖維 1.4g

旗魚丸 153kcal

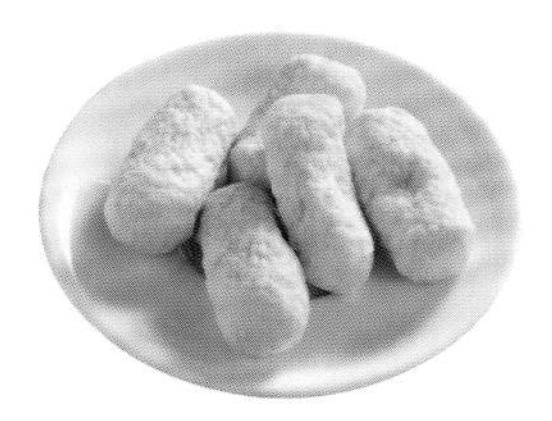

- 100g1碗
- 膳食纖維 0g

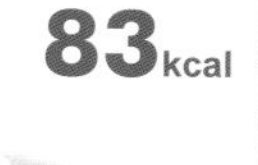

鱈魚丸 83kcal

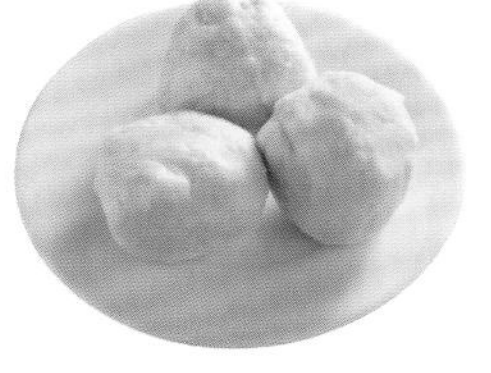

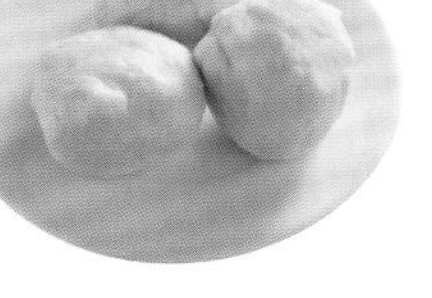

- 100g=1碗
- 膳食纖維 0g

酸

烤鮭魚 230kcal

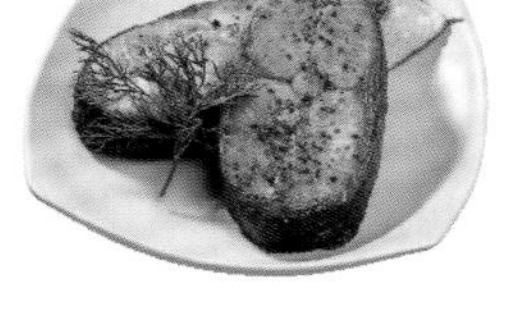

- 100g=1碗
- 膳食纖維 0g

炸柳葉魚 183kcal

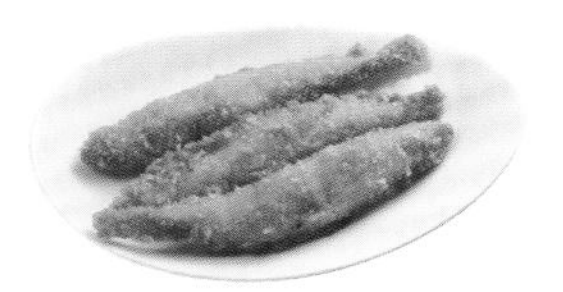

- 100g=1碗
- 膳食纖維 0g

醋溜魚片 203kcal

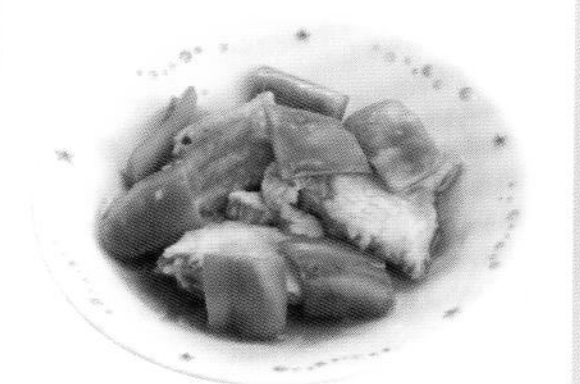

- 100g=1碗
- 膳食纖維 0g

蠔油海參 55kcal

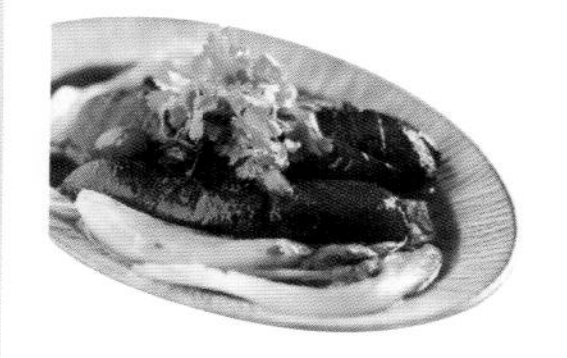

- 100g=1碗
- 膳食纖維 0g

Diet's note 減重者在海鮮外食的選擇上，須避免選擇油炸、油煎、燴、勾芡、焗烤等類的食物。

外食—海鮮類
Cooked Seafood

海鮮焗麵 315kcal

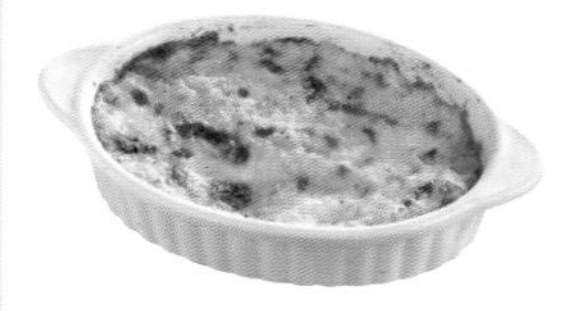

- 100g=1碗
- 膳食纖維 0.8g

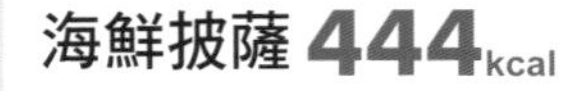

海鮮披薩 444kcal

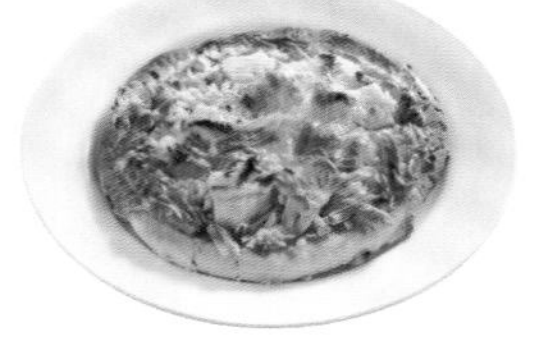

- 100g=1碗
- 膳食纖維 1.4g

酸

涼拌海鮮麵 180kcal

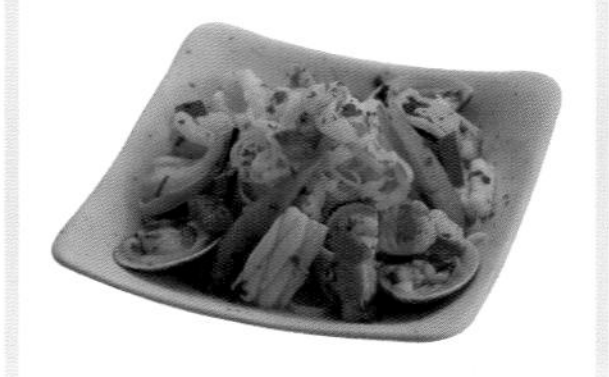

- 100g=1碗
- 膳食纖維 0.7g

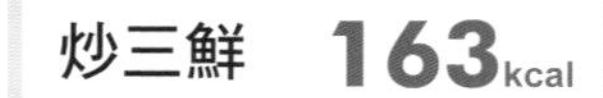

炒三鮮 163kcal

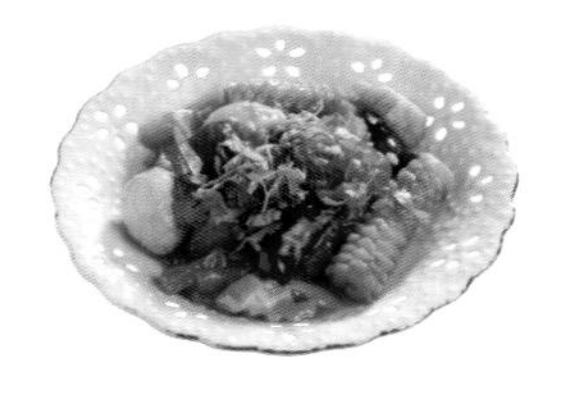

- 100g=1碗
- 膳食纖維 0.5g

酸

豆豉鮮蚵 143kcal

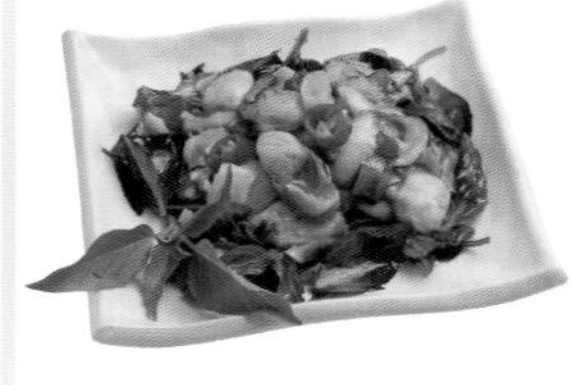

- 100g=1碗
- 膳食纖維 0g

酸

蝦仁炒飯 271kcal

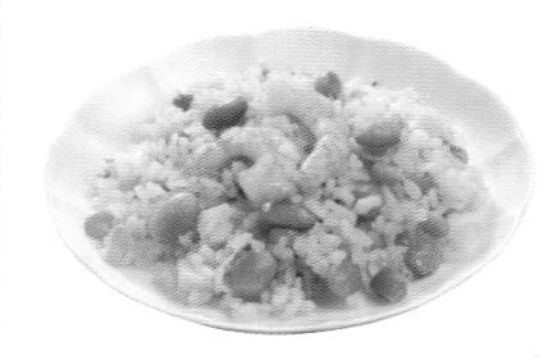

- 100g=1碗
- 膳食纖維 0g

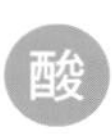

酸

魷魚羹 96kcal

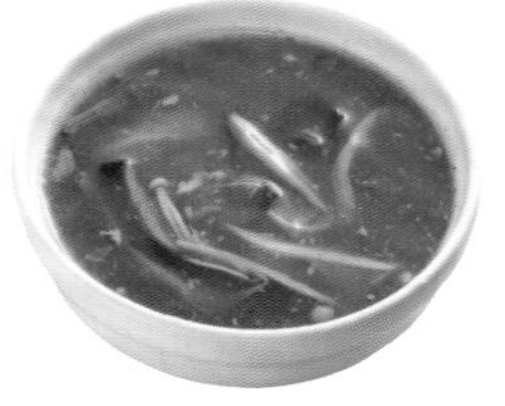

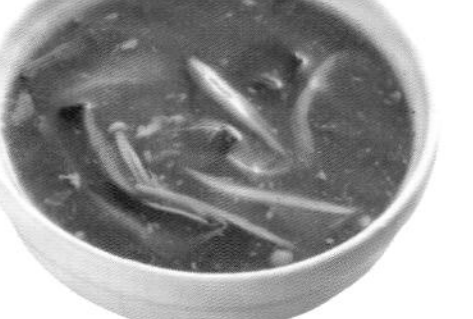

- 100g=7/10碗
- 膳食纖維 0g

酸

蒜苗炒鯊魚 163kcal

- 100g=1碗
- 膳食纖維 0.9g

酸

炒蟹腳 277kcal

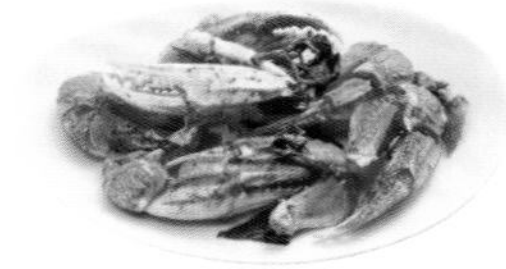

- 100g=1碗
- 膳食纖維 0g

酸

Diet's note 此處的一碗，是家中飯碗的大小，以一平碗為標準。但因每種食物相同重量下，其體積不一定相同，且每種食物烹飪後收縮率或廢棄率不同，故此處會依食物烹調後體積大小預估其容量。

烤鯖魚 373kcal

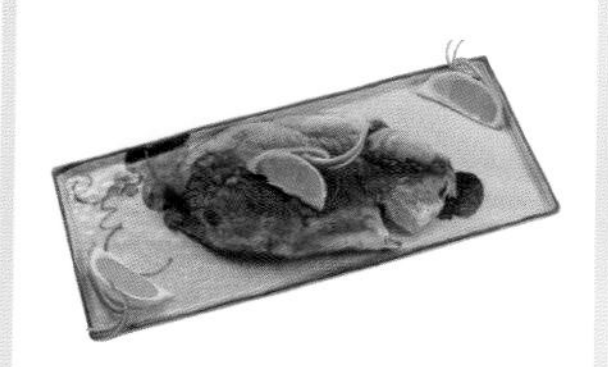

- 100g=1碗
- 膳食纖維 0g

烤鳳螺 104kcal

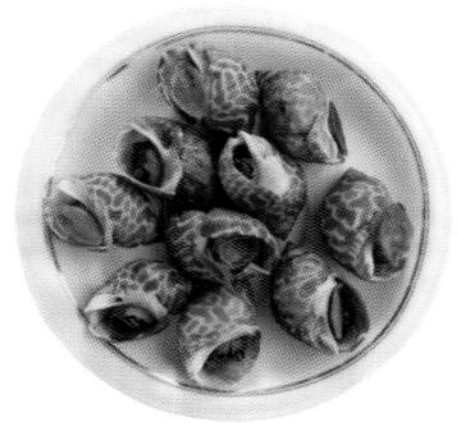

- 100g=1碗
- 膳食纖維 0g

柴魚片 372kcal

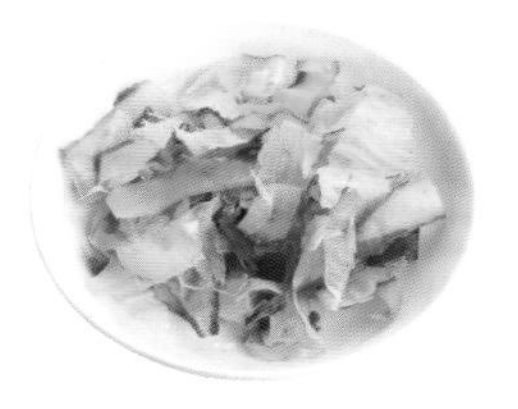

- 100g=1碗
- 膳食纖維 0g

薑絲牡蠣湯

- 100g=1碗
- 膳食纖維 0.1g

酸

炸干貝酥 234kcal

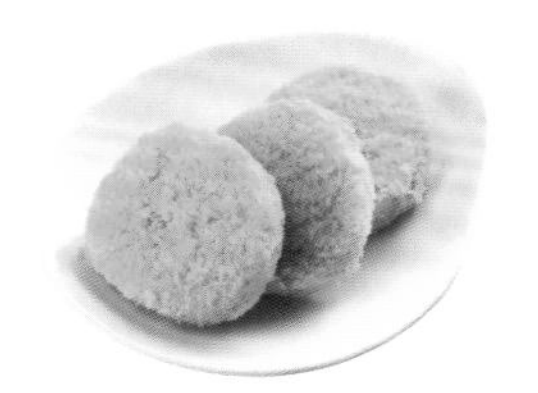

- 100g=1碗
- 膳食纖維 1.0g

炸水晶魚 260kcal

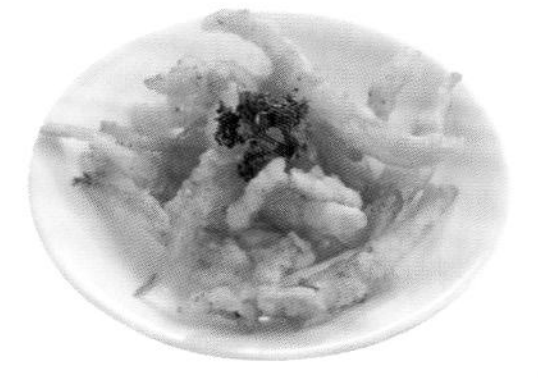

- 100g=1碗
- 膳食纖維 0g

水煮鮪魚罐頭

- 100g=1碗
- 膳食纖維 0g

水煮蠔 89kcal

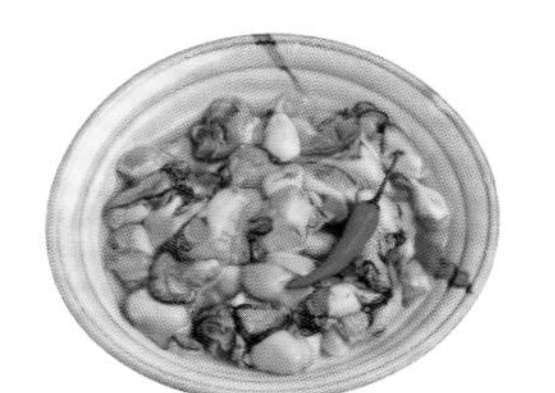

- 100g=1碗
- 膳食纖維 0g

炸蝦捲 236kcal

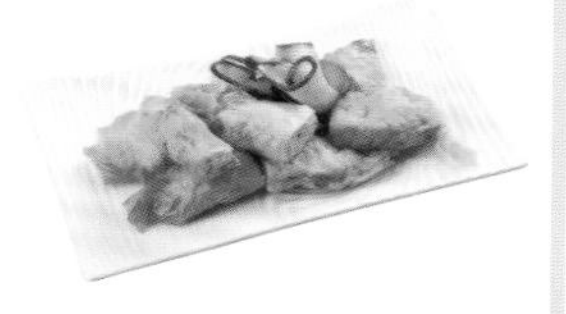

- 100g=1碗
- 膳食纖維 0.1g

Diet's note 減重者在海鮮外食的選擇上，須避免選擇油炸、油煎、燴、勾芡、焗烤……類的食物。

外食—海鮮類
Cooked Seafood

鹽酥龍珠 191kcal

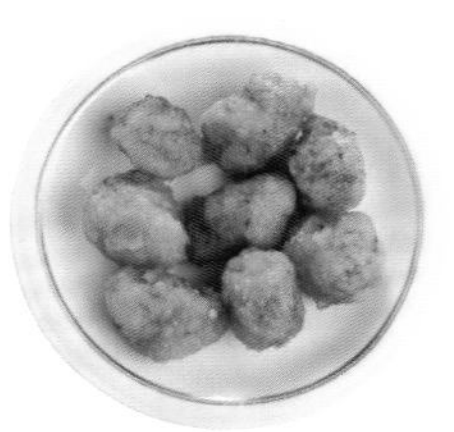

- 100g=1碗
- 膳食纖維 0g

糖醋魚片 135kcal

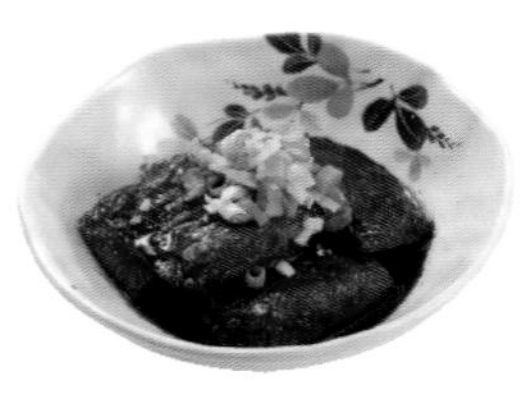

- 100g=1/2碗
- 膳食纖維 2.69g

薑絲小卷 94kcal

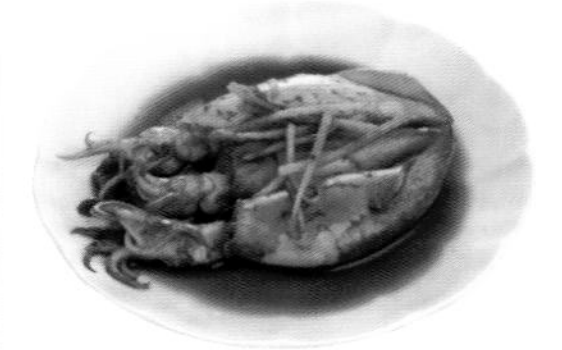

- 100g=1碗
- 膳食纖維 0.1g

紅燒豆瓣魚 250kcal

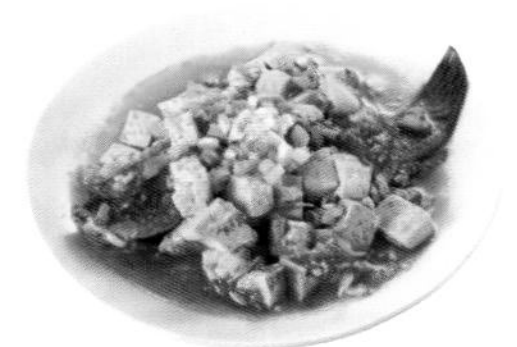

- 100g=1碗
- 膳食纖維 0.3g

五味軟絲 94kcal

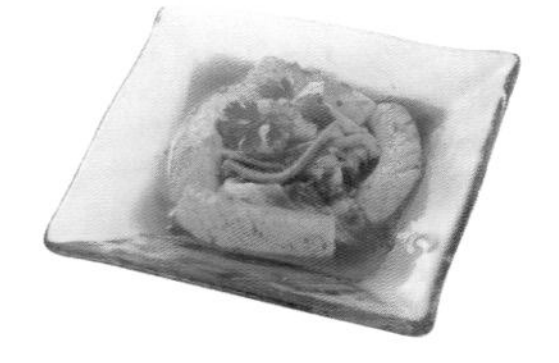

- 100g=1碗
- 膳食纖維 0.2g

虱目魚肚湯 129kcal

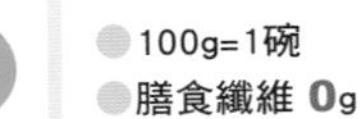

- 100g=1碗
- 膳食纖維 0g

滷虱目魚 245kcal

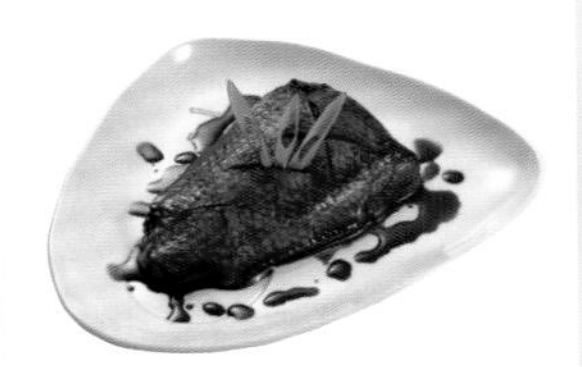

- 100g=1碗
- 膳食纖維 0g

酸

旗魚鬆 473kcal

- 100g=1碗
- 膳食纖維 0g

塔香螺肉 226kcal

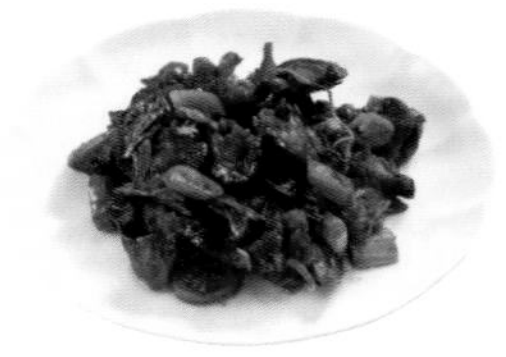

- 100g=1碗
- 膳食纖維 0g

Diet's note

此處的一碗，是家中飯碗的大小，以一平碗為標準。但因每種食物相同重量下，其體積不一定相同，且每種食物烹飪後收縮率或廢棄率不同，故此處會依食物烹調後體積大小預估其容量。

炒蟹腳 191kcal

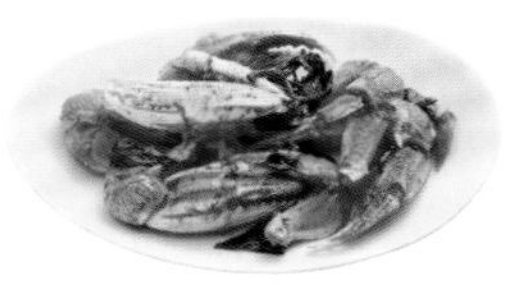

● 100g=7/10碗
● 膳食纖維 0g
酸

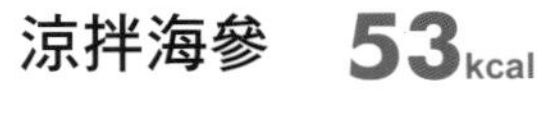

涼拌海參 53kcal

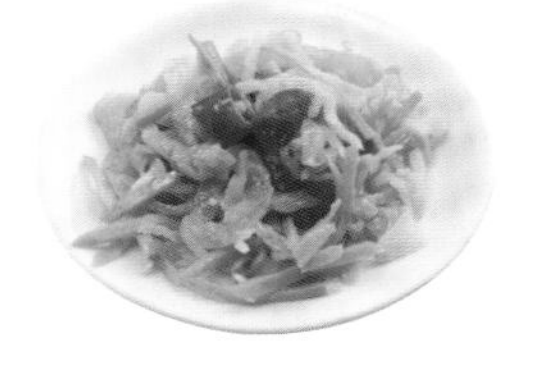

● 100g=1碗
● 膳食纖維 0.7g
酸

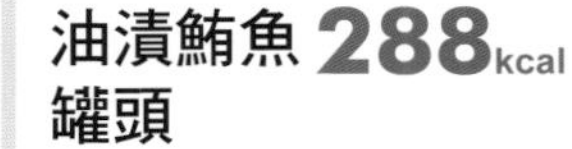

油漬鮪魚罐頭 288kcal

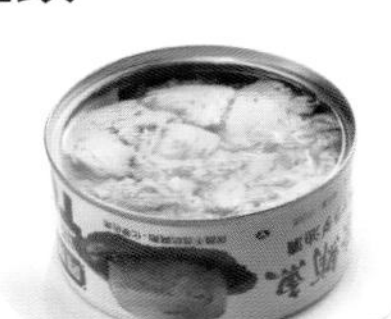

● 100g=1碗
● 膳食纖維 0g
酸

花枝羹 124kcal

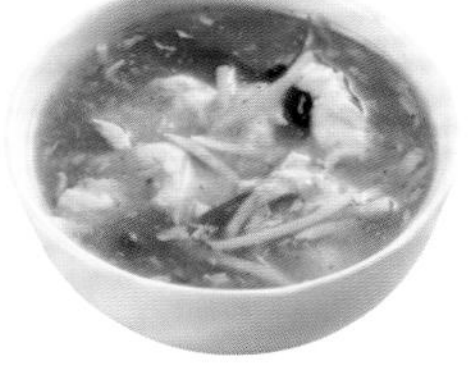

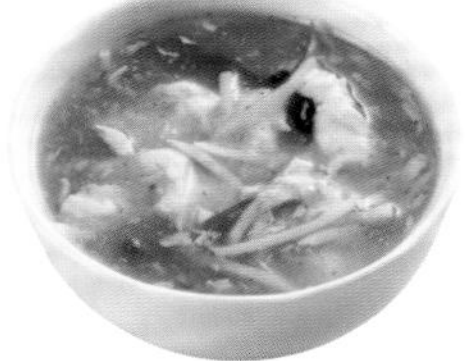

● 100g=1碗
● 膳食纖維 0.1g
酸

魩仔魚翡翠羹 43kcal

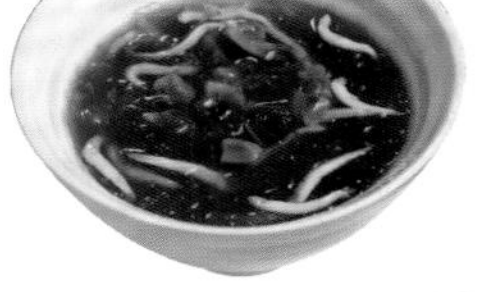

● 100g=1碗
● 膳食纖維 0.9g
酸

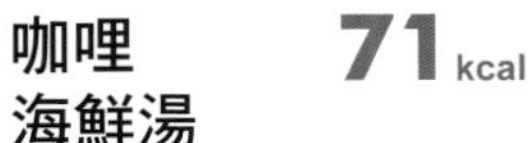

咖哩海鮮湯 71kcal

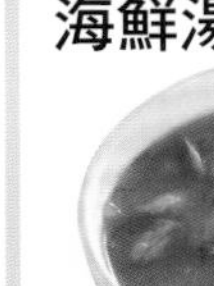

● 100g=1碗
● 膳食纖維 0.6g

酸

泰式酸辣海鮮湯 97kcal

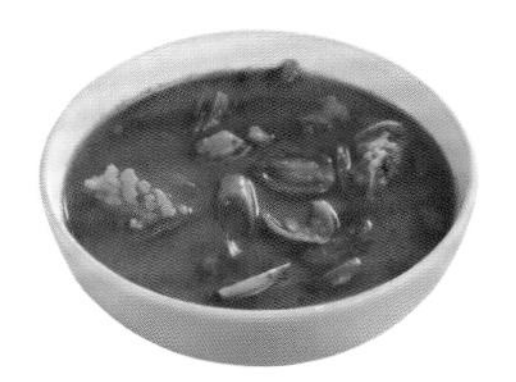

● 100g=1碗
● 膳食纖維 0g
酸

鮪魚沙拉麵包 208kcal

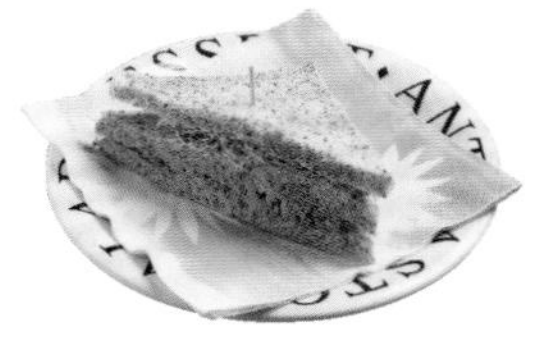

● 100g=1碗
● 膳食纖維 1.1g

酸

吐魠魚羹 100kcal

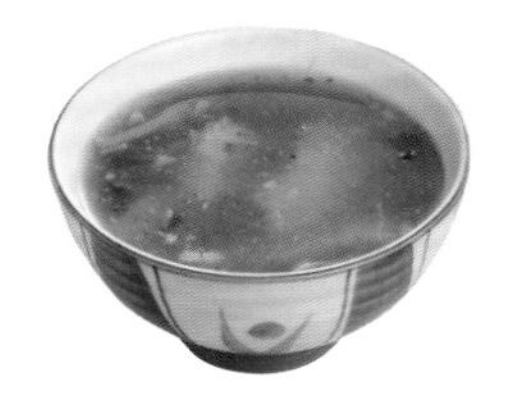

● 100g=1碗
● 膳食纖維 0.3g

酸

Diet's note 減重者在海鮮外食的選擇上，須避免選擇油炸、油煎、燴、勾芡、焗烤……類的食物。

外食——海鮮類
Cooked Seafood

海鮮鳳梨炒飯 286kcal

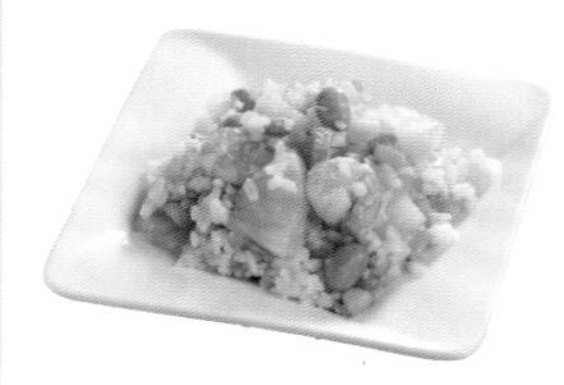

- 100g=1碗
- 膳食纖維 **0.5**g

乾燒明蝦 217kcal

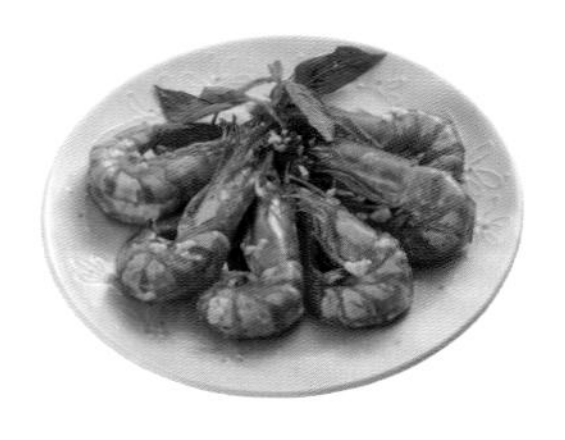

- 100g=1碗
- 膳食纖維 **0**g

檸檬清蒸魚 76kcal

- 100g=1碗
- 膳食纖維 **0**g

清蒸小卷 74kcal

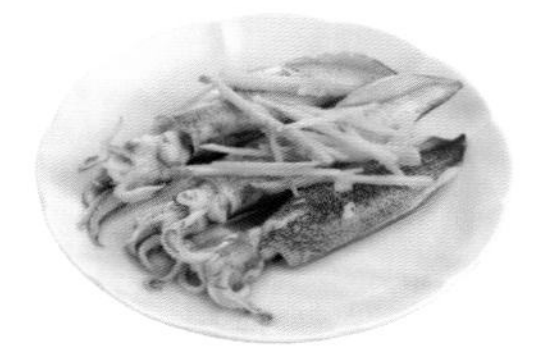

- 100g=1碗
- 膳食纖維 **0**g

鰻魚手卷 215kcal

- 100g=1碗
- 膳食纖維 **0.7**g

握旗魚壽司 170kcal

- 100g=1碗
- 膳食纖維 **0.3**g

鮭魚卵壽司 197kcal

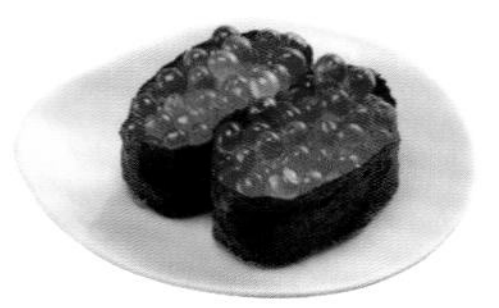

- 100g=1碗
- 膳食纖維 **0.8**g

鮮蝦蘆筍手卷 114kcal

- 100g=1碗
- 膳食纖維 **2.3**g

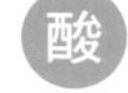

鮪魚手卷 140kcal

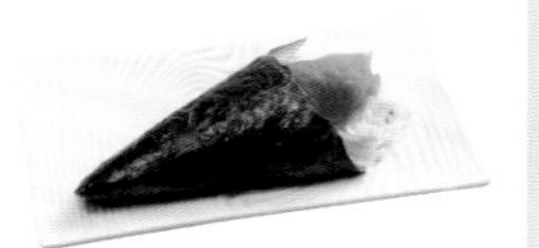

- 100g=1碗
- 膳食纖維 **0.7**g

Diet's note 此處的一碗，是家中飯碗的大小，以一平碗為標準。但因每種食物相同重量下，其體積不一定相同，且每種食物烹飪後收縮率或廢棄率不同，故此處會依食物烹調後體積大小預估其容量。

握鮭魚壽司 211kcal

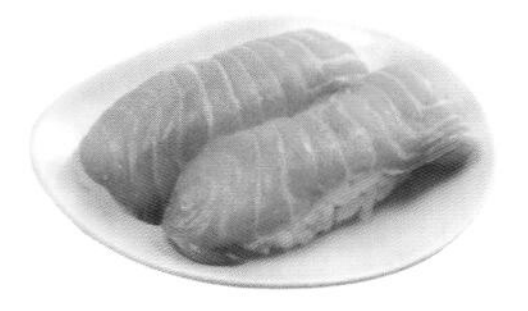

● 100g=1碗
● 膳食纖維 0.3g

握鮪魚壽司 156kcal

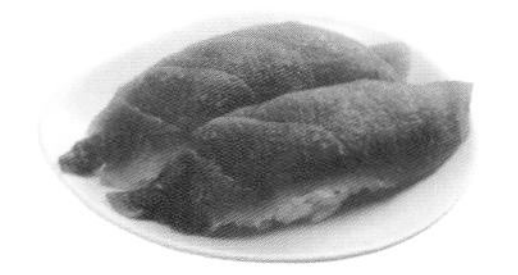

● 100g=1碗

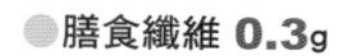
● 膳食纖維 0.3g

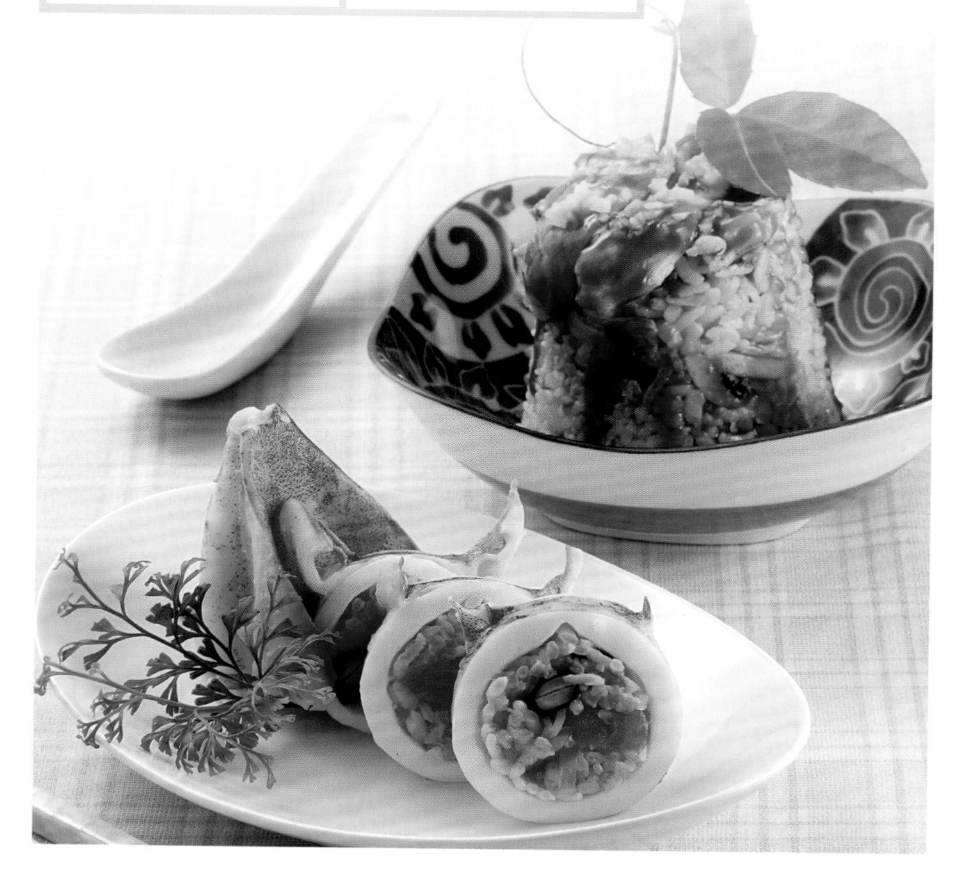

外食—肉類

Cooked Meat

雖然對減重者而言，肉類是較不利於減肥的，但基於要瘦得健康均衡的原則下，如何從眾多肉類中，選出低熱量的就很重要了！

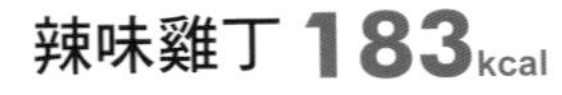

宮保雞丁 228kcal

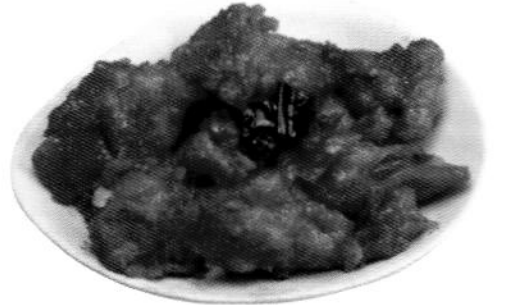

- 100g=1/2碗
- 膳食纖維 0g

酸

辣味雞丁 183kcal

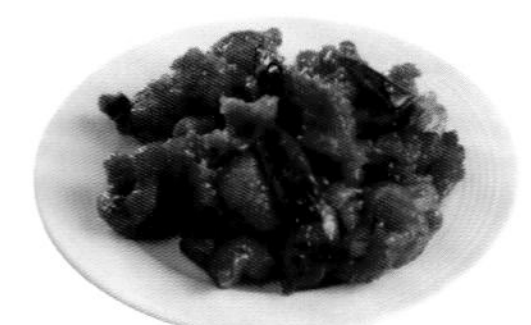

- 100g=1/2碗
- 膳食纖維 0g

白斬雞 157kcal

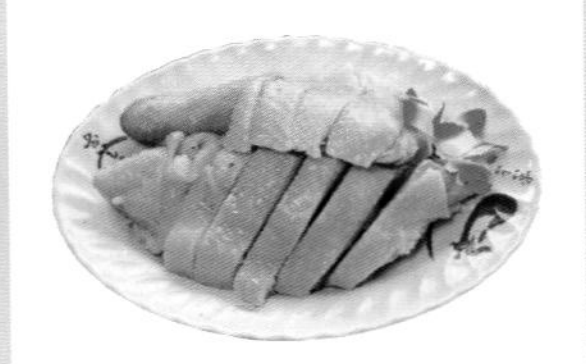

- 100g=3/4碗
- 膳食纖維 0g

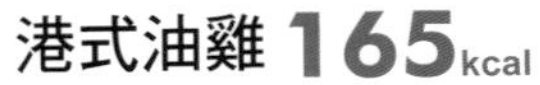

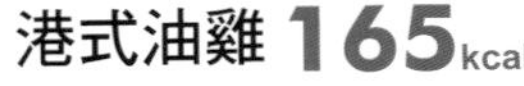

醉雞 208kcal

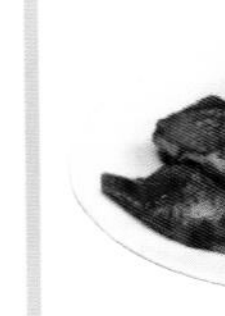

- 100g=3/4碗
- 膳食纖維 0g

港式油雞 165kcal

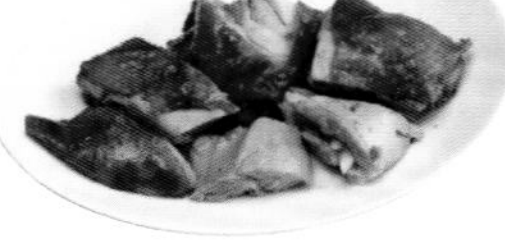

- 100g=3/4碗
- 膳食纖維 0g

糖醋雞丁 218kcal

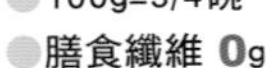

- 100g=3/4碗
- 膳食纖維 0g

三杯雞 204kcal

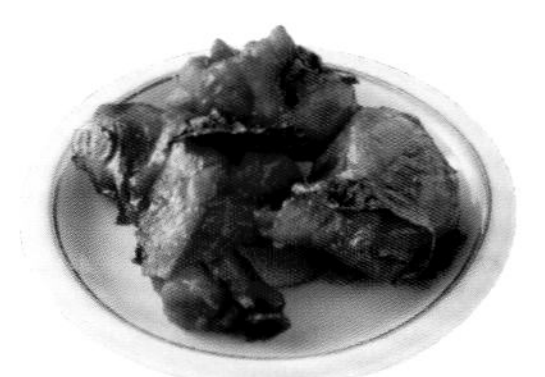

- 100g=3/4碗
- 膳食纖維 0g

烏骨雞湯 74kcal

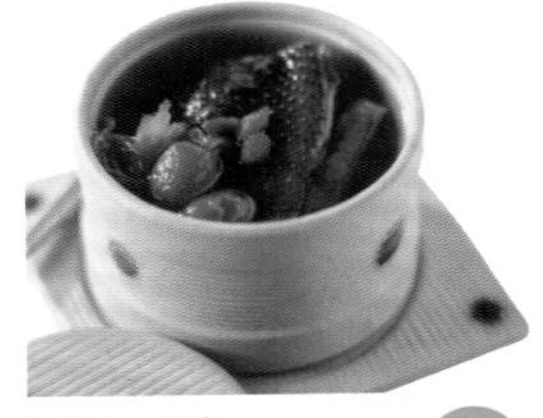

- 100g=1碗
- 膳食纖維 0g

酸

脆皮雞腿 235kcal

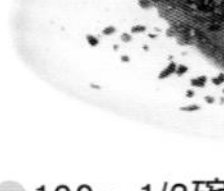

- 100g=1/2碗
- 膳食纖維 0g

Diet's note 此處的一碗，是家中飯碗的大小，以一平碗為標準。

香菇雞 155kcal

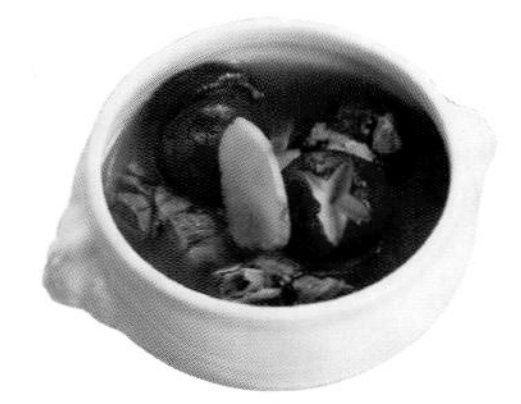

- 100g=1碗
- 膳食纖維 0g

酸

麻油雞 183kcal

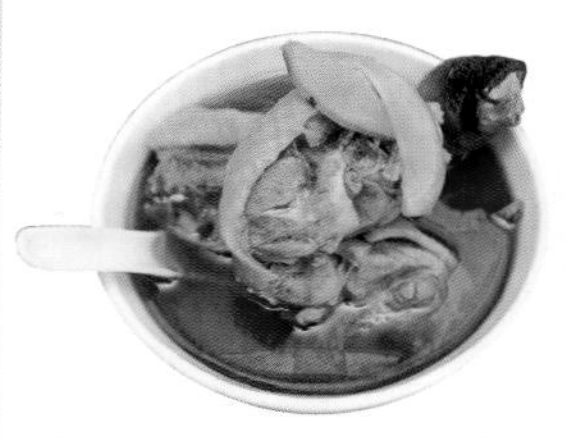

- 100g=3/4碗
- 膳食纖維 0g

酸

燒酒雞 218kcal

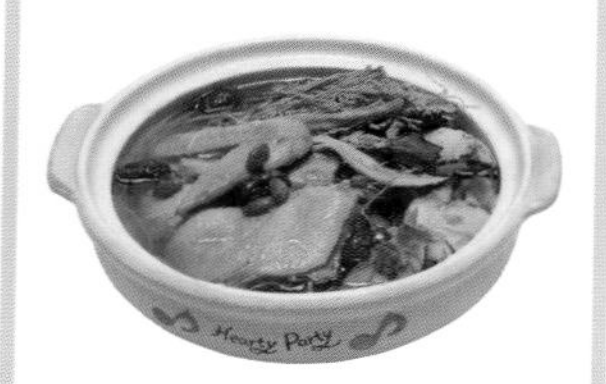

- 100g=3/4碗
- 膳食纖維 0g

蒜頭雞 183kcal

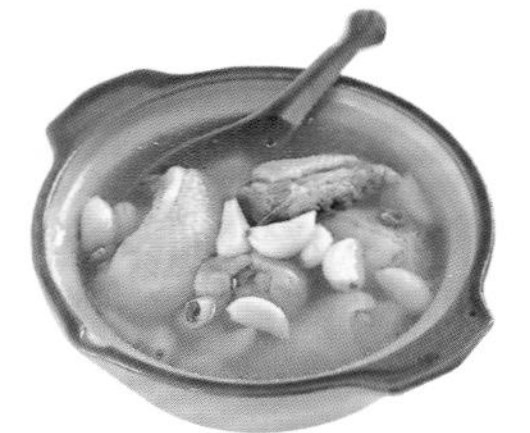

- 100g=3/4碗
- 膳食纖維 0g

鳳梨苦瓜雞 155kcal

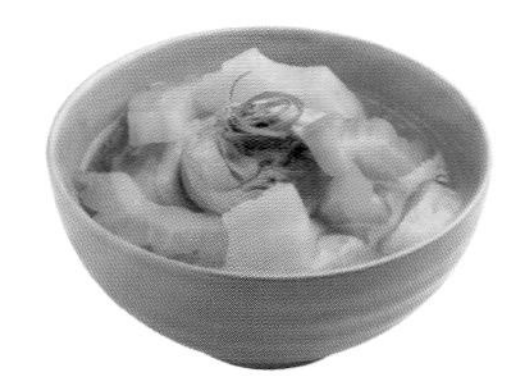

- 100g=1碗
- 膳食纖維 0.5g

左宗棠雞 183kcal

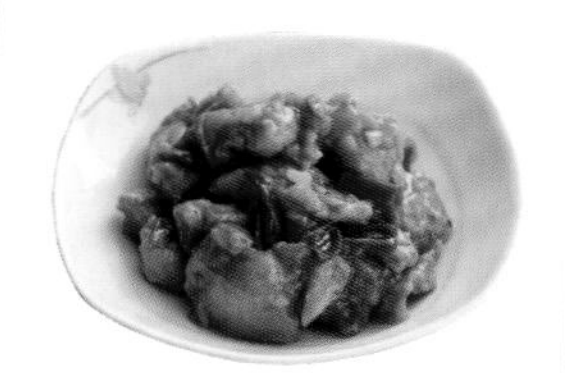

- 100g=3/4碗
- 膳食纖維 0g

椒麻雞 205kcal

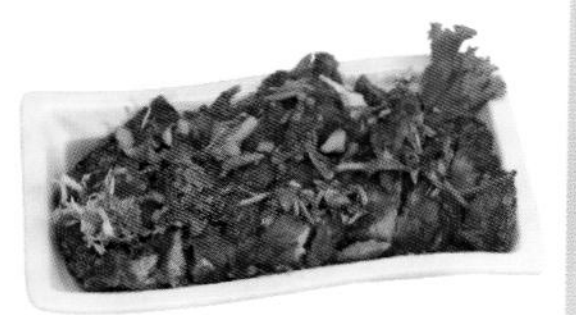

- 100g=3/4碗
- 膳食纖維 0g

四物雞湯 183kcal

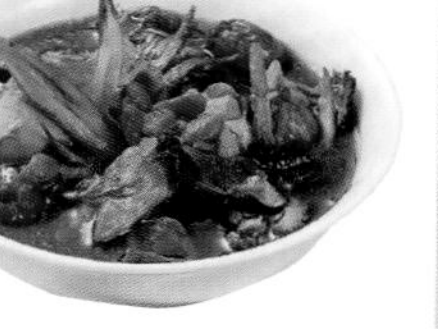

- 100g=1碗
- 膳食纖維 0g

酸

鹹水雞 165kcal

- 100g=1碗
- 膳食纖維 0g

Diet's note

肉類有分低脂（一份55kcal）、中脂（一份75kcal）、高脂（一份120kcal及135kcal以上），上述菜餚皆使用到這三種肉類，而每一種肉類都有歸類（P.66～67）。

外食—肉類

Cooked Meat

鹽酥雞 298kcal

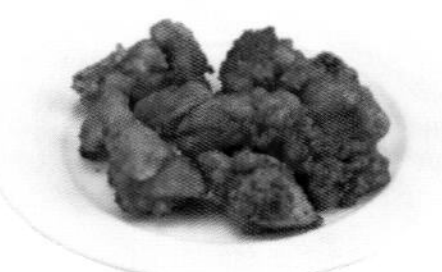

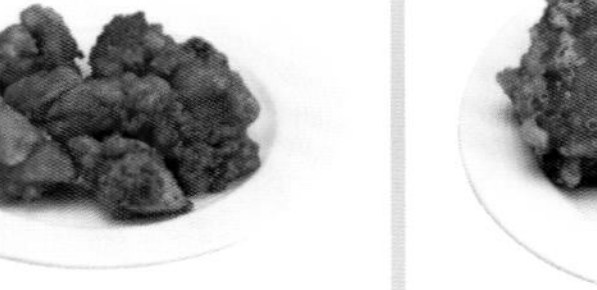

- 100g=3/4碗
- 膳食纖維 0g

酸

香雞排 275kcal

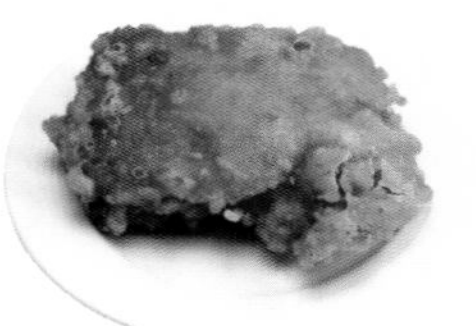

- 100g=1碗
- 膳食纖維 0g

酸

烤雞翅 217kcal

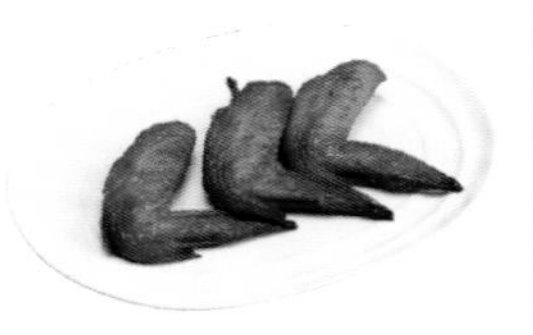

- 100g=1/2碗
- 膳食纖維 0g

酸

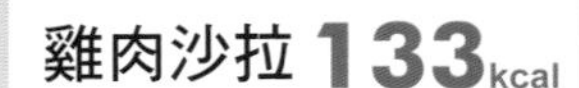

花雕雞 245kcal

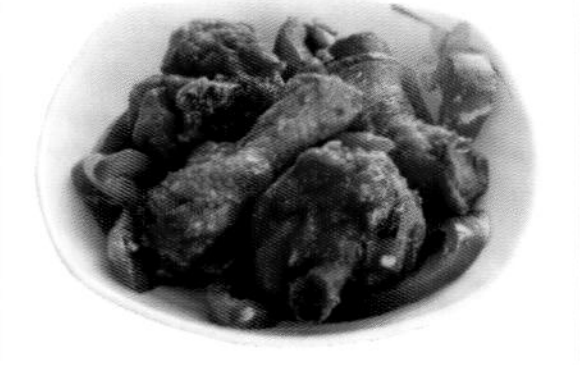

- 100g=1碗
- 膳食纖維 0g

酸

雞爪凍 225kcal

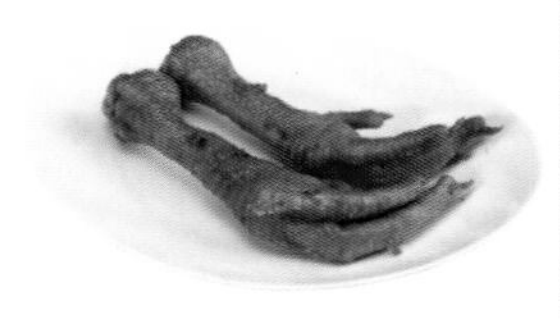

- 100g=1碗
- 膳食纖維 0g

酸

雞肉沙拉 133kcal

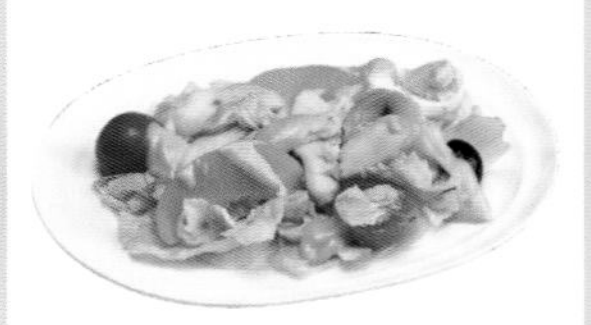

- 100g=1碗
- 膳食纖維 0.3g

酸

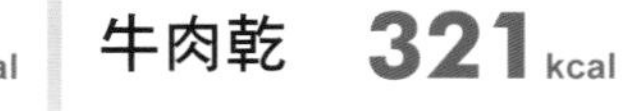

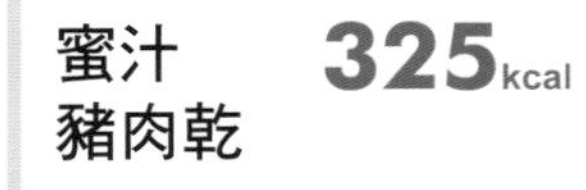

烤香腸 338kcal

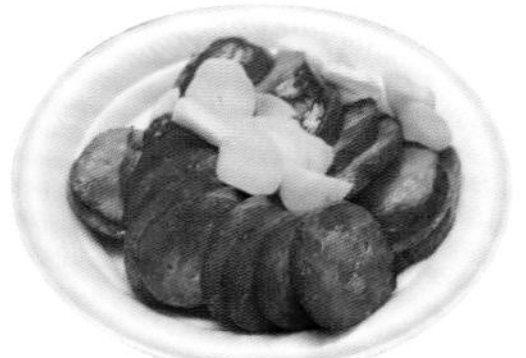

- 100g=1/2碗
- 膳食纖維 0g

酸

牛肉乾 321kcal

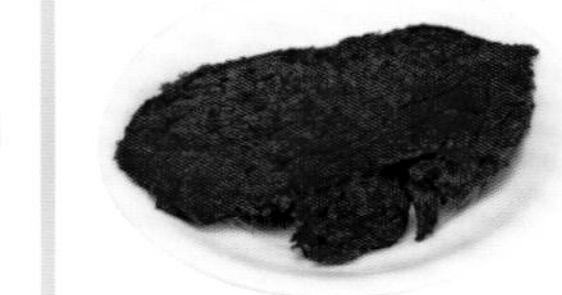

- 100g=3/4碗
- 膳食纖維 0g

酸

蜜汁豬肉乾 325kcal

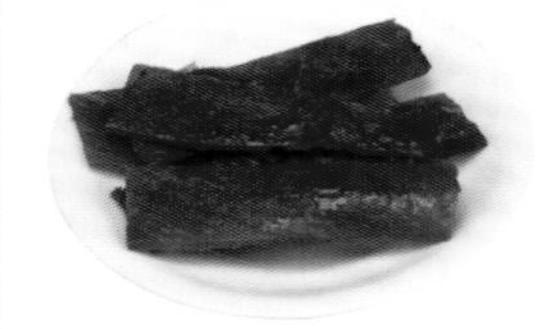

- 100g=3/4碗
- 膳食纖維 0g

酸

Diet's note 此處的一碗，是家中飯碗的大小，以一平碗為標準。

東坡肉 285kcal

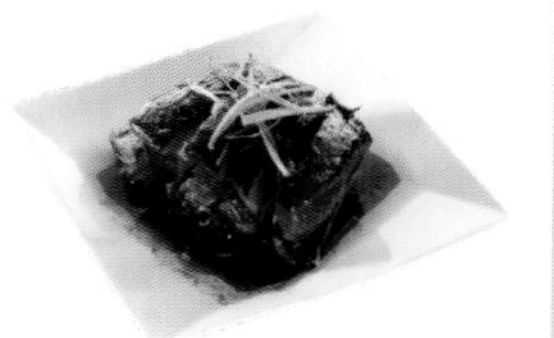

- 100g=1/2碗
- 膳食纖維 0g

酸

港式叉燒肉 183kcal

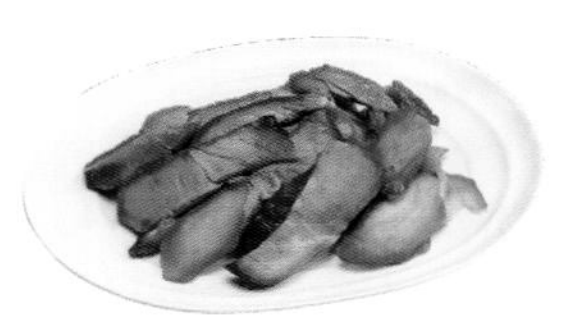

- 100g=1/2碗
- 膳食纖維 0g

炸熱狗 280kcal

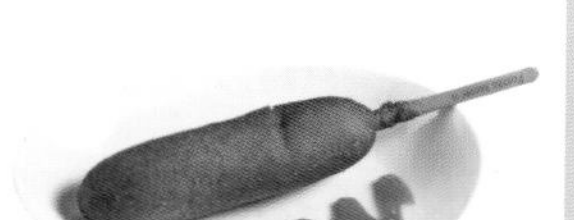

- 100g=1/2碗
- 膳食纖維 0g

梅干扣肉 270kcal

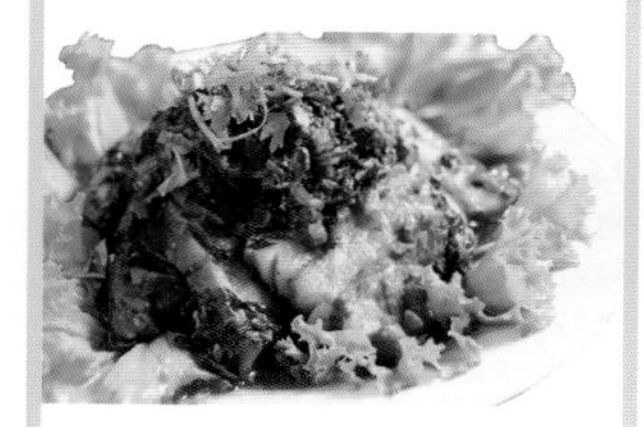

- 100g=1/2碗
- 膳食纖維 0g

烤豬肉串 118kcal

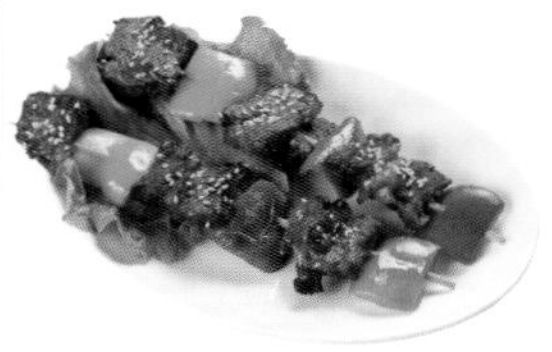

- 100g=3/4碗
- 膳食纖維 0g

粉蒸肉 172kcal

- 100g=2/3碗
- 膳食纖維 0g

滷豬腳 225kcal

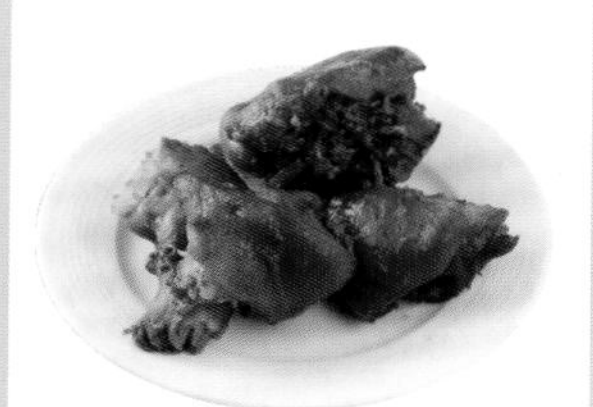

- 100g=3/4碗
- 膳食纖維 0g

冰糖蹄膀 290kcal

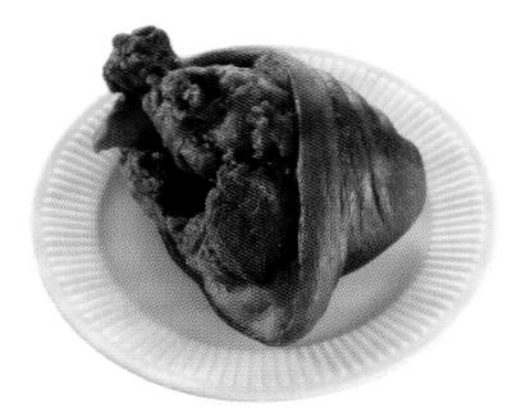

- 100g=1碗
- 膳食纖維 0g

韭黃炒肉絲 160kcal

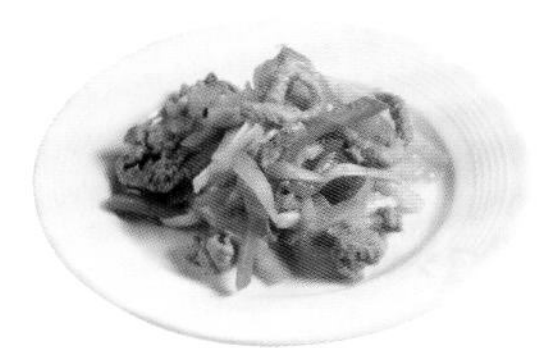

- 100g=1/2碗
- 膳食纖維 0.3g

Diet's note　每個人的飲食習慣不同且有其個別性，應依照個人的飲食習慣將一天的肉類總量分配至各餐次中。

外食—肉類

Cooked Meat

蔥爆肉絲 155kcal

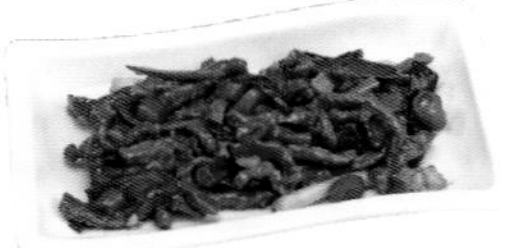
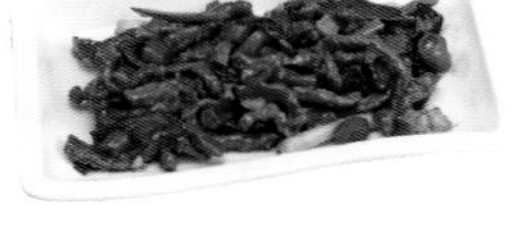

- 100g=1/2碗
- 膳食纖維 0g

酸

蒜泥白肉 138kcal

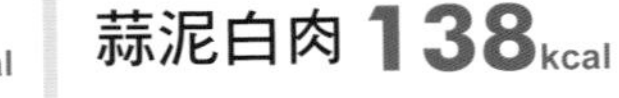
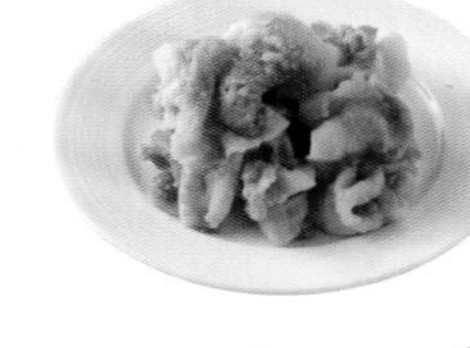

- 100g=1/2碗
- 膳食纖維 0g

酸

咕咾肉 180kcal

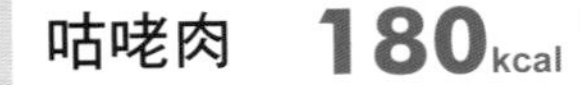
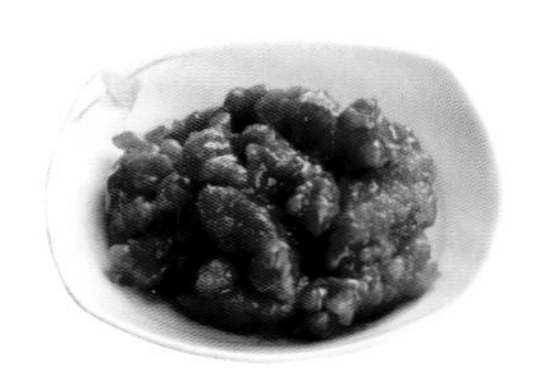

- 100g=3/4碗
- 膳食纖維 0g

酸

回鍋肉 155kcal

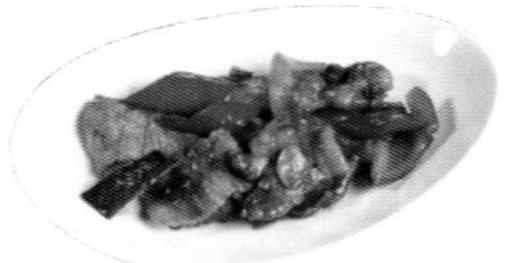
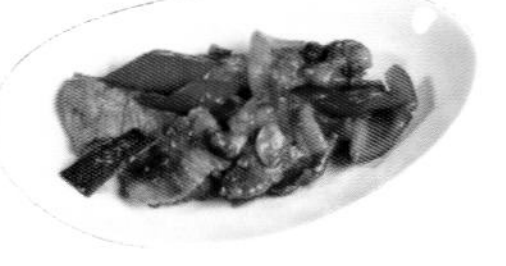

- 100g=1碗
- 膳食纖維 0g

酸

紅燒獅子頭 183kcal

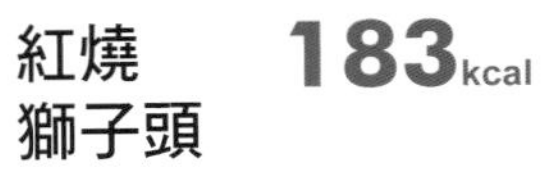
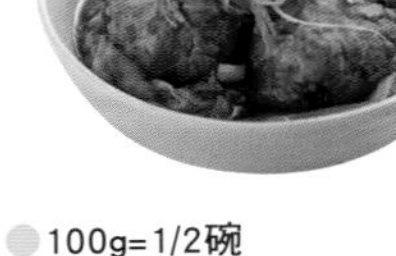

- 100g=1/2碗
- 膳食纖維 0g

酸

油豆腐釀肉 190kcal

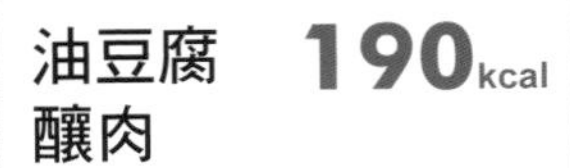
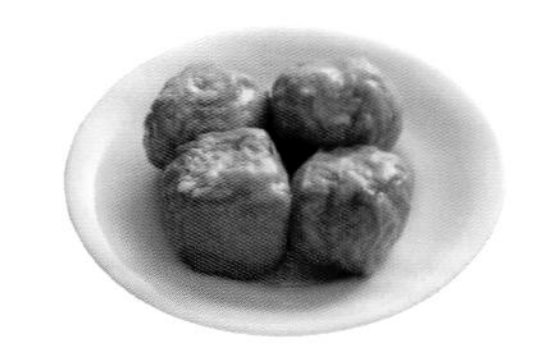

- 100g=1/2碗
- 膳食纖維 0g

酸

炸豬排 275kcal

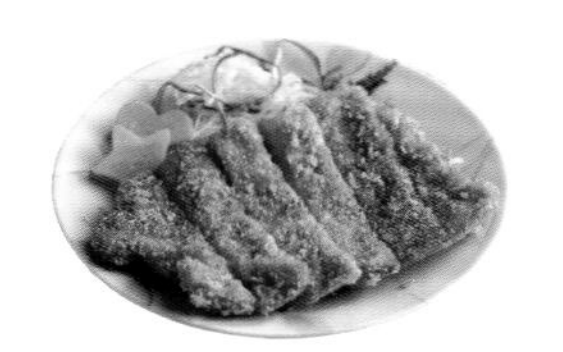

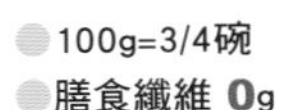

- 100g=3/4碗
- 膳食纖維 0g

酸

蜜汁豬排 260kcal

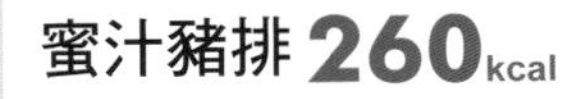
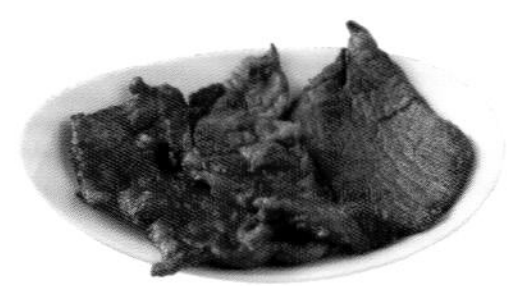
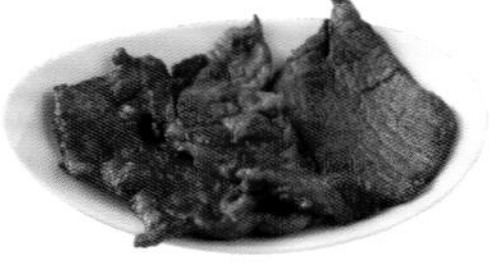

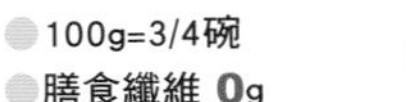

- 100g=3/4碗
- 膳食纖維 0g

酸

黑胡椒豬排 155kcal

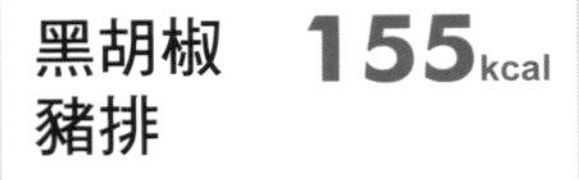
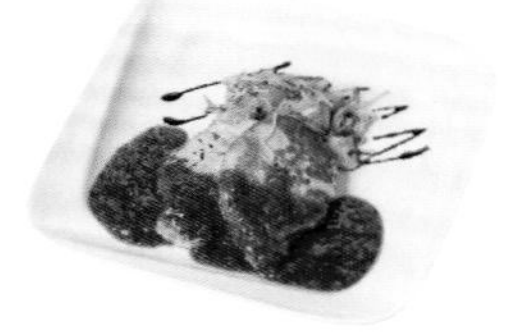

- 100g=1/2碗
- 膳食纖維 0g

酸

Diet's note 此處的一碗，是家中飯碗的大小，以一平碗為標準。

洋蔥豬排 230kcal

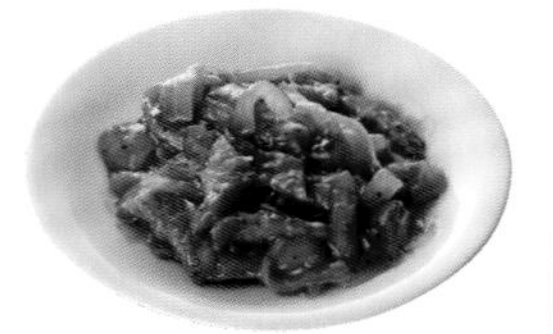

- 100g=3/4碗
- 膳食纖維 0g

酸

百里香嫩煎豬排 233kcal

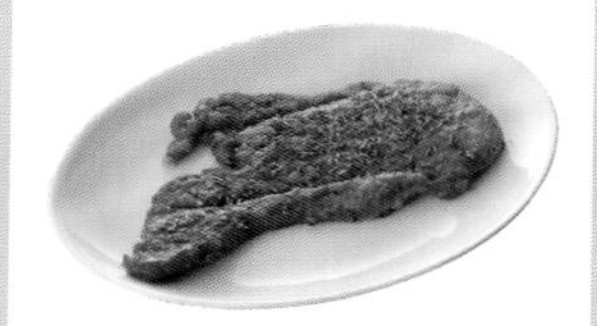

- 100g=3/4碗
- 膳食纖維 0g

咖哩豬排 275kcal

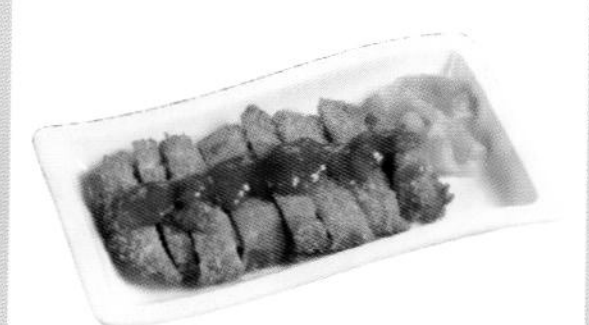

- 100g=3/4碗
- 膳食纖維 0g

酸

豆豉排骨 233kcal

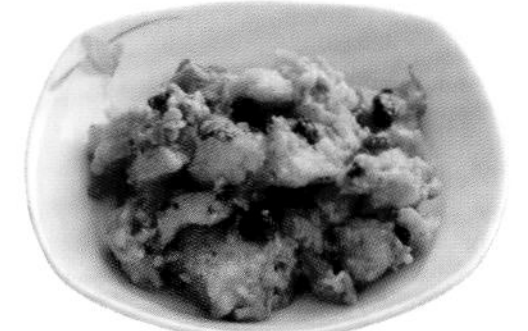

- 100g=1/2碗
- 膳食纖維 0g

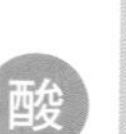

苦瓜燜排骨 168kcal

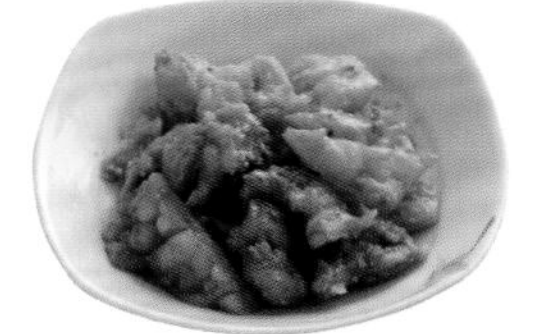

- 100g=1碗
- 膳食纖維 0.8g

粉蒸排骨 222kcal

- 100g=1/2碗
- 膳食纖維 0g

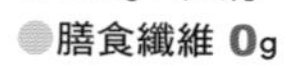

糖醋排骨 230kcal

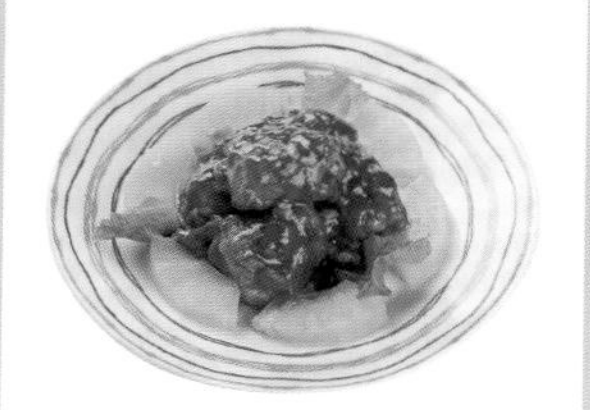

- 100g=3/4碗
- 膳食纖維 0g

藥燉排骨 150kcal

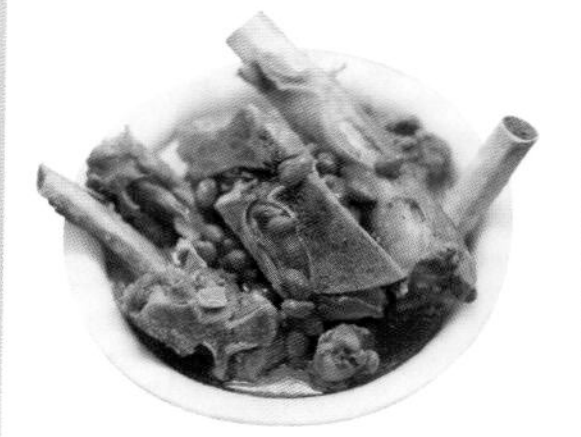

- 100g=1碗
- 膳食纖維 0g

無錫排骨 233kcal

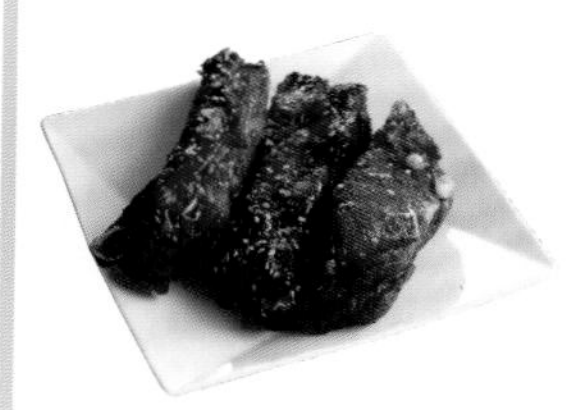

- 100g=3/4碗
- 膳食纖維 0g

Diet's note

肉類有分低脂（一份55kcal）、中脂（一份75kcal）、高脂（一份120kcal及135kcal以上），上述菜餚皆使用到這三種肉類，而每一種肉類都有歸類（P.66～67）。

外食—肉類

Cooked Meat

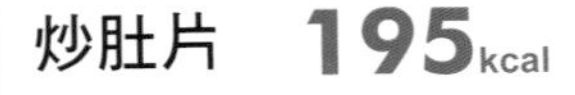

清炒腰花 128kcal

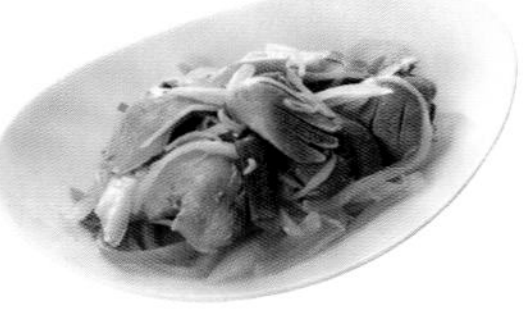
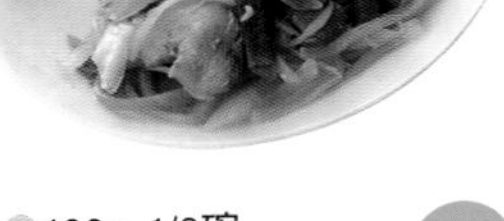

- 100g=1/2碗
- 膳食纖維 0g

酸

炒肚片 195kcal

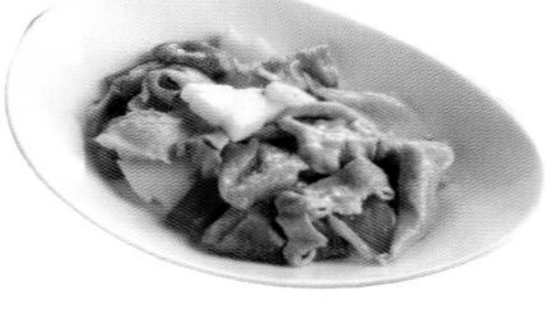
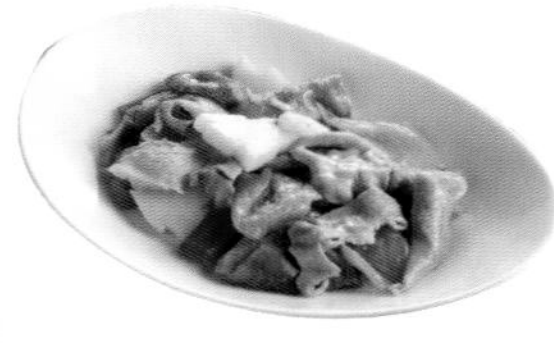

- 100g=1/2碗
- 膳食纖維 0g

酸

烤鴨 100kcal

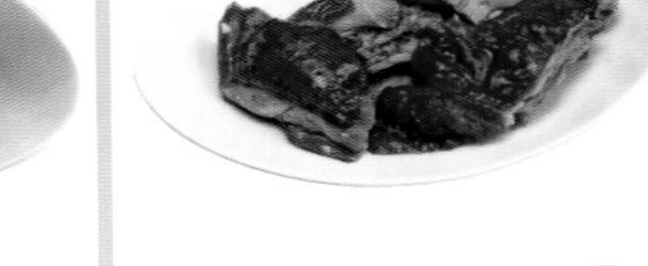

- 100g=3/4碗
- 膳食纖維 0g

酸

薑母鴨 112kcal

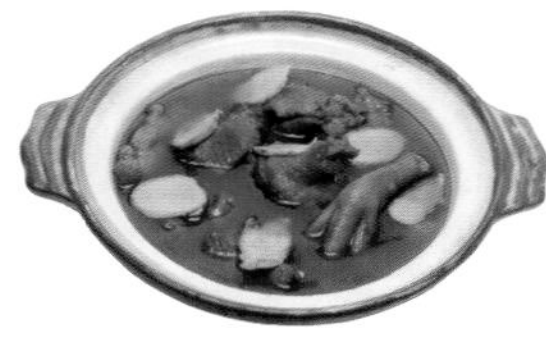
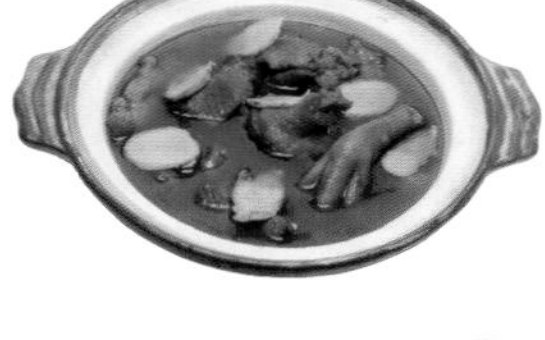

- 100g=1碗
- 膳食纖維 0g

酸
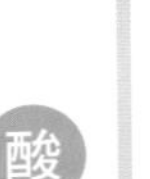

當歸鴨 101kcal

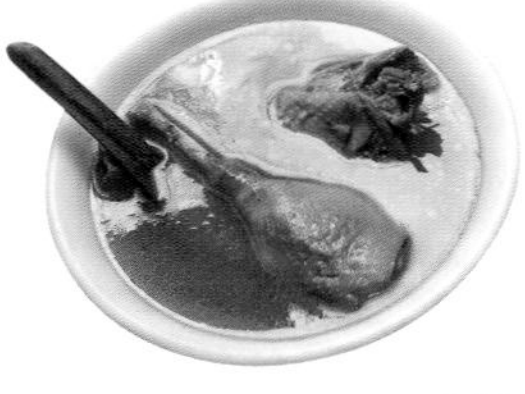

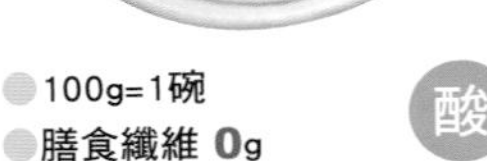
- 100g=1碗
- 膳食纖維 0g

酸

冰糖醬鴨 159kcal

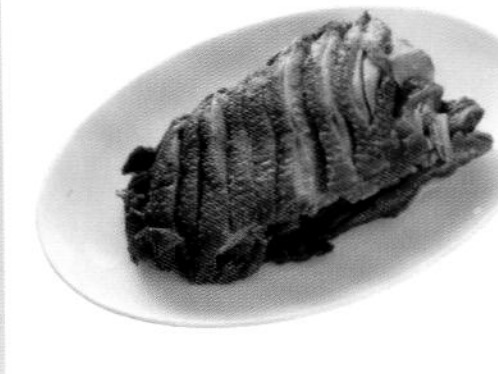

- 100g=1/2碗
- 膳食纖維 0g

酸

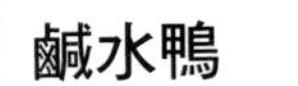
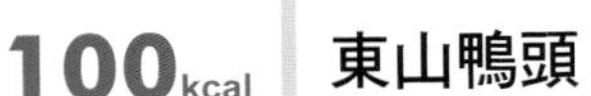

滷鴨翅 138kcal

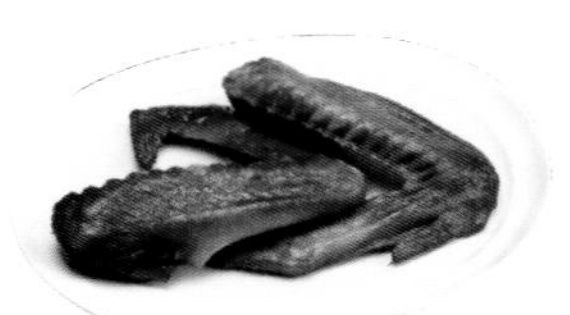

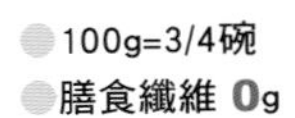
- 100g=3/4碗
- 膳食纖維 0g

酸

鹹水鴨 100kcal

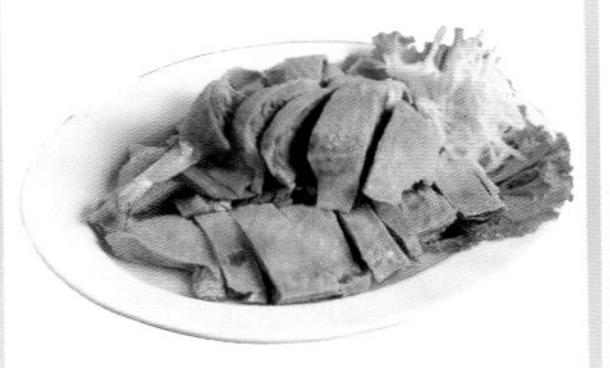

- 100g=3/4碗
- 膳食纖維 0g

酸

東山鴨頭 94kcal

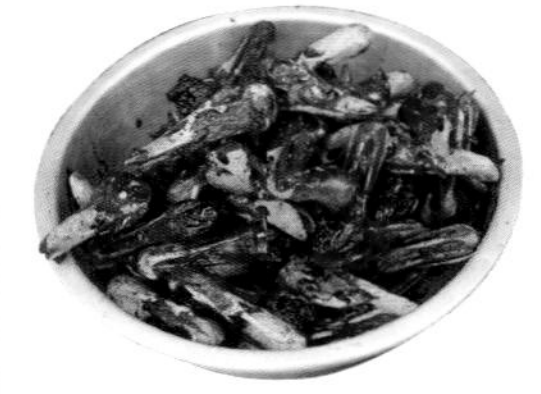

- 100g=3/4碗
- 膳食纖維 0g

酸

Diet's note 此處的一碗，是家中飯碗的大小，以一平碗為標準。

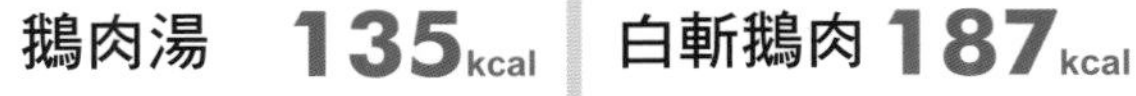

鴨賞 345kcal

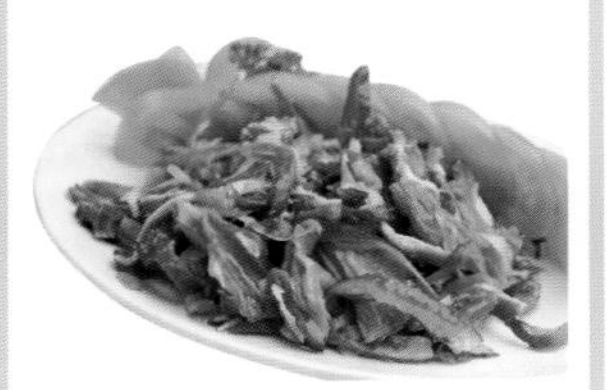

- 100g=3/4碗
- 膳食纖維 0g

酸

鵝肉湯 135kcal

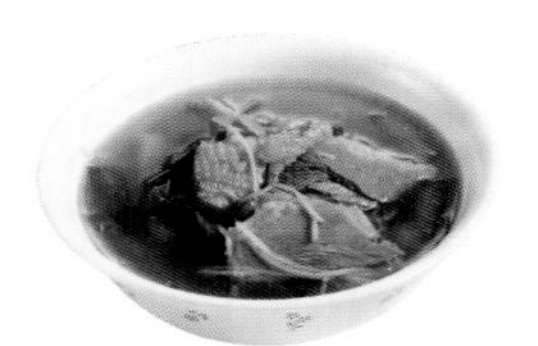

- 100g=1碗
- 膳食纖維 0g

白斬鵝肉 187kcal

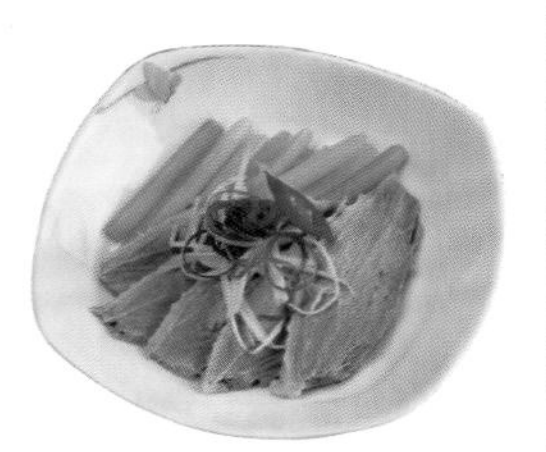

- 100g=3/4碗
- 膳食纖維 0g

甜椒炒牛肉 178kcal

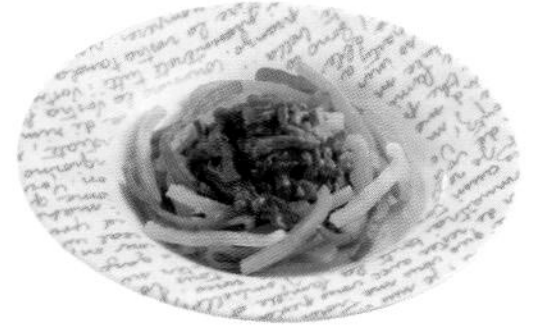

- 100g=1碗
- 膳食纖維 1.1g

酸

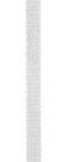

干絲牛肉 360kcal

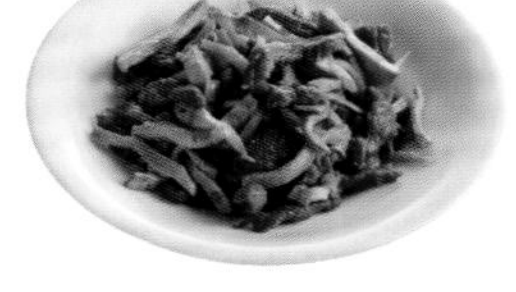

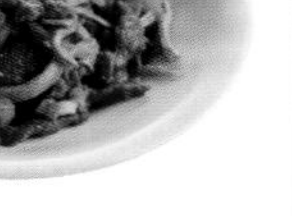

- 100g=1/2碗
- 膳食纖維 0g

酸

黑胡椒牛柳 345kcal

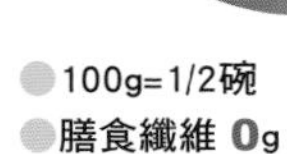

- 100g=1/2碗
- 膳食纖維 0g

清燉牛肉湯 131kcal

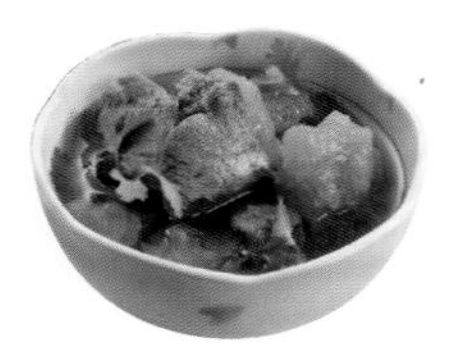

- 100g=1碗
- 膳食纖維 0g

沙茶牛肉煲 360kcal

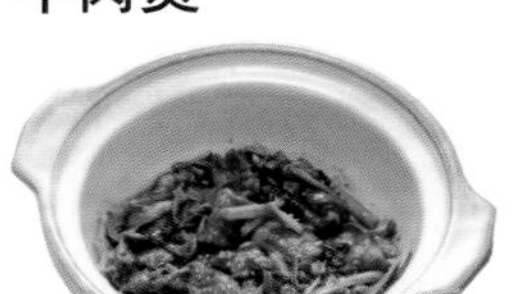

- 100g=3/4碗
- 膳食纖維 0g

空心菜炒牛肉 177kcal

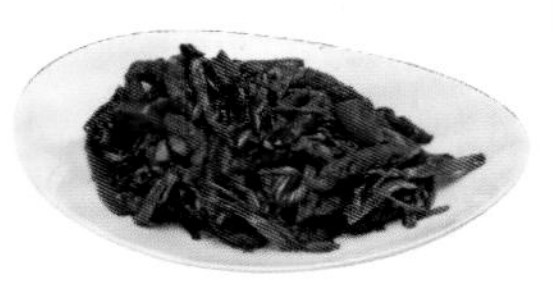

- 100g=1碗
- 膳食纖維 1.1g

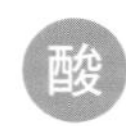

Diet's note 每個人的飲食習慣不同且有其個別性，應依照個人的飲食習慣將一天的肉類總量分配至各餐次中。

外食—肉類
Cooked Meat

蔥爆牛肉 345kcal

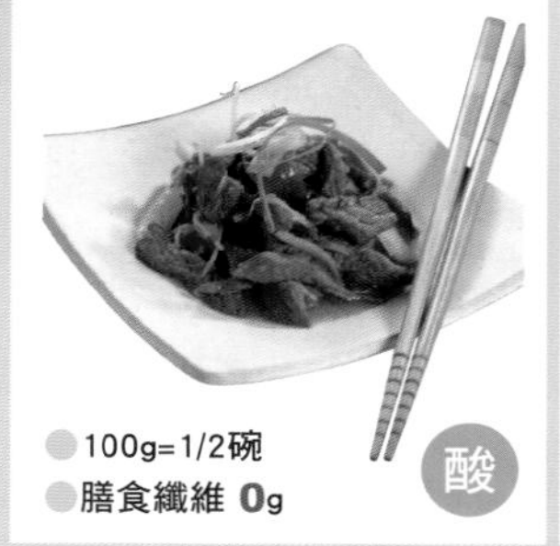

- 100g=1/2碗
- 膳食纖維 0g

酸

紅燒牛腩 277kcal

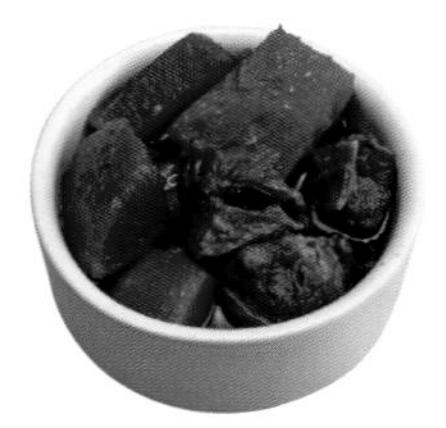

- 100g=3/4碗
- 膳食纖維 0g

酸

田雞湯 92kcal

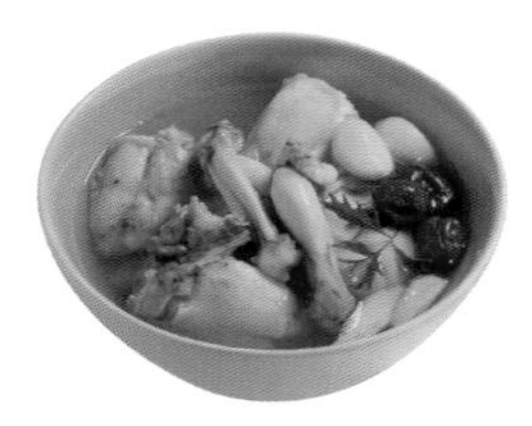

- 100g=1碗
- 膳食纖維 0g

酸

下水湯 100kcal

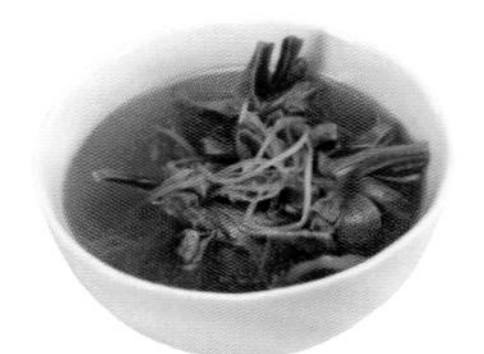

- 100g=1碗
- 膳食纖維 0g

菠菜豬肝湯 106kcal

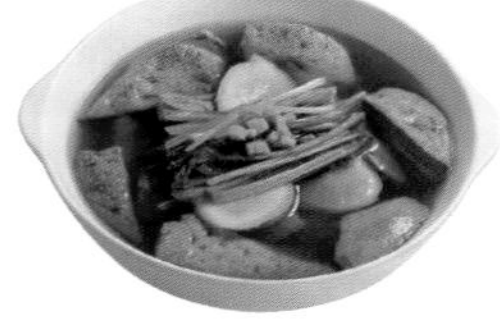

- 100g=1碗
- 膳食纖維 0g

當歸羊肉 195kcal

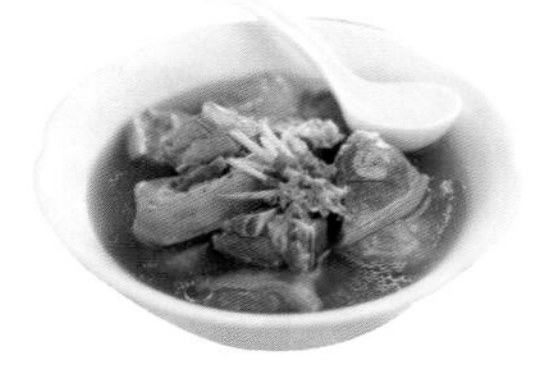

- 100g=1碗
- 膳食纖維 0g

烤羊排 190kcal

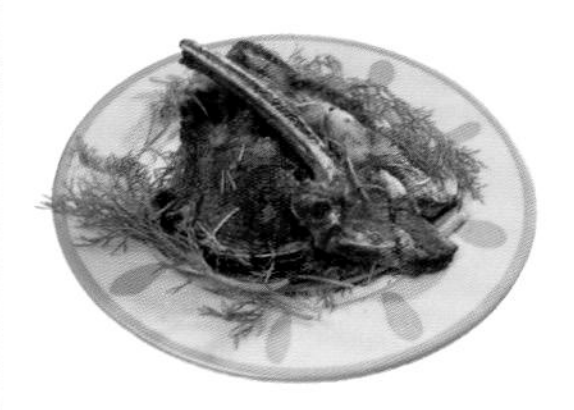

- 100g=3/4碗
- 膳食纖維 0g

十全大補羊肉湯 195kcal

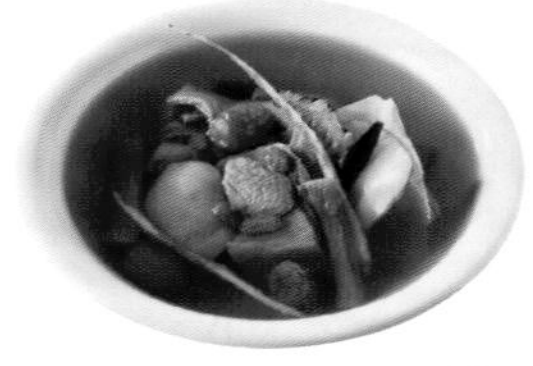

- 100g=1碗
- 膳食纖維 0g

紅燒羊肉 195kcal

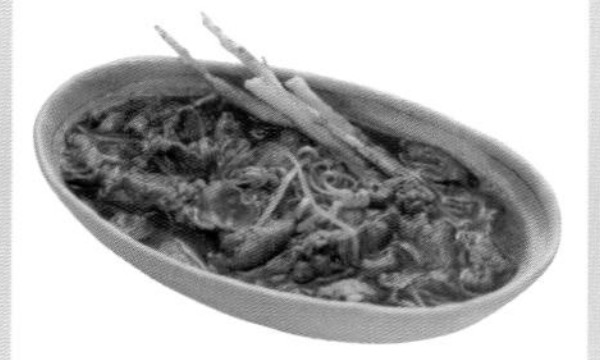

- 100g=3/4碗
- 膳食纖維 0g

Diet's note 此處的一碗，是家中飯碗的大小，以一平碗為標準。

火腿三明治 353kcal

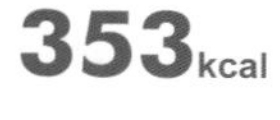

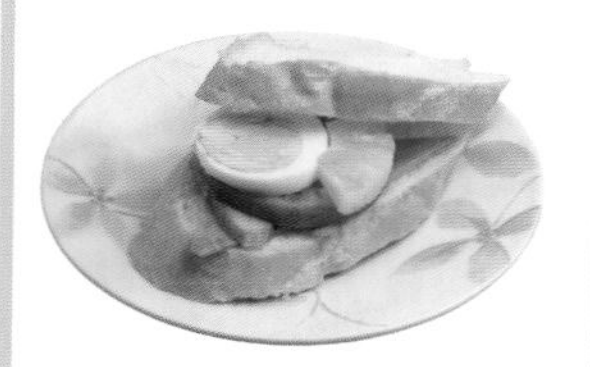

- 100g=1碗
- 膳食纖維 1.1g

酸

培根漢堡 365kcal

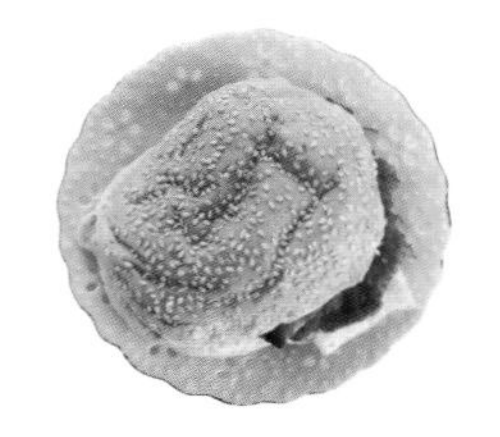

- 100g=1碗
- 膳食纖維 1.4g

酸

牛肉捲餅 232kcal

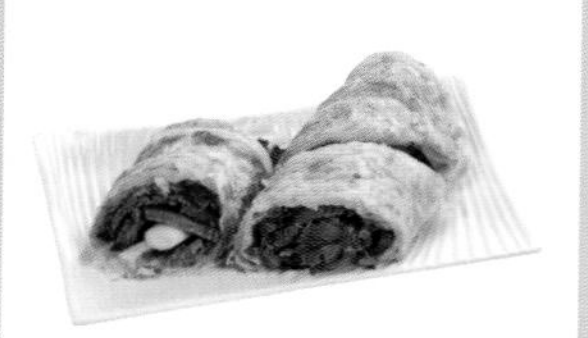

- 100g=3/4碗
- 膳食纖維 0.6g

酸

豬肉捲餅 254kcal

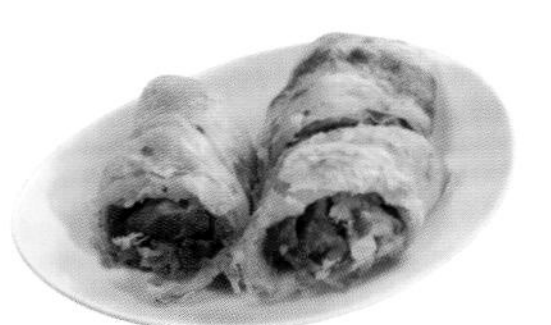

- 100g=1碗
- 膳食纖維 0.6g

酸

瓜仔肉 70kcal

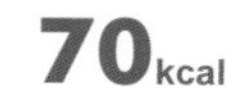

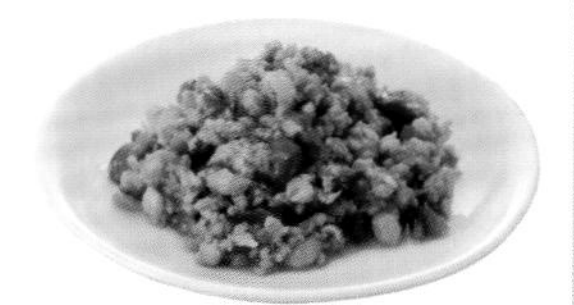

- 100g=1碗
- 膳食纖維 0.3g

酸

紅糟肉片 208kcal

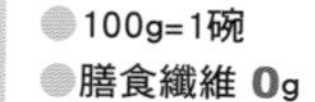

- 100g=1碗
- 膳食纖維 0g

酸

酸菜肚片湯 49kcal

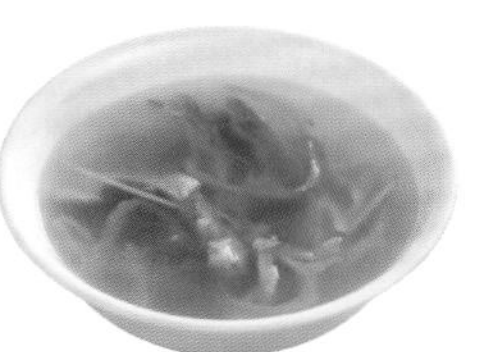

- 100g=1碗
- 膳食纖維 0.1g

酸

滷雞翅 246kcal

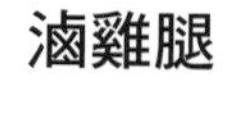

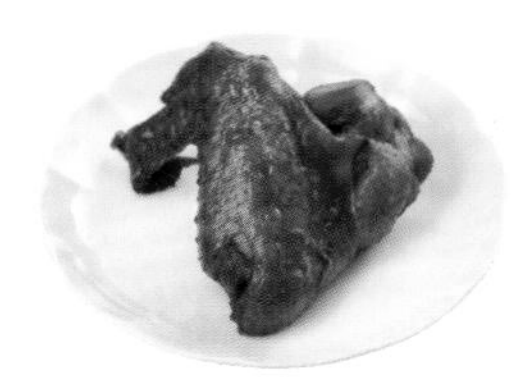

- 100g=1碗
- 膳食纖維 0g

酸

滷雞腿 163kcal

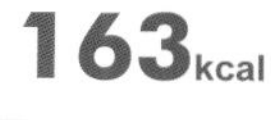

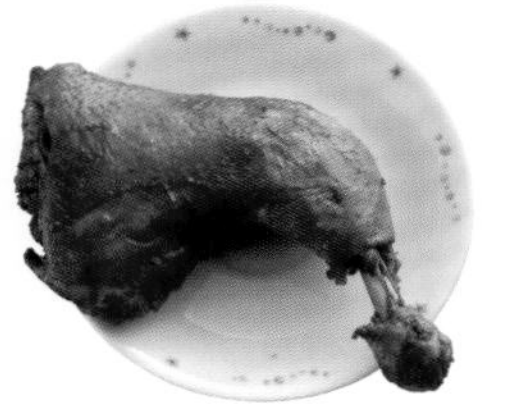

- 100g=1碗
- 膳食纖維 0g

酸

Diet's note 每個人的飲食習慣不同且有其個別性，應依照個人的飲食習慣將一天的肉類總量分配至各餐次中。

外食—肉類
Cooked Meat

滷雞胗 130kcal

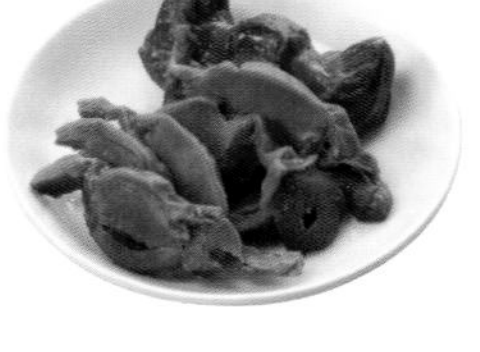
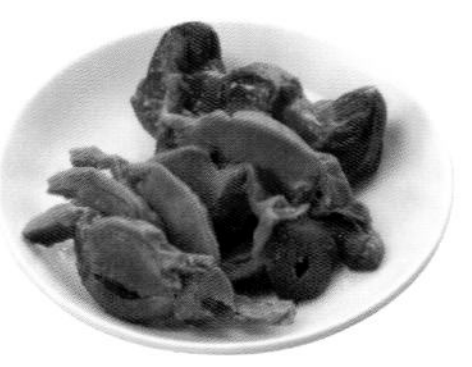

- 100g=1/2碗
- 膳食纖維 0g

酸

滷豬耳朵 245kcal

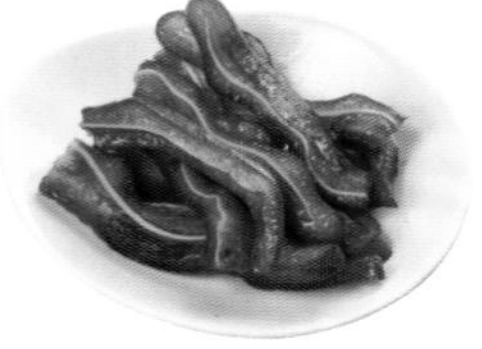
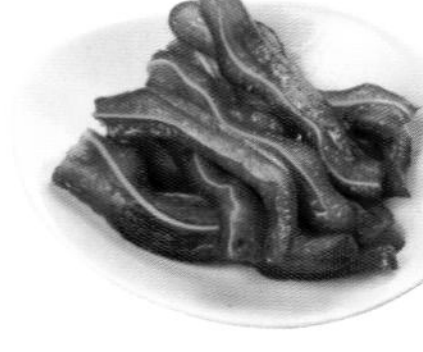

- 100g=1/2碗
- 膳食纖維 0g

酸

滷大腸 157kcal

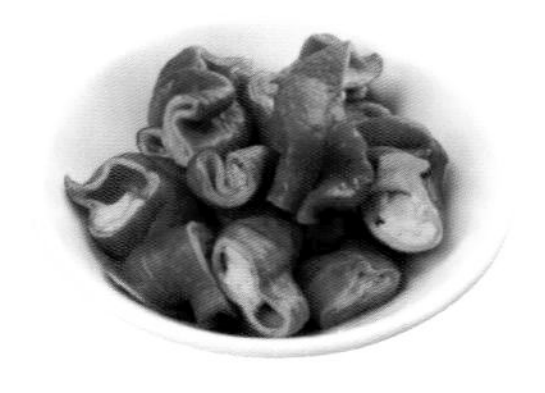

- 100g=1/2碗
- 膳食纖維 0g

酸

奶油燉雞肉 117kcal

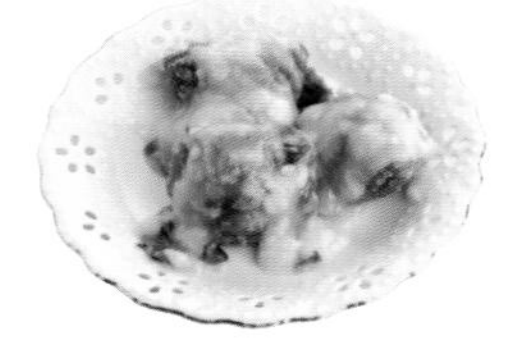
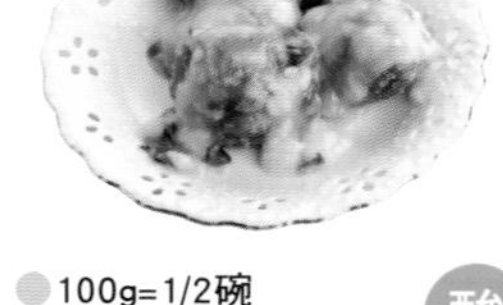

- 100g=1/2碗
- 膳食纖維 0.8g

酸

酸菜鴨 41kcal

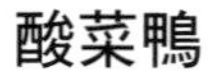

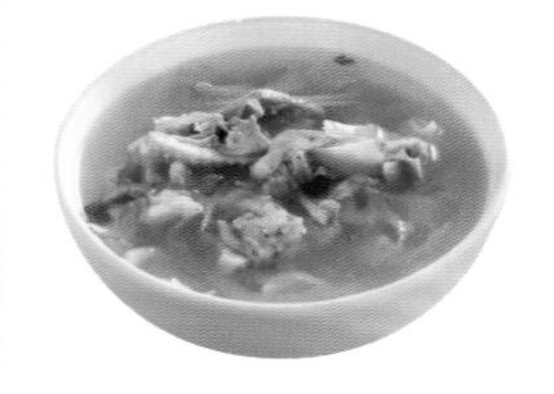

- 100g=1/2碗
- 膳食纖維 0g

酸

蔥油雞 188kcal

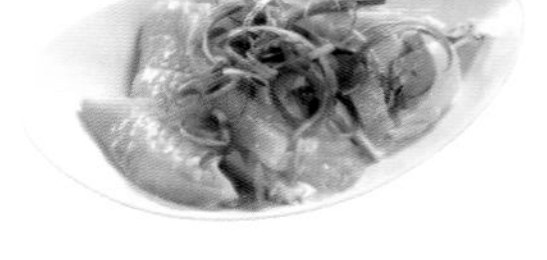

- 100g=1/2碗
- 膳食纖維 0g

酸

牛肉河粉 91kcal

- 100g=1碗
- 膳食纖維 0.1g

酸

醬爆雞丁 242kcal

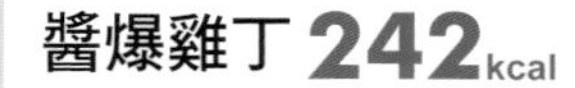

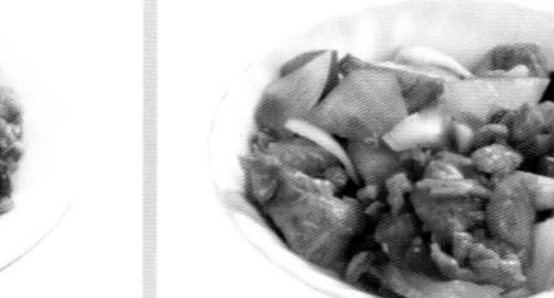

- 100g=1/2碗
- 膳食纖維 0.1g

酸

蘿蔔排骨湯 56kcal

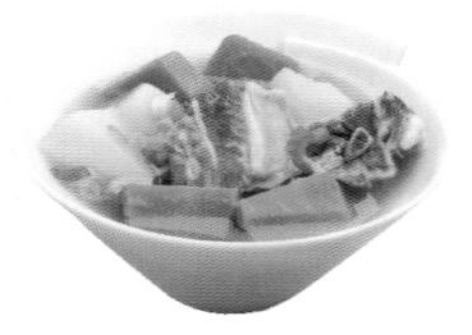

- 100g=1/2碗
- 膳食纖維 0g

酸

Diet's note 此處的一碗，是家中飯碗的大小，以一平碗為標準。

涼拌鳳爪 257kcal

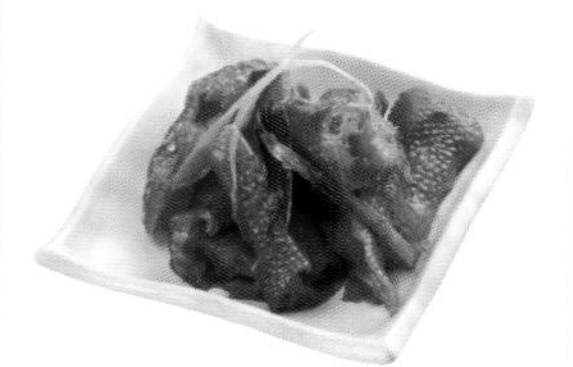

- 100g=1碗
- 膳食纖維 0.3g

涼拌鴨胗 177kcal

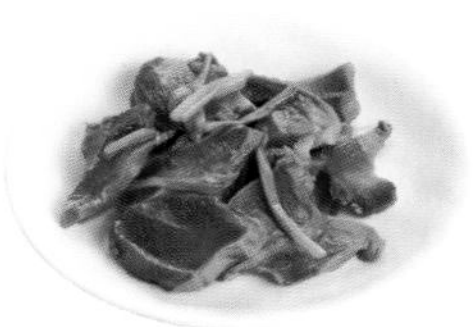

- 100g=1碗
- 膳食纖維 0g

麻油腰子 184kcal

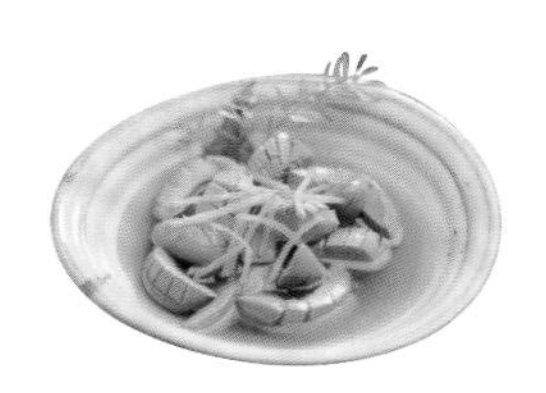

- 100g=1/2碗
- 膳食纖維 0.1g

瓜仔雞湯 40kcal

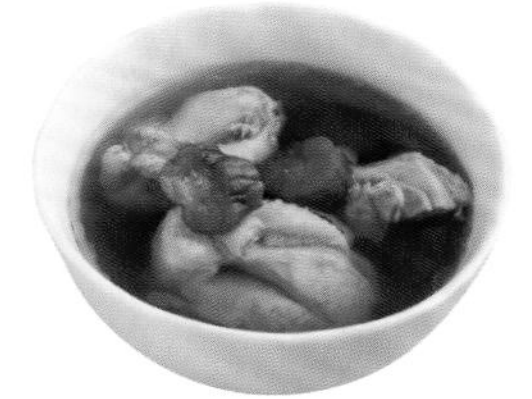

- 100g=1/2碗
- 膳食纖維 0.4g

蠔油牛肉 174kcal

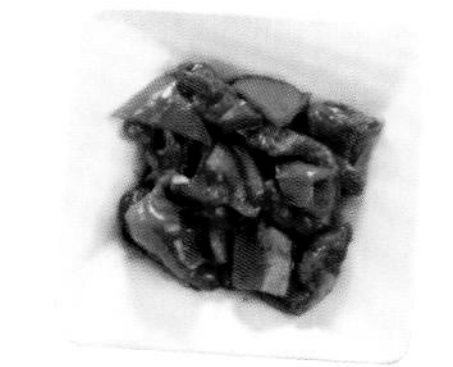

- 100g=1碗
- 膳食纖維 0.7g

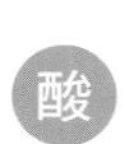

薑絲大腸 204kcal

- 100g=1碗
- 膳食纖維 0.4g

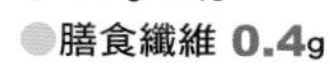

麻油炒豬肝 227kcal

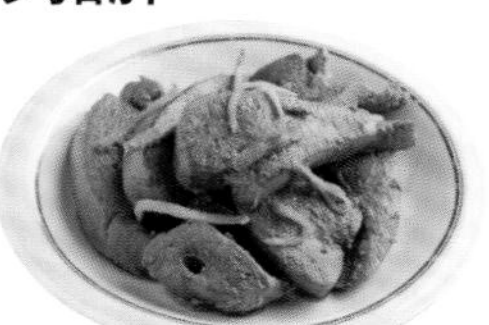

- 100g=1碗
- 膳食纖維 0g

薑汁肉片 275kcal

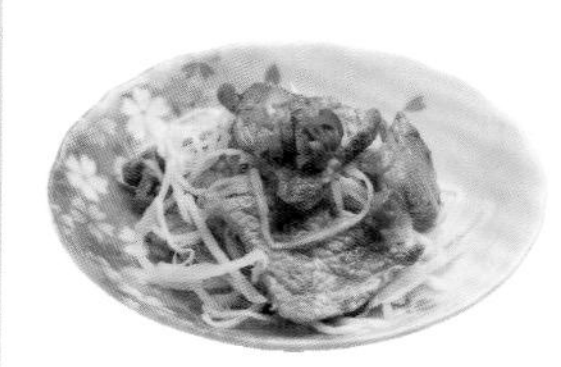

- 100g=1碗
- 膳食纖維 0.3g

味噌燒肉 232kcal

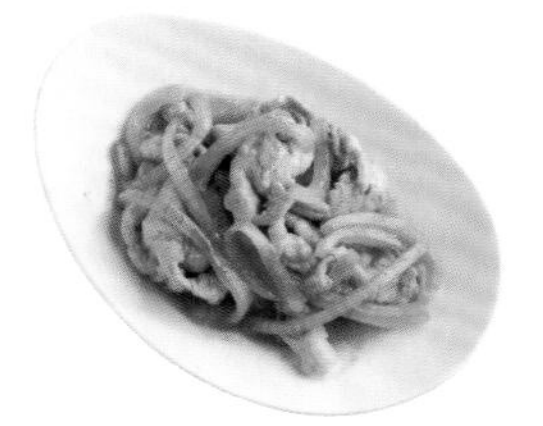

- 100g=1碗
- 膳食纖維 1.1g

Diet's note

蔬菜外食的計算基準為每100克的熱量（約1碗=1人份），約等於6歲以下兒童的一天1/3的攝取量，6歲以上兒童及女性一天1/4的攝取量，青少年及男性成人一天1/5的攝取量。

外食—肉類

Cooked Meat

滷蹄膀 340kcal

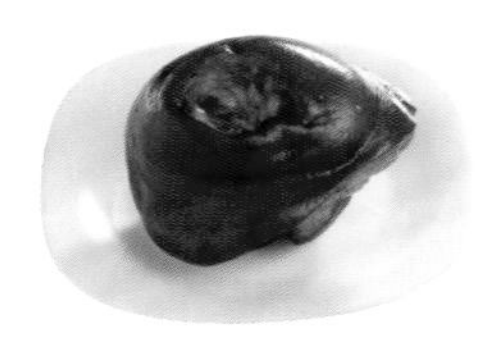

- 100g=1/2碗
- 膳食纖維 0g

鐵板牛柳 135kcal

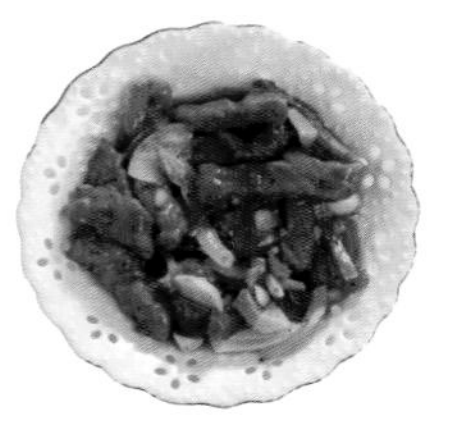

- 100g=1碗
- 膳食纖維 1.1g

糖醋里肌 268kcal

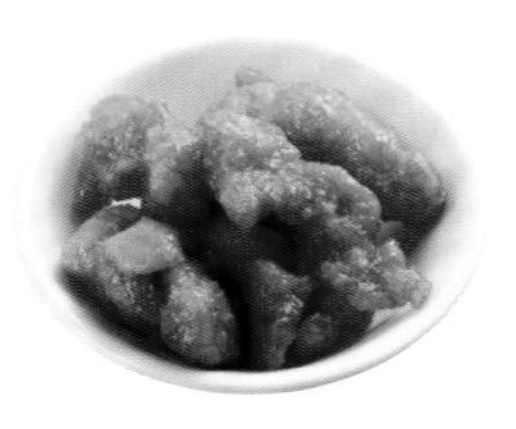

- 100g=1碗
- 膳食纖維 0.8g

沙茶羊肉 317kcal

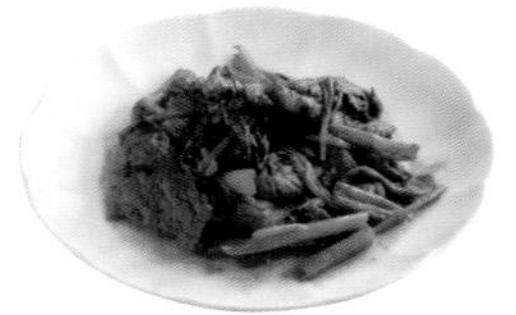

- 100g=1碗
- 膳食纖維 1.2g

五更腸旺 103kcal

- 100g=1/2碗
- 膳食纖維 0.1g

豬血炒酸菜 217kcal

- 100g=1/2碗
- 膳食纖維 0g

竹笙雞湯 41kcal

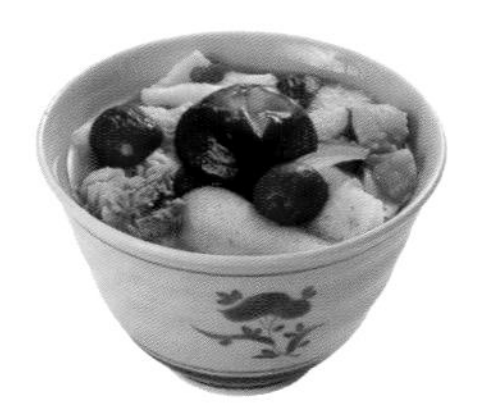

- 100g=1/2碗
- 膳食纖維 0.1g

咖哩雞 112kcal

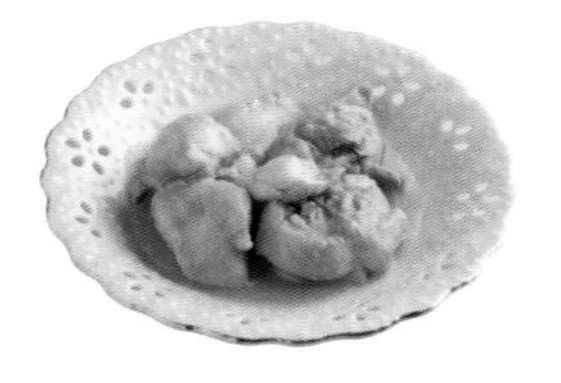

- 100g=1碗
- 膳食纖維 0g

藥燉排骨 89kcal

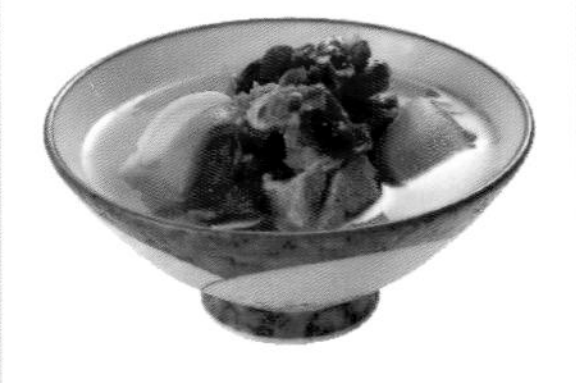

- 100g=1/2碗
- 膳食纖維 0g

Diet's note 此處的一碗，是家中飯碗的大小，以一平碗為標準。

蜜汁排骨 333kcal	脆皮肥腸 290kcal
100g=1/2碗 膳食纖維 0g 酸	100g=1碗 膳食纖維 0.4g 酸

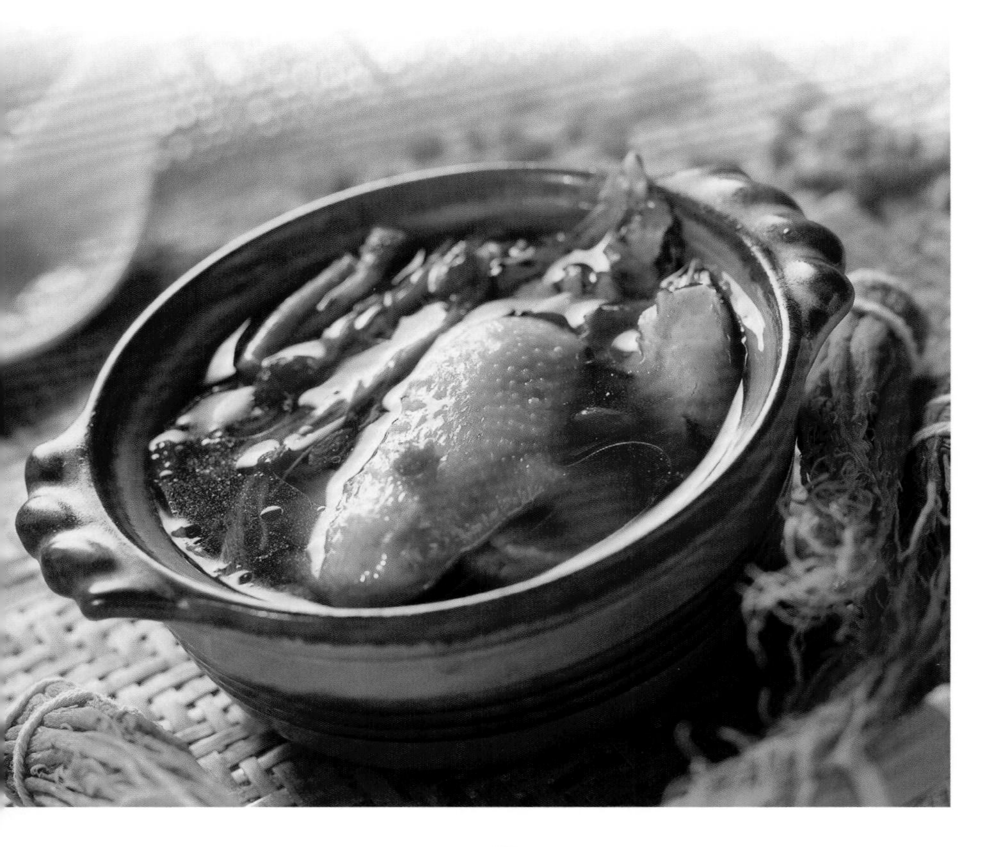

外食—主食類
Staple

主食類是每天都會吃的食物，醣類佔了主食類營養的大部分，供給人體所需熱能，更是熱量的來源之一，必須要慎選，對減重才有幫助！

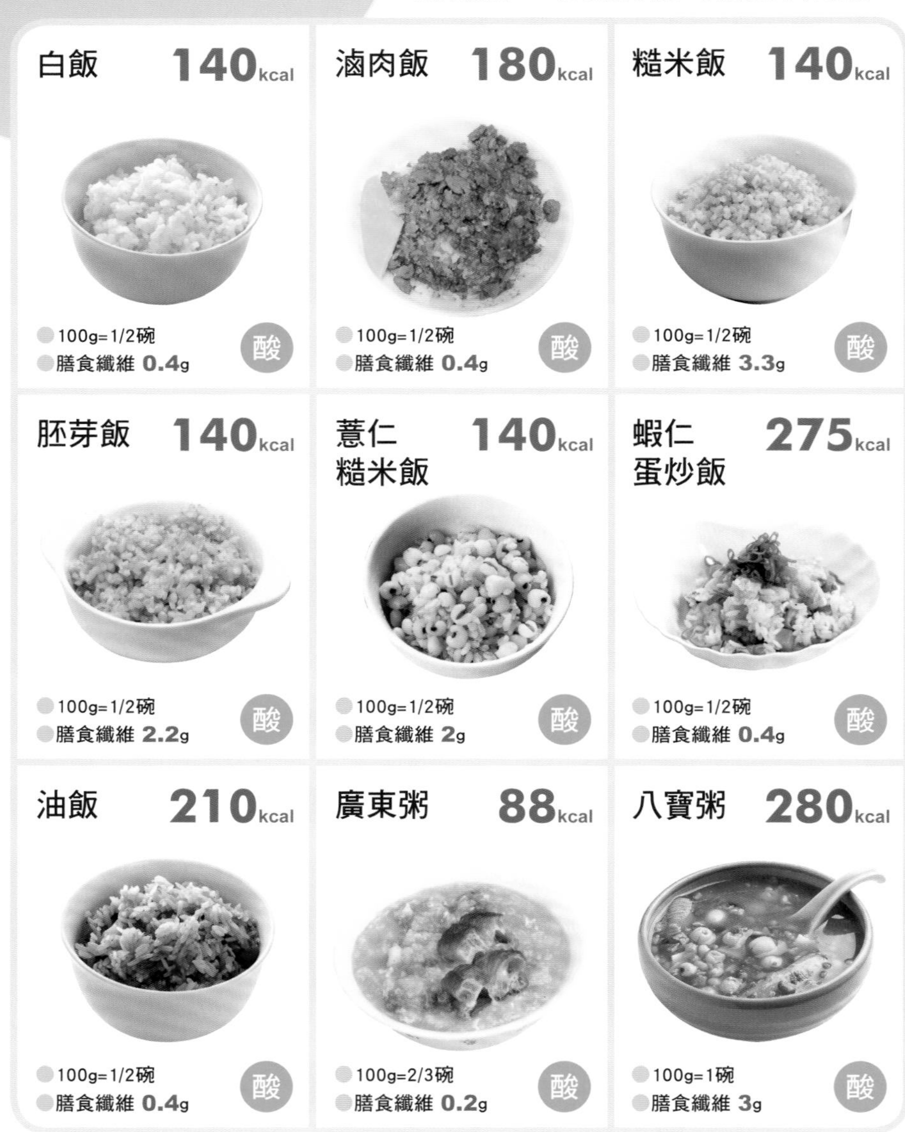

名稱	熱量	份量	膳食纖維	酸鹼
白飯	140kcal	100g=1/2碗	0.4g	酸
滷肉飯	180kcal	100g=1/2碗	0.4g	酸
糙米飯	140kcal	100g=1/2碗	3.3g	酸
胚芽飯	140kcal	100g=1/2碗	2.2g	酸
薏仁糙米飯	140kcal	100g=1/2碗	2g	酸
蝦仁蛋炒飯	275kcal	100g=1/2碗	0.4g	酸
油飯	210kcal	100g=1/2碗	0.4g	酸
廣東粥	88kcal	100g=2/3碗	0.2g	酸
八寶粥	280kcal	100g=1碗	3g	酸

Diet's note 此處的一碗，是家中飯碗的大小，以一平碗為標準。

小米粥 125kcal

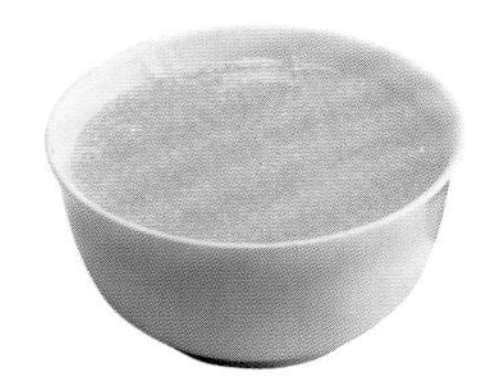

- 100g=1碗
- 膳食纖維 **1.85g**

酸

皮蛋瘦肉粥 145kcal

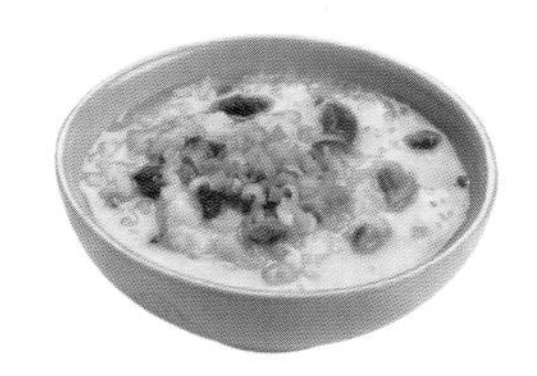

- 100g=1碗
- 膳食纖維 **0.61g**

花生湯 106kcal

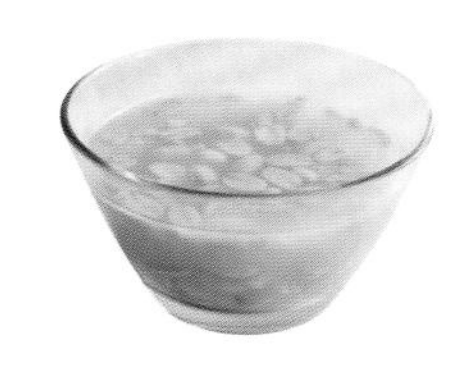

- 100g=1/2碗
- 膳食纖維 **1.6g**

酸

冬粉湯 88kcal

- 100g=2/3碗
- 膳食纖維 **0.35g**

酸

綠豆薏仁湯 182kcal

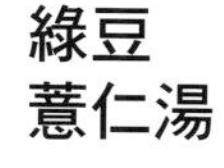

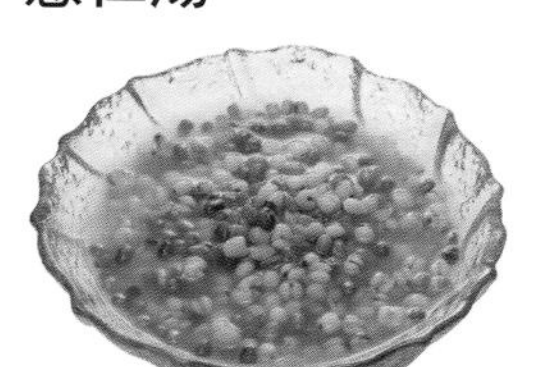

- 100g=1碗
- 膳食纖維 **2.9g**

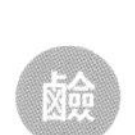

紅豆薏仁湯 182kcal

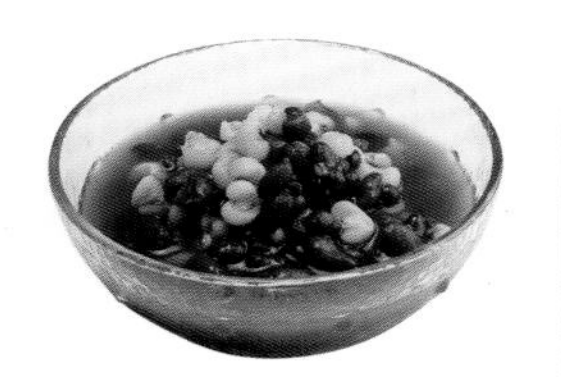

- 100g=1碗
- 膳食纖維 **2.91g**

鹼

玉米排骨湯 160kcal

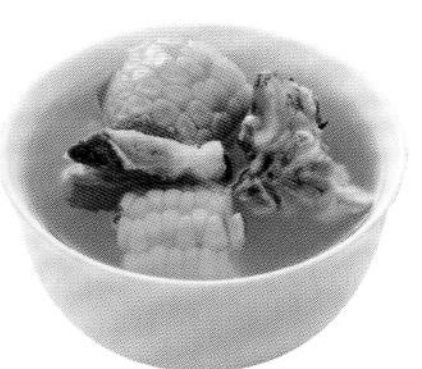

- 100g=1碗
- 膳食纖維 **1.35g**

酸

米苔目湯 150kcal

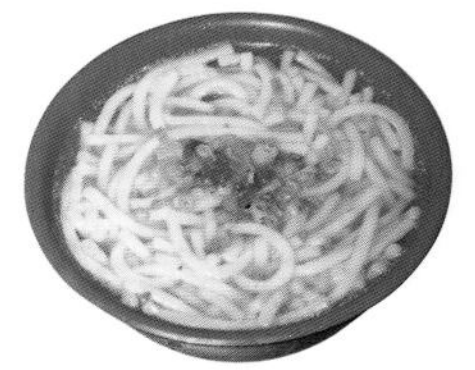

- 100g=1碗
- 膳食纖維 **0.2g**

南瓜湯 70kcal

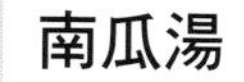

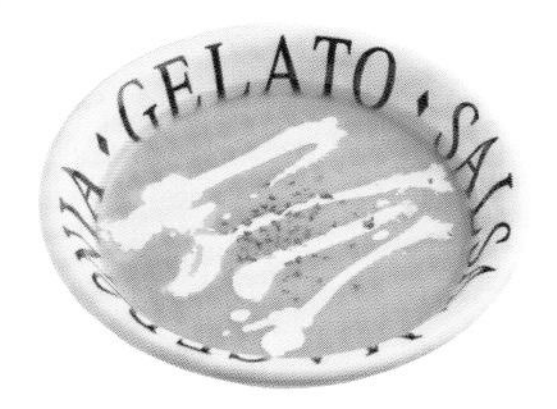

- 100g=1/2碗
- 膳食纖維 **1.5g**

Diet's note 減重者必須減少食用勾芡類食物，才能有效減低熱量攝取。

外食—主食類

Staple

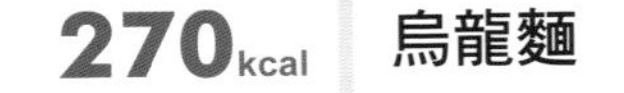
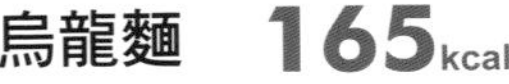
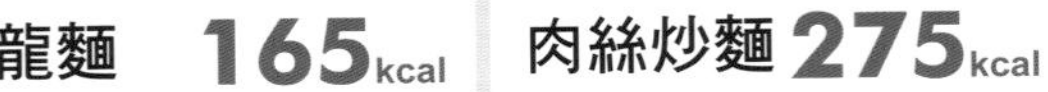

陽春麵 270kcal

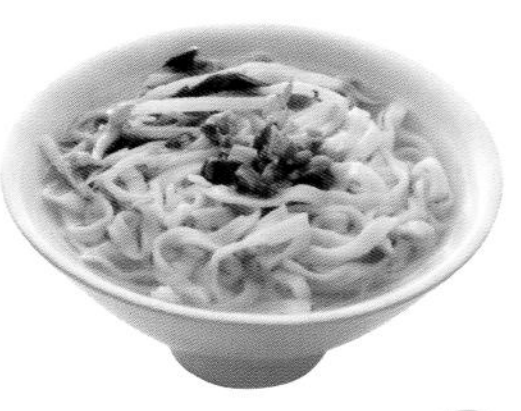

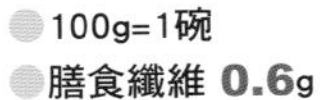

- 100g=1碗
- 膳食纖維 0.6g

酸

烏龍麵 165kcal

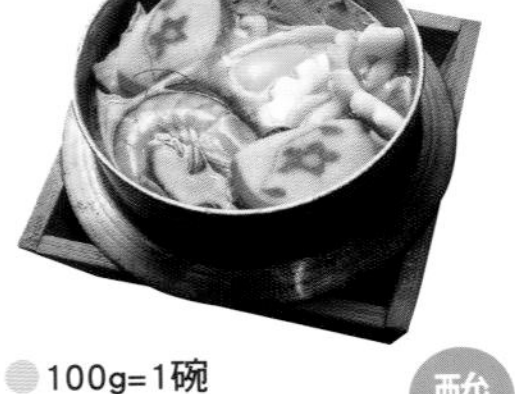
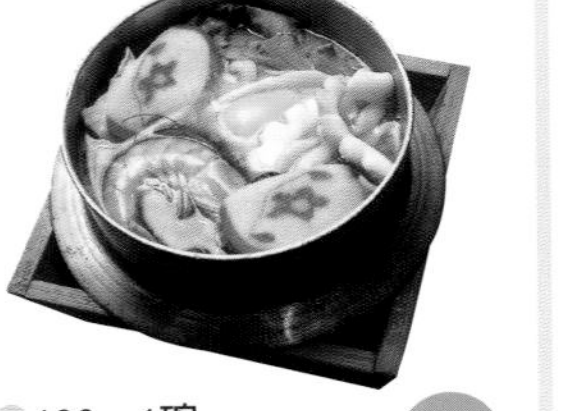

- 100g=1碗
- 膳食纖維 1g

酸

肉絲炒麵 275kcal

- 100g=1碗
- 膳食纖維 0.6g

酸

麻醬麵 325kcal

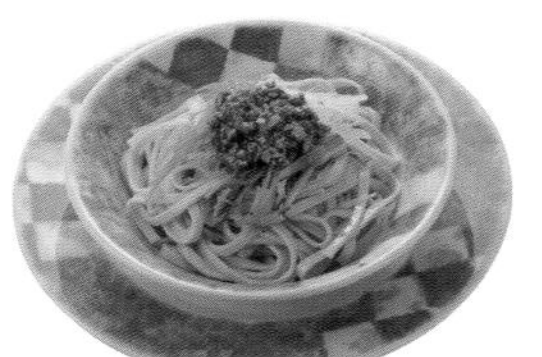

- 100g=1碗
- 膳食纖維 0.6g

酸

蕎麥涼麵 360kcal

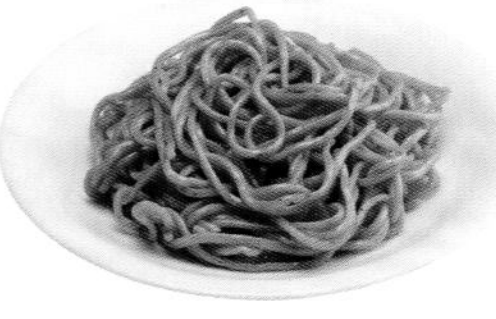
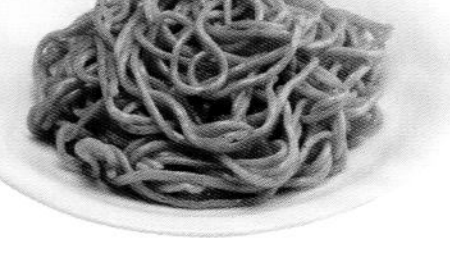

- 100g=1碗
- 膳食纖維 3g

酸

切仔麵 123kcal

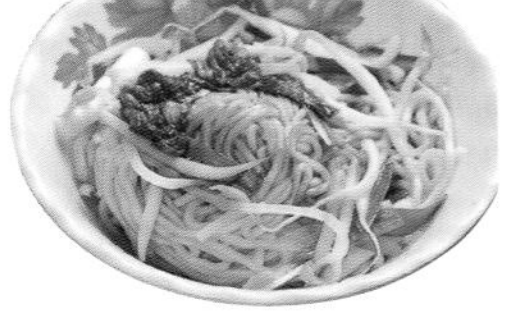

- 100g=1碗
- 膳食纖維 2.5g

酸

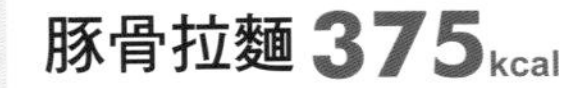

泡麵 473kcal

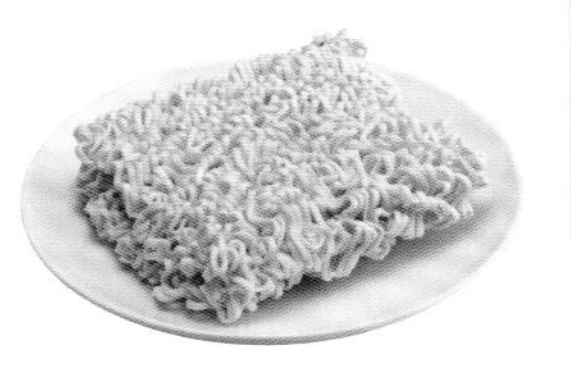

- 100g=1又1/2個
- 膳食纖維 1.8

酸

豚骨拉麵 375kcal

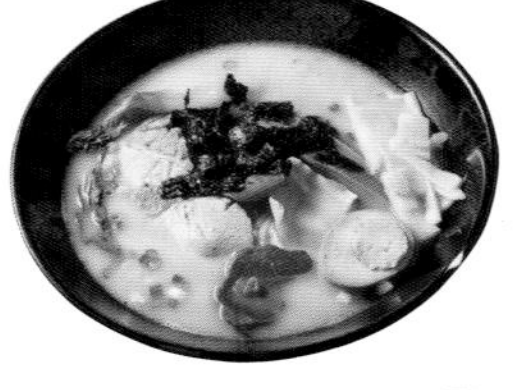

- 100g=1碗
- 膳食纖維 1.06g

酸

蔬菜拉麵 328kcal

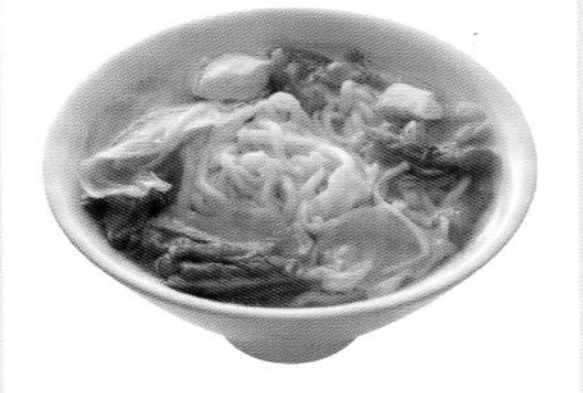

- 100g=1碗
- 膳食纖維 5g

酸

Diet's note 此處的一碗，是家中飯碗的大小，以一平碗為標準。

刀削麵 272kcal
（清湯底）

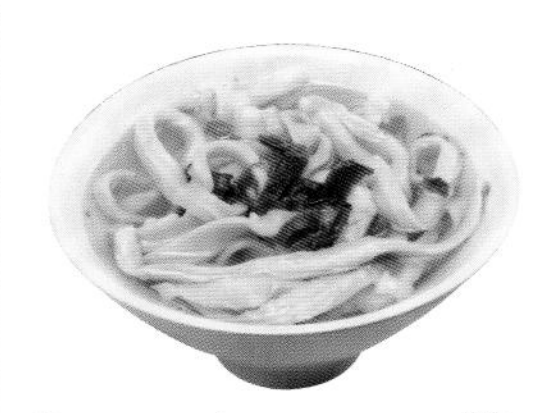

- 100g=1碗
- 膳食纖維 1g

酸

牛肉麵 200kcal

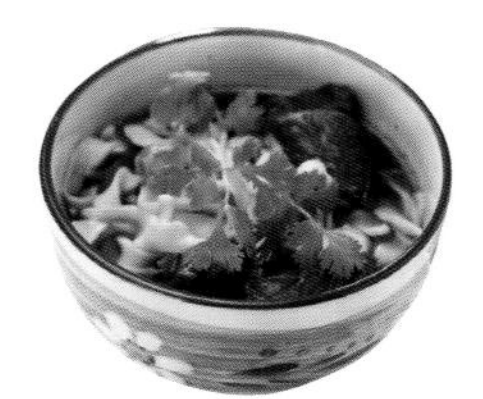

- 100g=1碗
- 膳食纖維 0.68g

茄汁海鮮義大利麵 185kcal

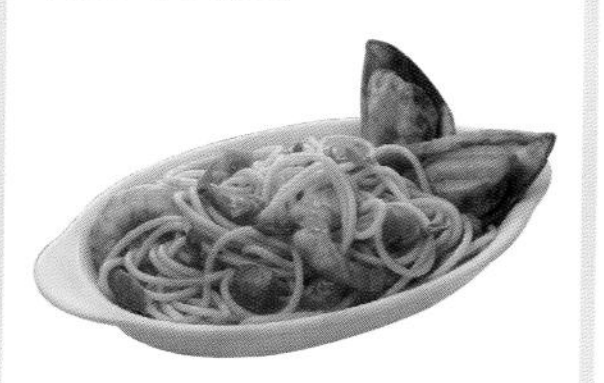

- 100g=1碗
- 膳食纖維 0.68g

奶油蛤蜊義大利麵 195kcal

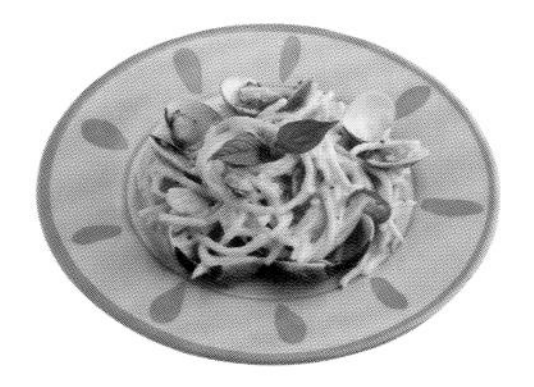

- 100g=1碗
- 膳食纖維 0.5g

酸

青醬野菇義大利麵 150kcal

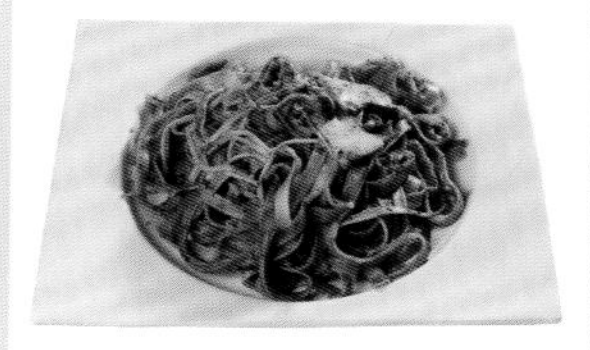

- 100g=1碗
- 膳食纖維 1.2g

筒仔米糕 244kcal

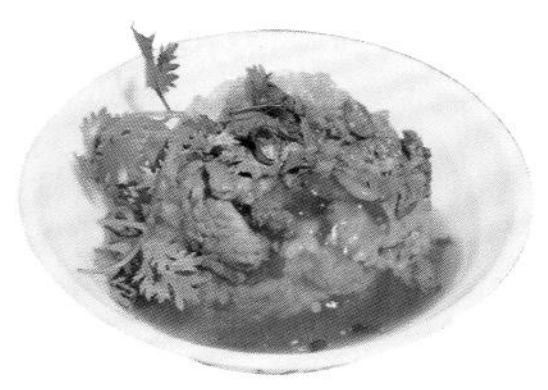

- 100g=1/2碗
- 膳食纖維 1.1g

蘿蔔糕 138kcal

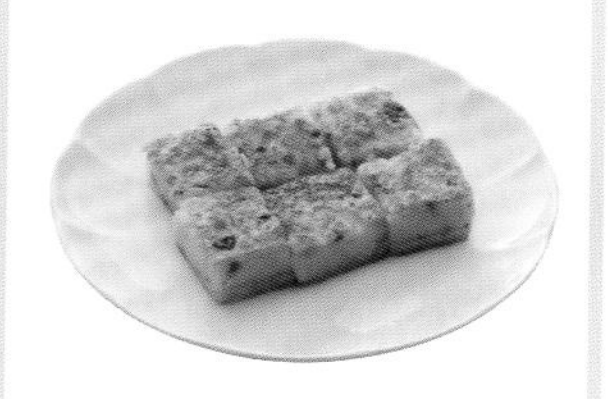

- 100g=約2片
- 膳食纖維 1.14g

酸

芋頭糕 118kcal

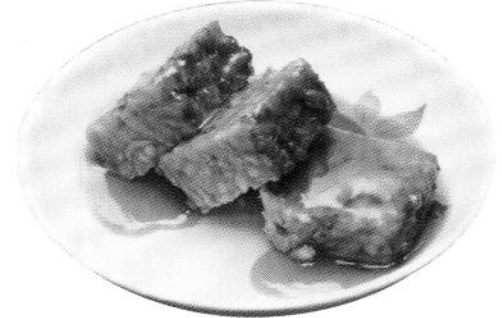

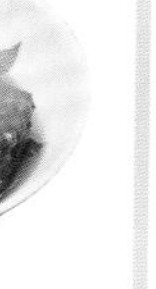

- 100g=1又1/3片
- 膳食纖維 1.28g

中

焗通心粉 313kcal

- 100g=2/3碗
- 膳食纖維 1.9g

Diet's note 同一餐或同一天中，若有額外攝取地瓜、南瓜、山藥、紅豆、綠豆、蓮子、栗子、薏仁等食物，也都是屬於主食類食物，飯量要減少。

外食──主食類

Staple

牛肉細粉 180kcal

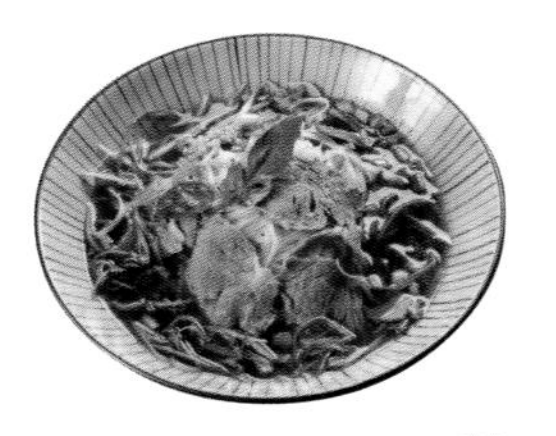

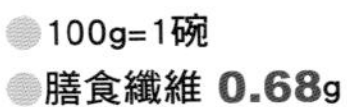

- 100g=1碗
- 膳食纖維 **0.68**g

酸

炒米粉 320kcal

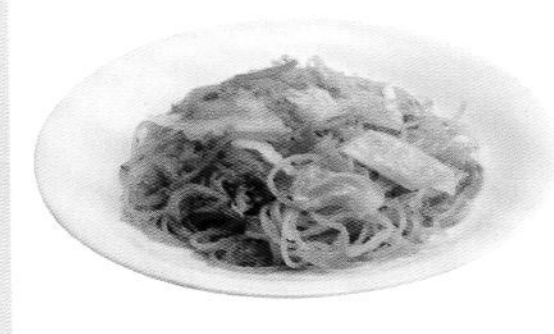

- 100g=1碗
- 膳食纖維 **1.2**g

酸

饅頭 276kcal

- 100g=1/3個
- 膳食纖維 **2.28**g

酸

嫩雞肉漢堡 356kcal

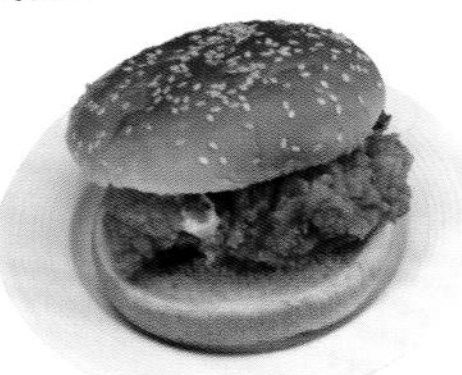

- 100g=1個
- 膳食纖維 **0.51**g

酸

碳烤玉米 105kcal

- 100g=1/3根
- 膳食纖維 **2.71**g

酸

水煮玉米 65kcal

- 100g=1/3根
- 膳食纖維 **2.71**g

酸

烤馬鈴薯 73kcal

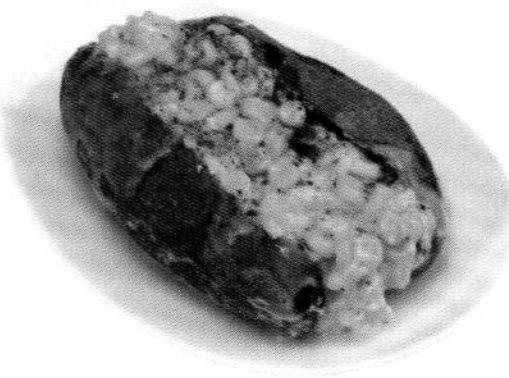

- 100g=1/2個
- 膳食纖維 **1.31**g

鹼

炸薯條 216kcal

- 100g=30小條
- 膳食纖維 **1.45**g

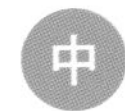

中

炸薯餅 260kcal

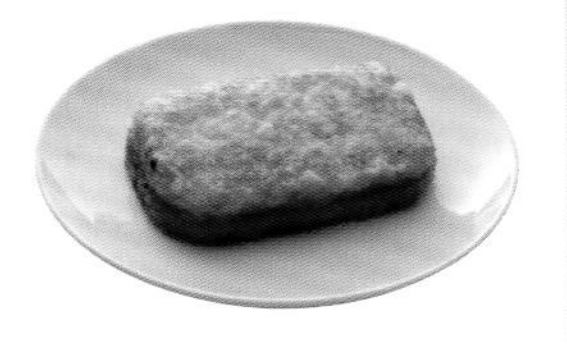

- 100g=2塊
- 膳食纖維 **2.18**g

酸

Diet's note 此處的一碗，是家中飯碗的大小，以一平碗為標準。

蛋餅 300kcal

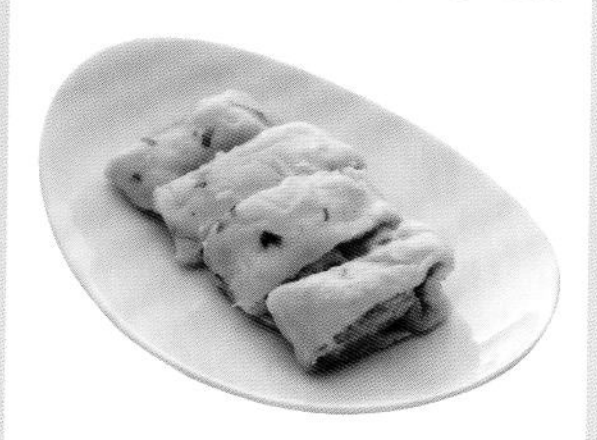

- 100g=1個
- 膳食纖維 1.2g

酸

蔥花麵包 380kcal

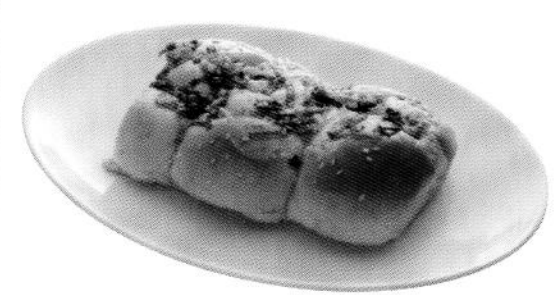

- 100g=1/3個
- 膳食纖維 1.25g

全麥雜糧麵包 325kcal

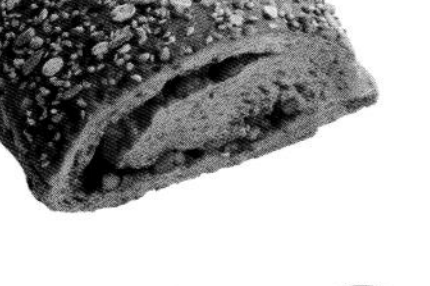

- 100g=1又4/5個
- 膳食纖維 2.2g

酸

波蘿麵包 385kcal

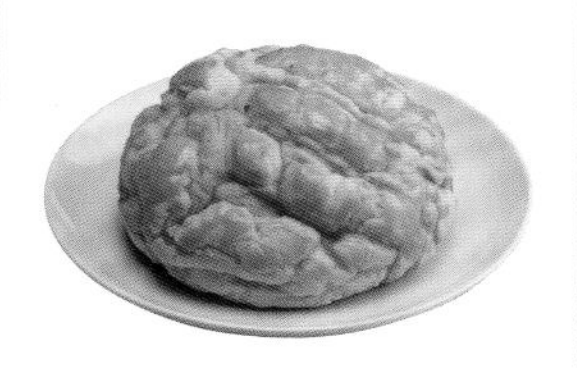

- 100g=1又4/5個
- 膳食纖維 0.9g

奶酥麵包 370kcal

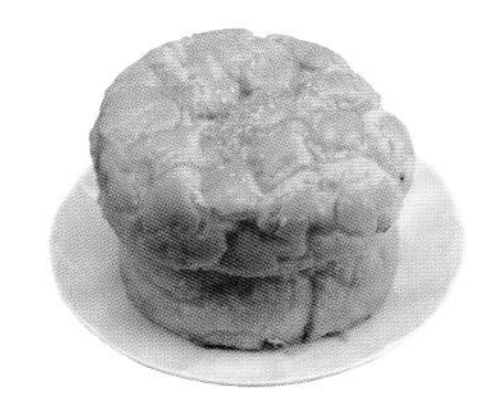

- 100g=1又4/5個
- 膳食纖維 1.1g

肉鬆麵包 430kcal

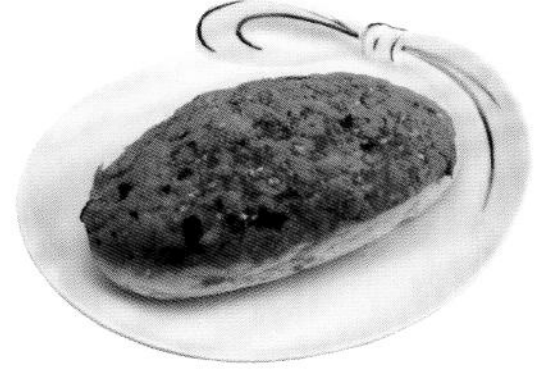

- 100g=1又4/5個
- 膳食纖維 0.9g

甜不辣 200kcal

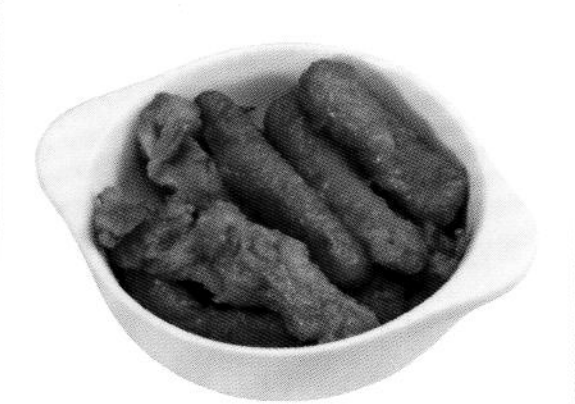

- 100g=2/3碗
- 膳食纖維 0.8g

炒板條 148kcal

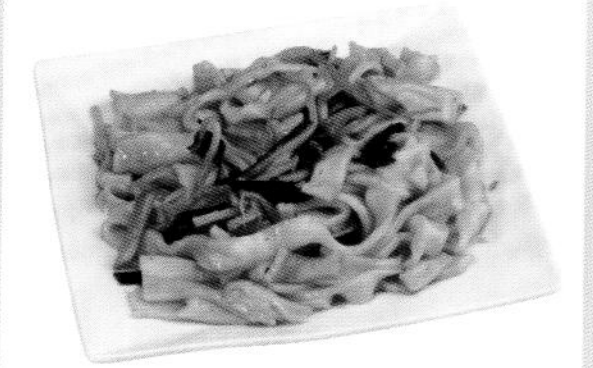

- 100g=1碗
- 膳食纖維 1.2g

甜甜圈 380kcal

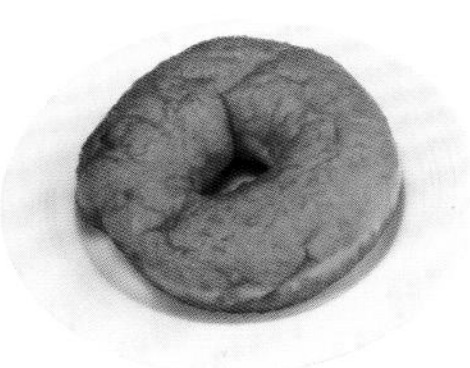

- 100g=1又1/2個
- 膳食纖維 1.03g

Diet's note 減重者必須減少食用勾芡類食物，才能有效減低熱量攝取。

外食—主食類
Staple

鍋貼 228kcal

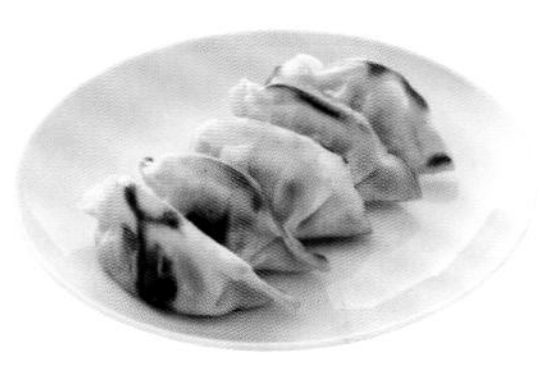

- 100g=1又1/3個
- 膳食纖維 1.5g

酸

韭菜盒子 212kcal

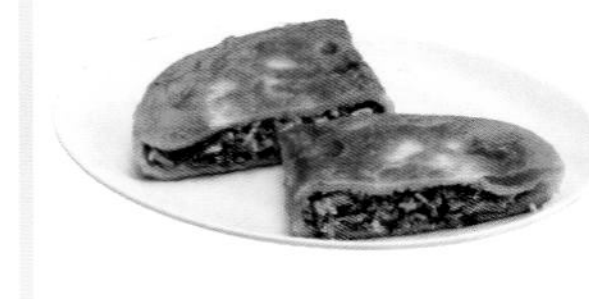

- 100g=2/3個
- 膳食纖維 1.4g

酸

油條 558kcal

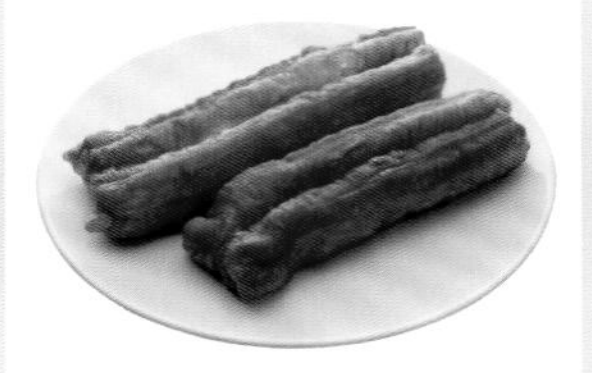

- 100g=2條
- 膳食纖維 1.6g

酸

燒餅 320kcal

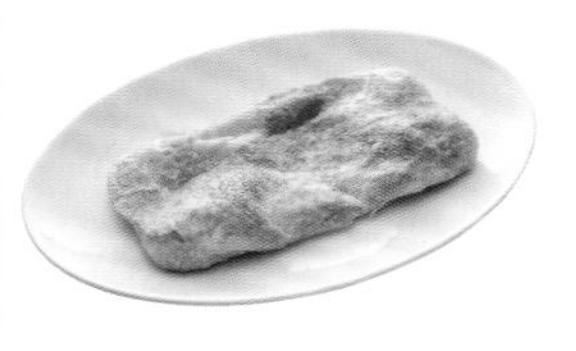

- 100g=1又1/4個
- 膳食纖維 1.2g

酸

大腸麵線 350kcal

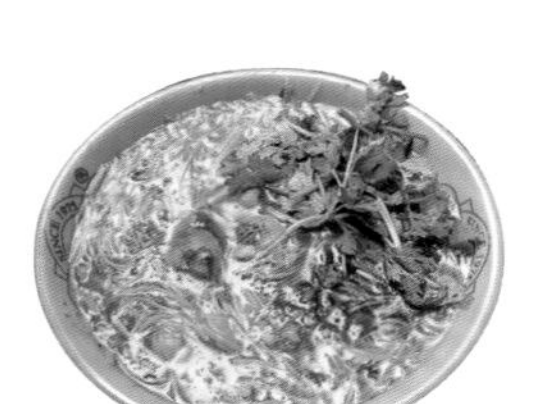

- 100g=1碗
- 膳食纖維 0.52g

酸

牛肉餡餅 222kcal

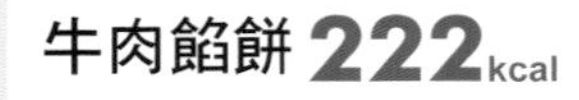

- 100g=1個
- 膳食纖維 1.1g

酸

溫州餛飩 141kcal

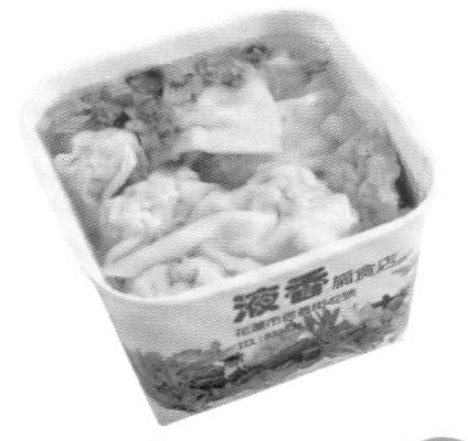

- 100g=2個
- 膳食纖維 0.57g

酸

早餐穀類 385kcal

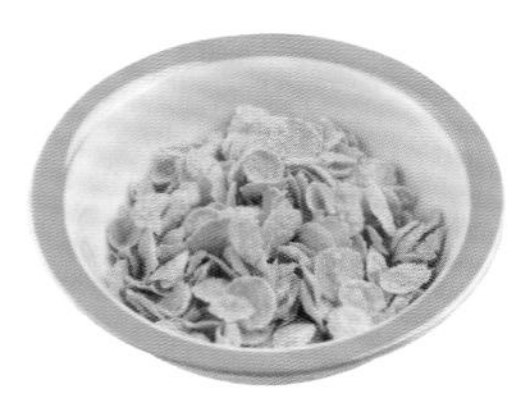

- 100g=1碗
- 膳食纖維 1.3g

酸

肉粽 233kcal

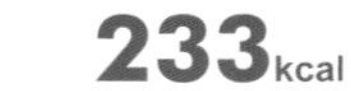

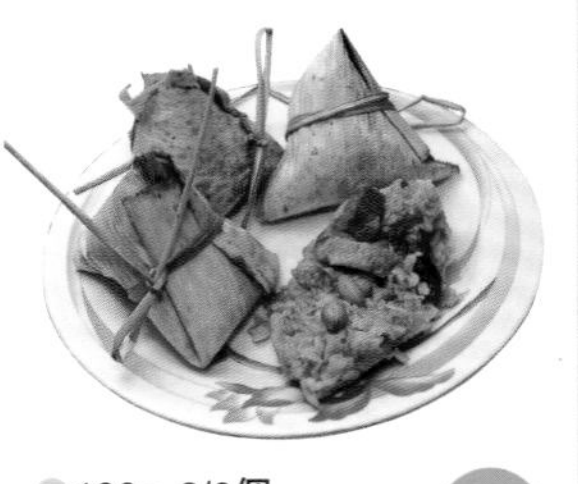

- 100g=2/3個
- 膳食纖維 0.71g

酸

Diet's note 此處的一碗，是家中飯碗的大小，以一平碗為標準。

小餐包 280kcal

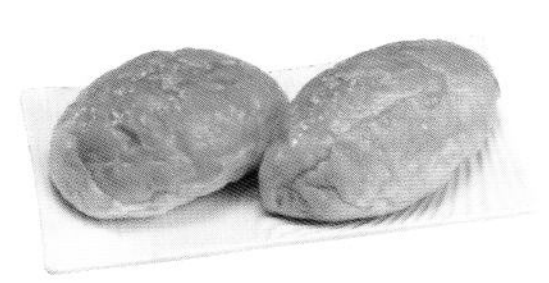

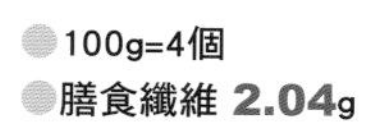

- 100g=4個
- 膳食纖維 2.04g

酸

叉燒包 262kcal

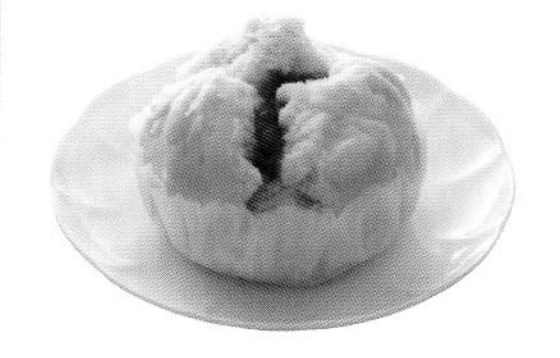

- 100g=1個
- 膳食纖維 1.25g

小籠包 240kcal

- 100g=2又1/2個
- 膳食纖維 1.19g

豬肉包子 258kcal

- 100g=1又1/4個
- 膳食纖維 1g

酸

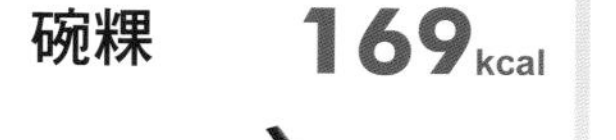

碗粿 169kcal

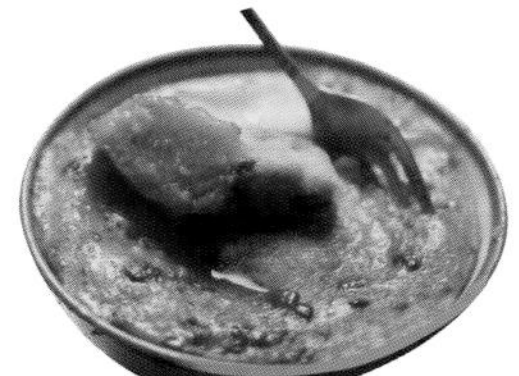

- 100g=1/2碗
- 膳食纖維 0.3g

銀絲捲 280kcal

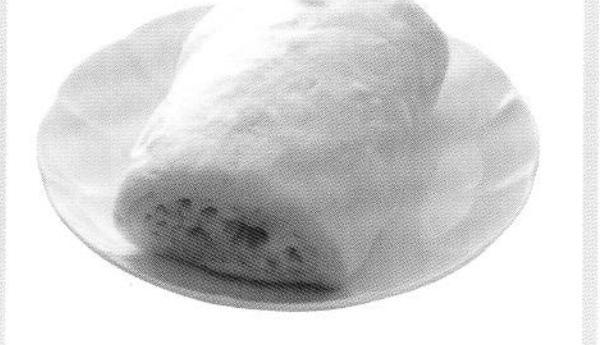

- 100g=1/2個
- 膳食纖維 2.2g

大亨堡夾心 302kcal

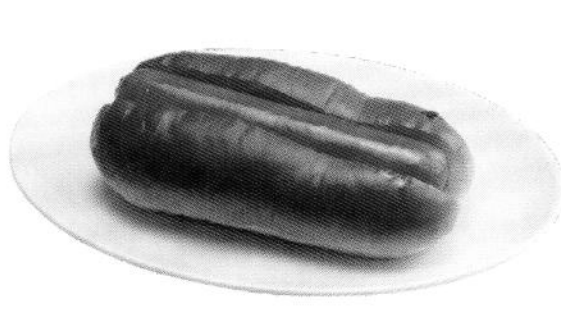

- 100g=1又1/2個
- 膳食纖維 1.2g

豬肉水餃 204kcal

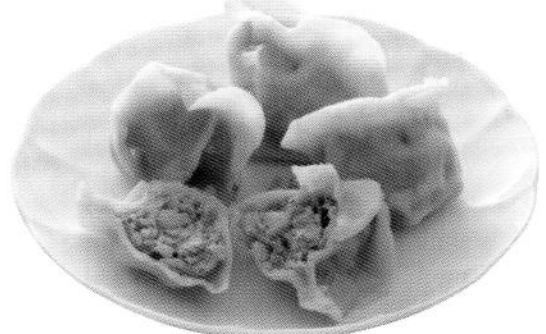

- 100g=8個
- 膳食纖維 1g

烤番薯 125kcal

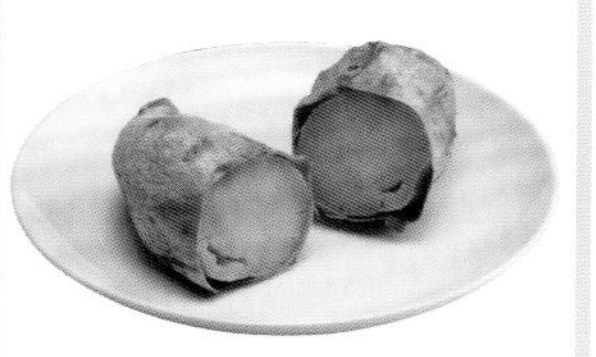

- 100g=2/3個
- 膳食纖維 2.34g

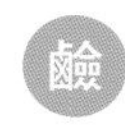

Diet's note

同一餐或同一天中，若有額外攝取地瓜、南瓜、山藥、紅豆、綠豆、蓮子、栗子、薏仁等食物，也都是屬於主食類食物，飯量要減少。

外食—主食類
Staple

炸地瓜條 215kcal

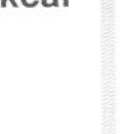

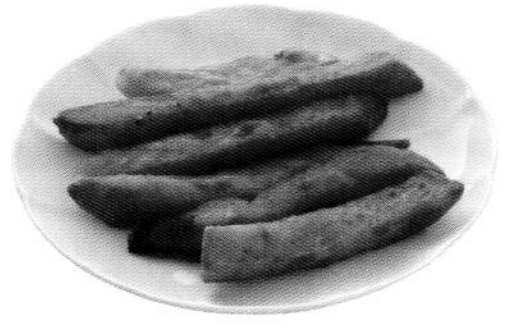

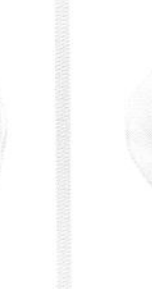

- 100g=10小條
- 膳食纖維 2.34g

鹼

銅鑼燒 332kcal

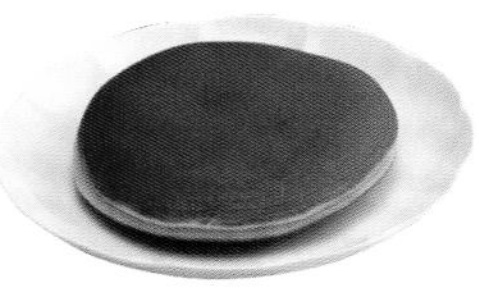

- 100g=2個
- 膳食纖維 0.25g

酸

棺材板 262kcal

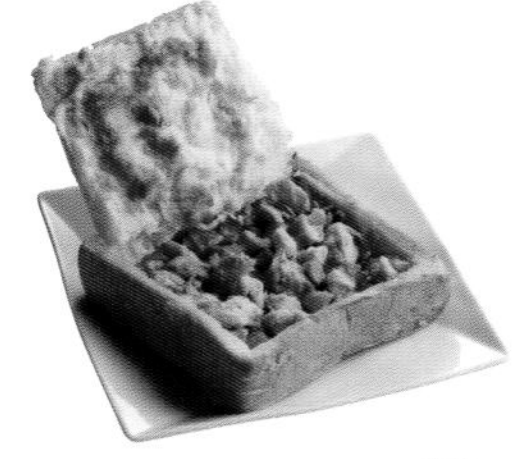

- 100g=1份
- 膳食纖維 1.5g

酸

彰化肉圓 135kcal

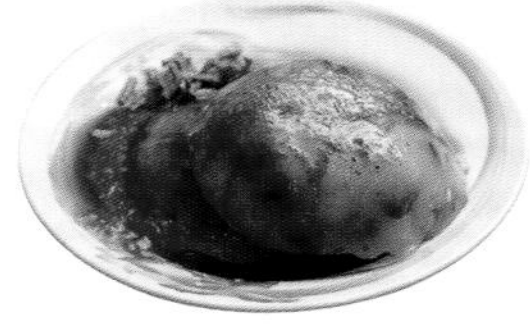

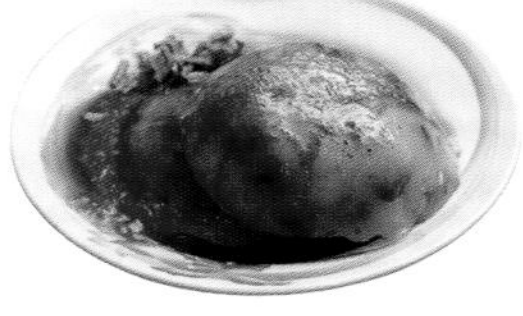

- 100g=1個
- 膳食纖維 0.3g

酸

紫糯米飯糰 335kcal

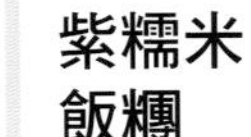

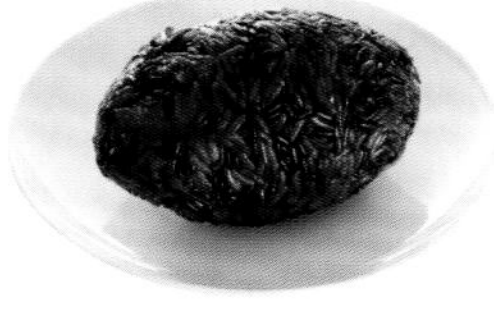

- 100g=1/2個
- 膳食纖維 2.2g

酸

鮮肉湯圓 282kcal

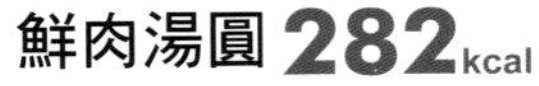

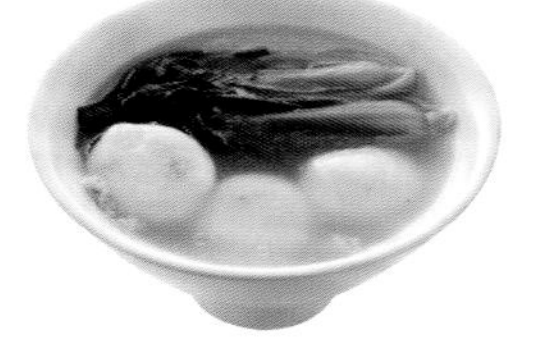

- 100g=5個
- 膳食纖維 0.28g

酸

芝麻湯圓 343kcal

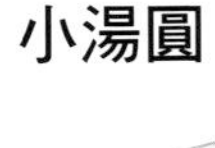

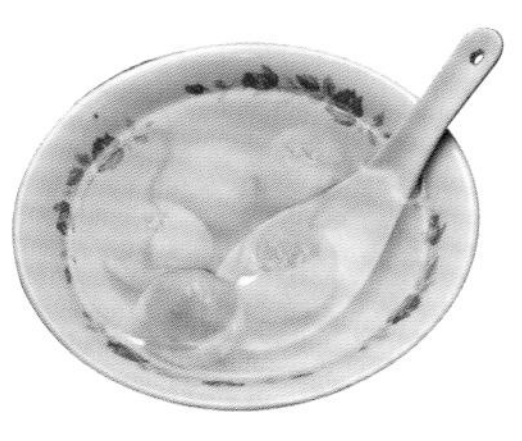

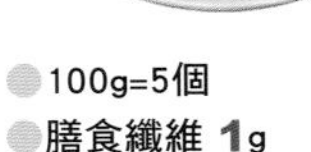

- 100g=5個
- 膳食纖維 1g

酸

小湯圓 233kcal

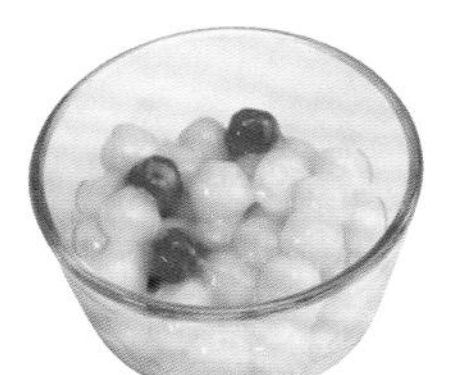

- 100g=1碗
- 膳食纖維 1.7g

酸

燒賣 175kcal

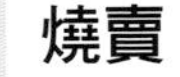

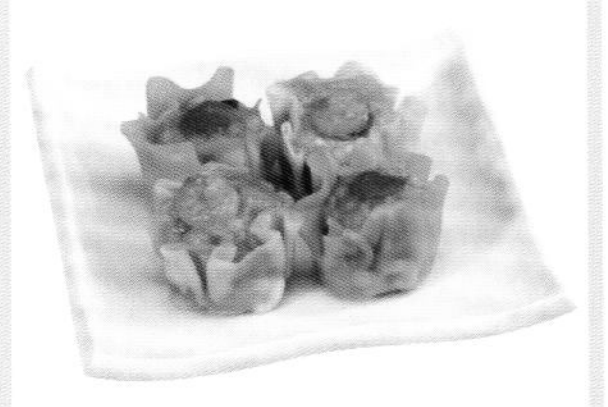

- 100g=3又1/3個
- 膳食纖維 2.3g

酸

Diet's note 此處的一碗，是家中飯碗的大小，以一平碗為標準。

綜合壽司 310kcal

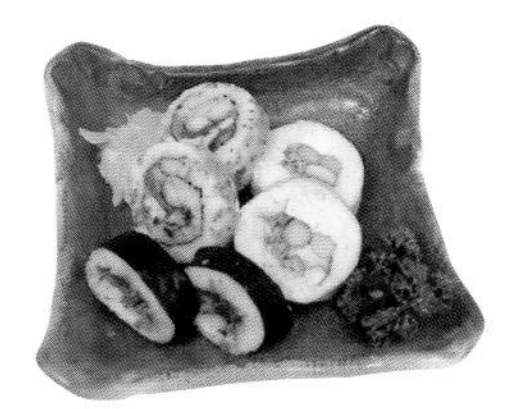

- 100g=1/2碗
- 膳食纖維 1.8g

酸

總匯三明治 150kcal

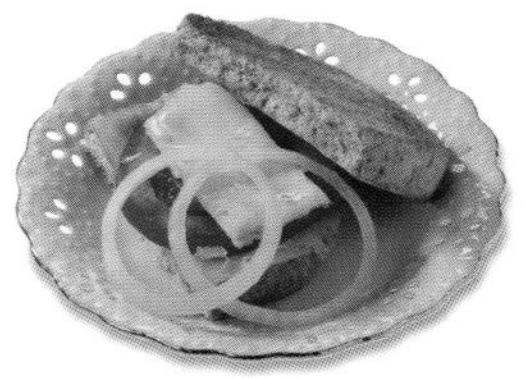

- 100g=1/2份
- 膳食纖維 3g

酸

粉圓 320kcal

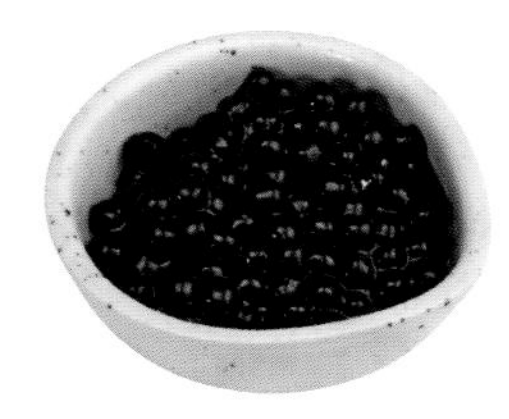

- 100g=1碗
- 膳食纖維 0.5g

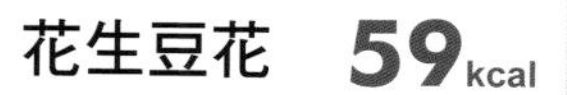

花生豆花 59kcal

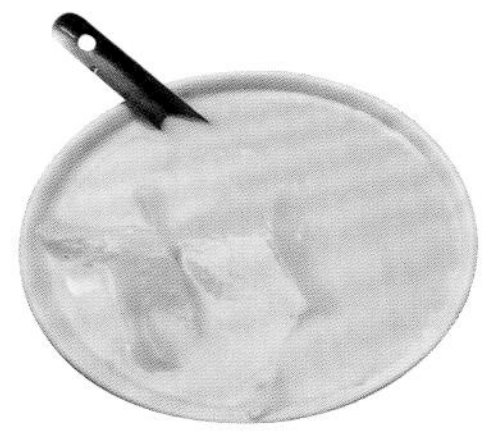

- 100g=1/2碗
- 膳食纖維 0.8g

花生糖 502kcal

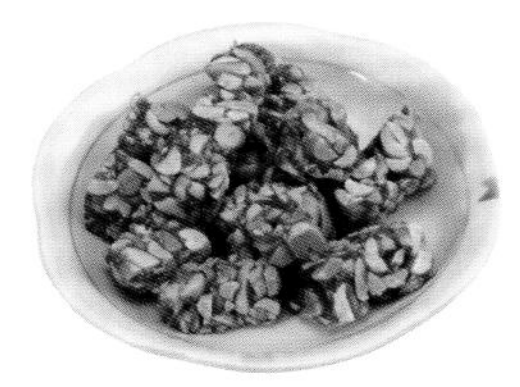

- 100g= 30小塊
- 膳食纖維 0g

洋芋片 560kcal

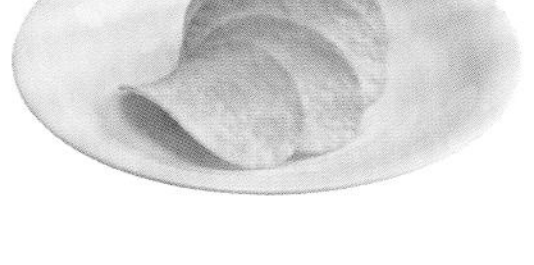

- 100g=400片
- 膳食纖維 0.51g

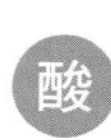

高纖餅乾 350kcal

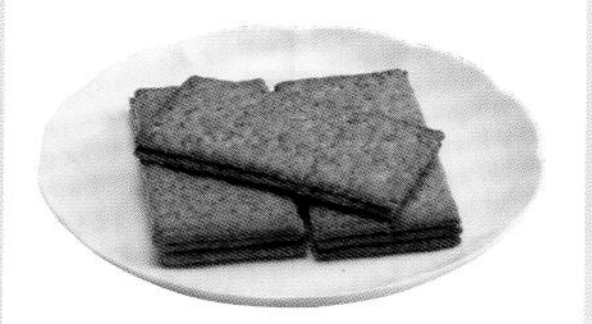

- 100g=15片
- 膳食纖維 3.5g

蘇打餅乾 330kcal

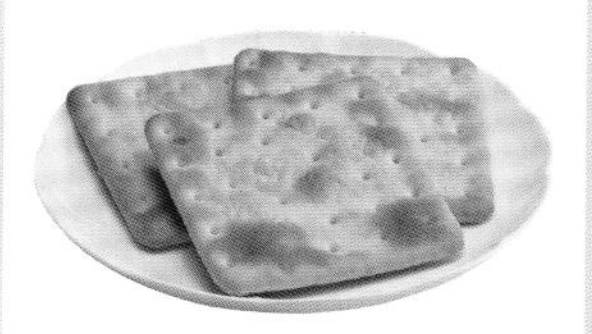

- 100g=15片
- 膳食纖維 2.5g

白吐司 280kcal

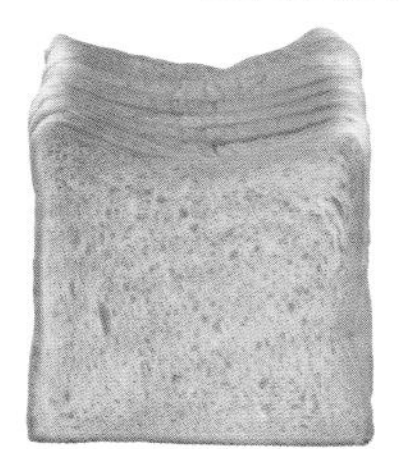

- 100g=4片
- 膳食纖維 2.2g

Diet's note

同一餐或同一天中，若有額外攝取地瓜、南瓜、山藥、紅豆、綠豆、蓮子、栗子、薏仁等食物，也都是屬於主食類食物，飯量要減少。

外食—主食類
Staple

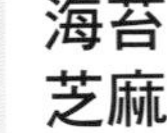
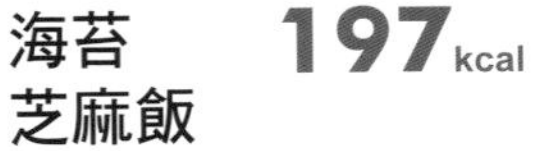

紅豆薏仁飯 132kcal
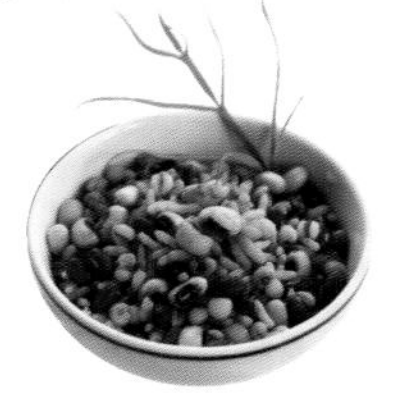

- 100g=1碗
- 膳食纖維 3.8g

鹼

海苔芝麻飯 197kcal
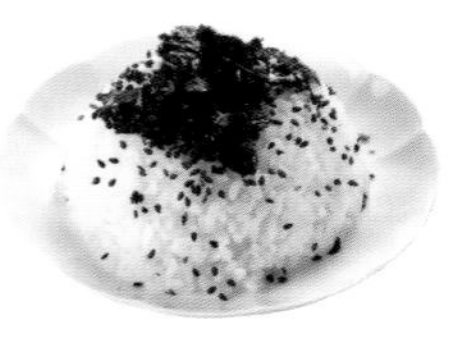

- 100g=1碗
- 膳食纖維 0.9g

五穀雜糧飯 138kcal
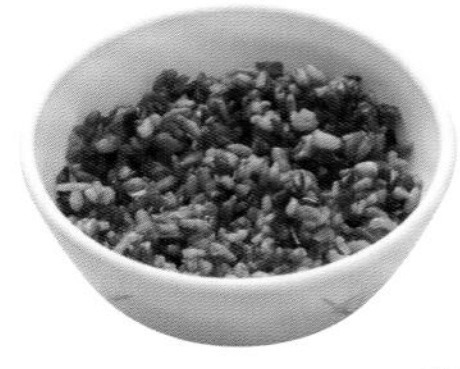

- 100g=1/2碗
- 膳食纖維 1.1g

鹹肉粥 134kcal
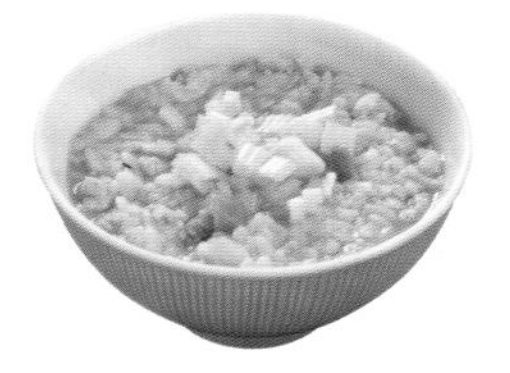

- 100g=2/3碗
- 膳食纖維 0.6g

酸

馬鈴薯泥 178kcal

- 100g=1碗
- 膳食纖維 0.8g

奶油爆米花 450kcal
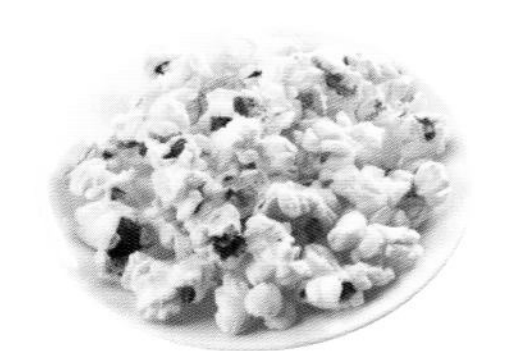

- 100g=1碗
- 膳食纖維 10.3g

客家麻糬 276kcal
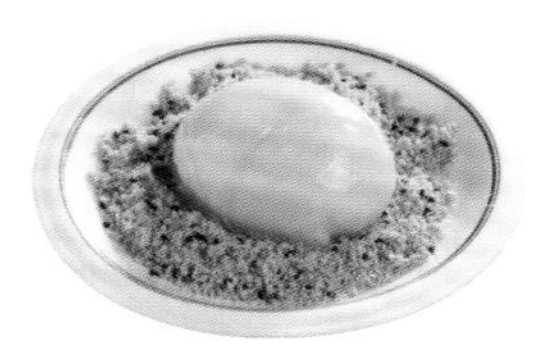

- 100g=1碗
- 膳食纖維 0.2g

紅龜粿 233kcal
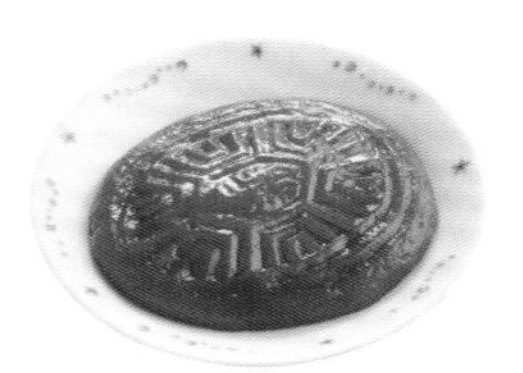

- 100g=1碗
- 膳食纖維 0g

芋粿 118kcal
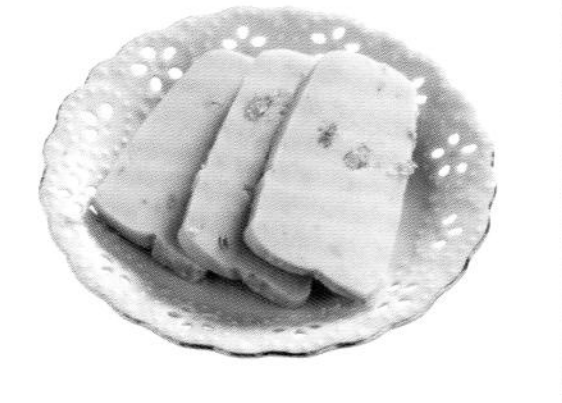

- 100g=1碗
- 膳食纖維 1.3g

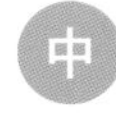

Diet's note 此處的一碗，是家中飯碗的大小，以一平碗為標準。

蔥花捲 222kcal

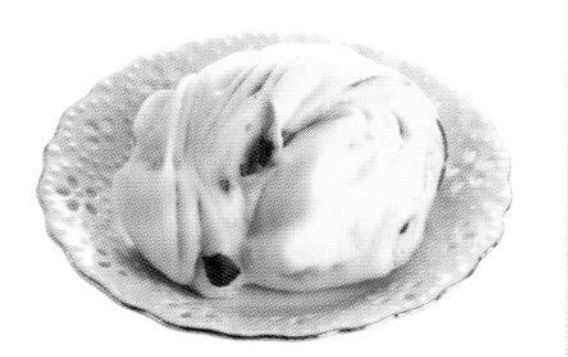

- 100g=1碗
- 膳食纖維 1.3g

酸

春捲 119kcal

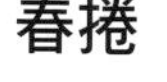

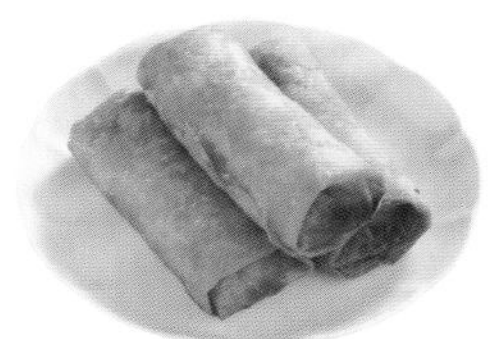

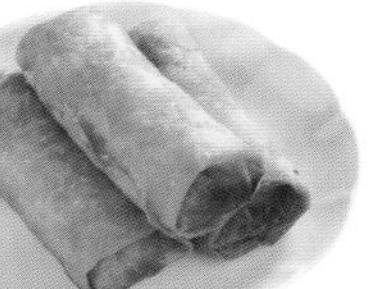

- 100g=1碗
- 膳食纖維 2.4g

酸

蔥抓餅 377kcal

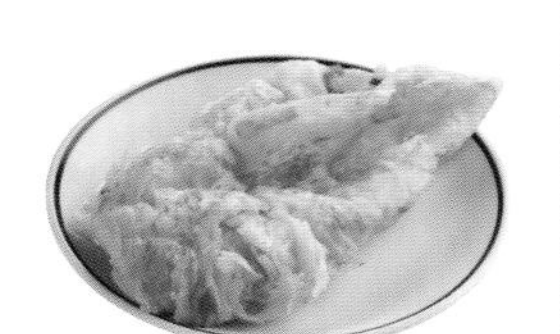

- 100g=1碗
- 膳食纖維 0g

酸

紅油抄手 313kcal

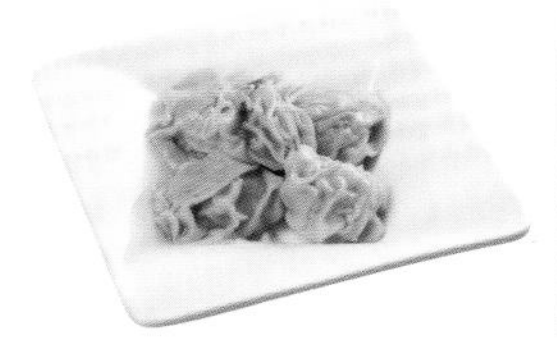

- 100g=1碗
- 膳食纖維 2.8g

米漢堡 120kcal

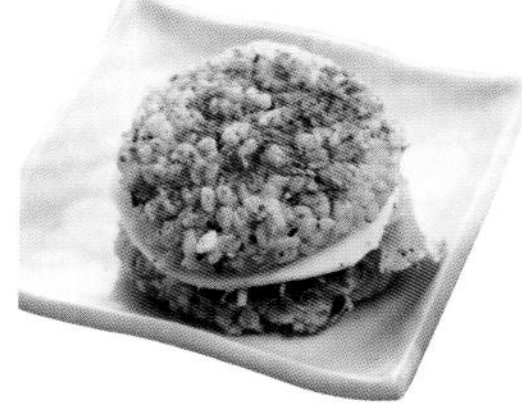

- 100g=1碗
- 膳食纖維 0.7g

咖哩餃 311kcal

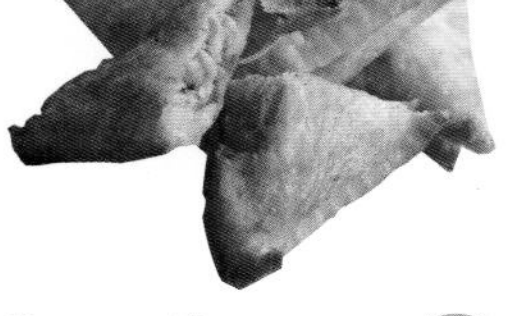

- 100g=1碗
- 膳食纖維 1.6g

酸

馬鈴薯蛋沙拉 152kcal

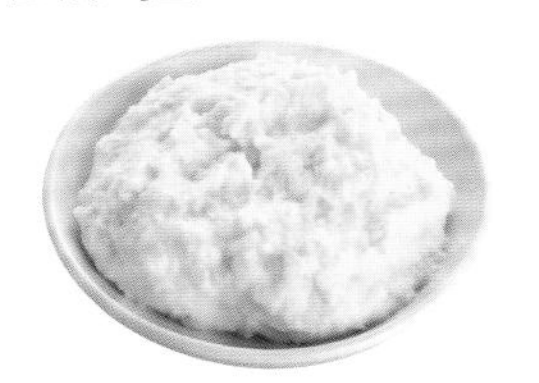

- 100g=1又1/2碗
- 膳食纖維 1.1g

雜糧饅頭 270kcal

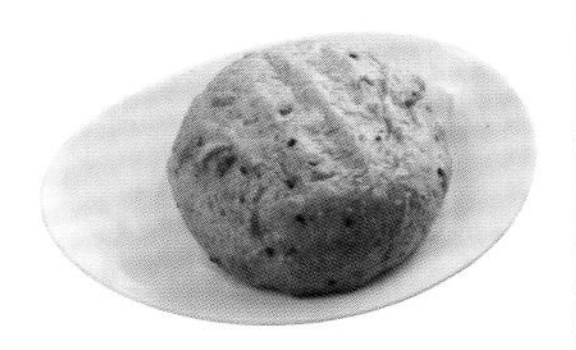

- 100g=1碗
- 膳食纖維 2.1g

刈包 291kcal

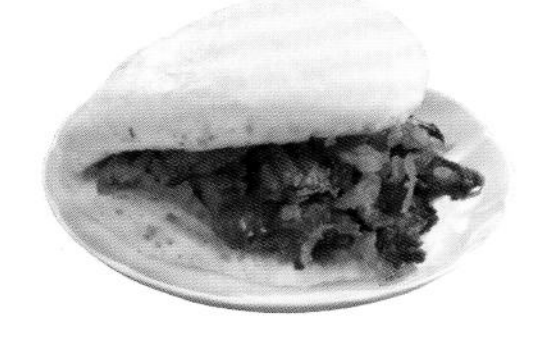

- 100g=1碗
- 膳食纖維 2.8g

Diet's note 減重者也必須減少食用勾芡類食物，才能有效減低熱量攝取。

外食—主食類

Staple

紅豆年糕 211kcal

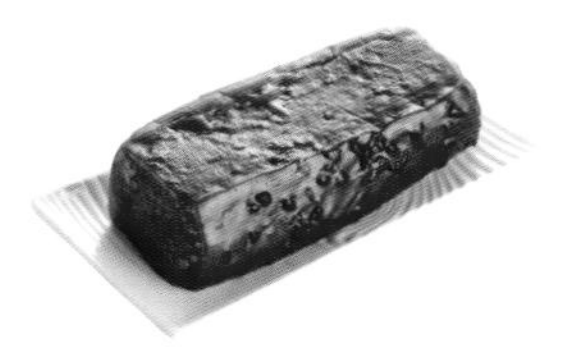

- 100g=1碗
- 膳食纖維 1.6g

酸

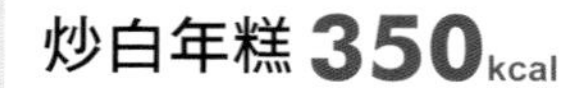

炒白年糕 350kcal

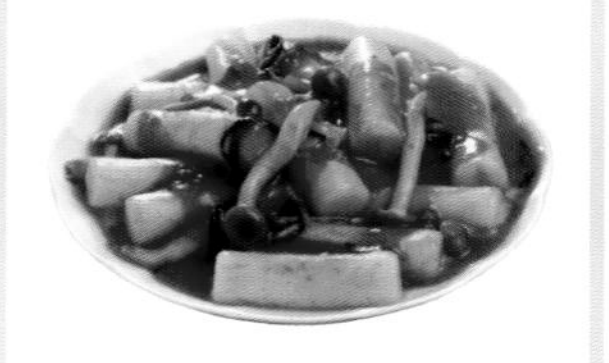

- 100g=1碗
- 膳食纖維 0.6g

酸

炸年糕 394kcal

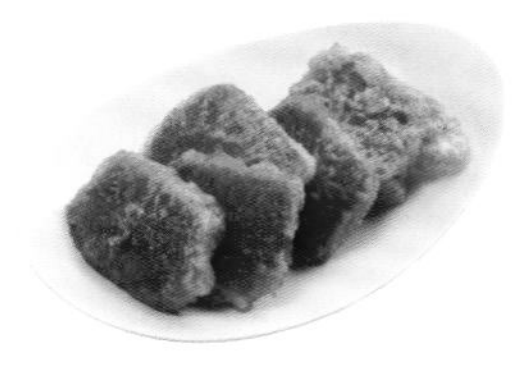

- 100g=1碗
- 膳食纖維 0.7g

酸

雞蛋糕 313kcal

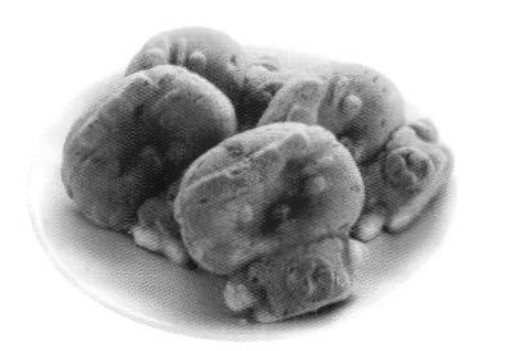

- 100g=1碗
- 膳食纖維 Nil

酸

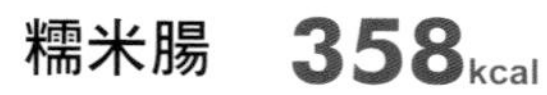

糯米腸 358kcal

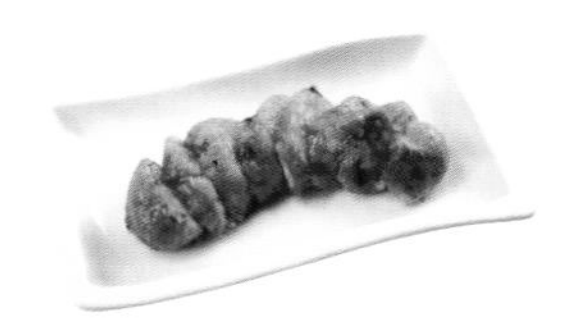

- 100g=1碗
- 膳食纖維 1.3g

鹼

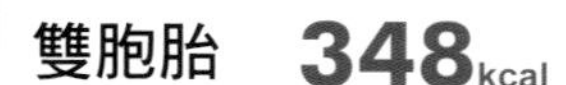

雙胞胎 348kcal

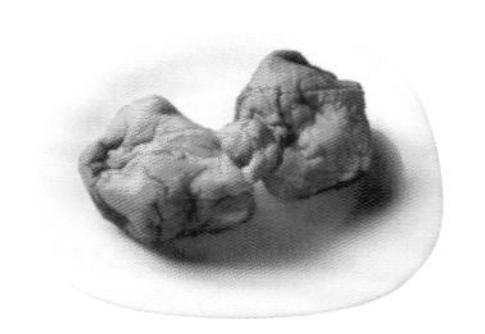

- 100g=1碗
- 膳食纖維 Nil

酸

雞絲麵 181kcal

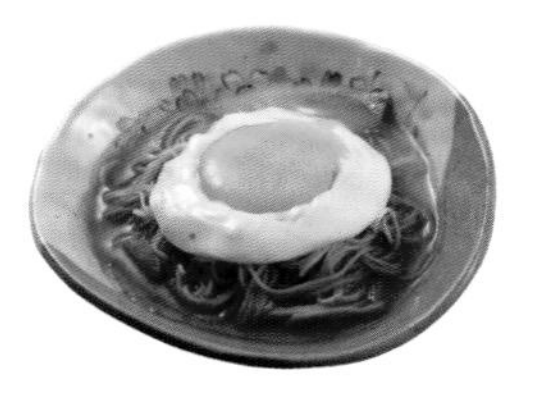

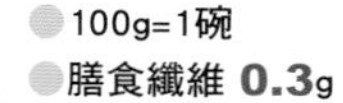

- 100g=1碗
- 膳食纖維 0.3g

酸

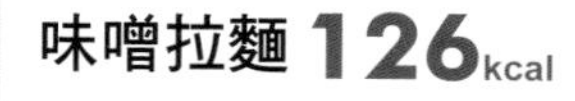

味噌拉麵 126kcal

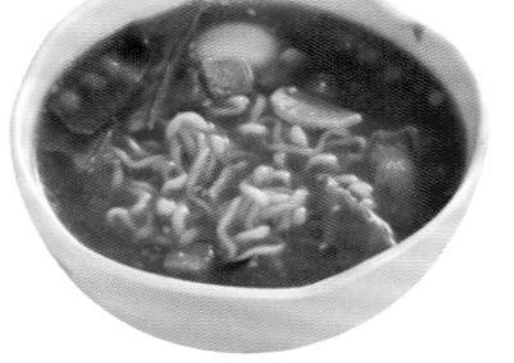

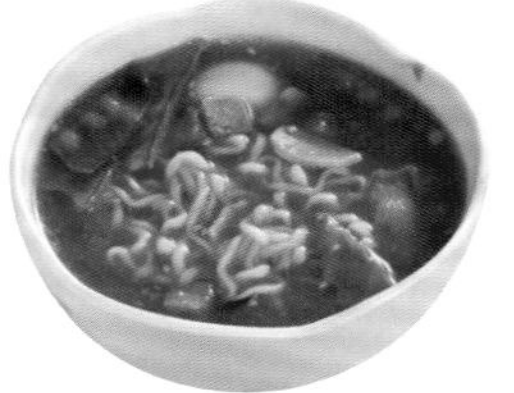

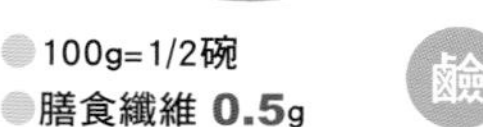

- 100g=1/2碗
- 膳食纖維 0.5g

鹼

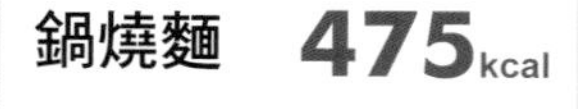

鍋燒麵 475kcal

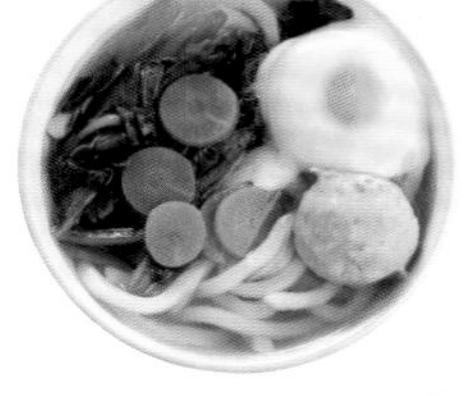

- 100g=1/2碗
- 膳食纖維 3.0g

酸

Diet's note 此處的一碗，是家中飯碗的大小，以一平碗為標準。

油豆腐細粉 107kcal

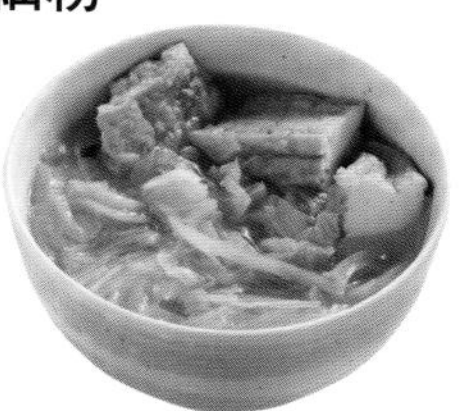

- 100g=1/2碗
- 膳食纖維 0.3g

酸

香辣麻醬涼麵 250kcal

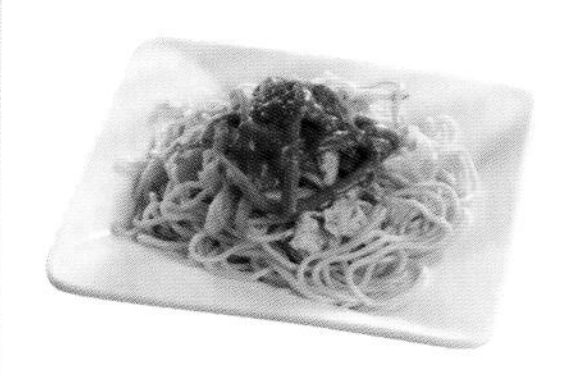

- 100g=1碗
- 膳食纖維 2.3g

酸

炸銀絲捲 369kcal

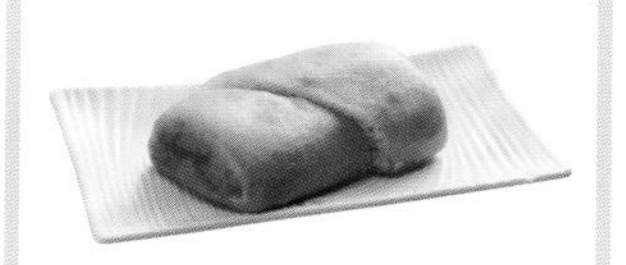

- 100g=1個
- 膳食纖維 2.2g

酸

日式御飯團 202kcal

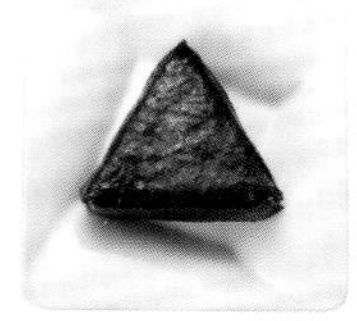

- 100g=1個
- 膳食纖維 1.4g

酸

水煎包 213kcal

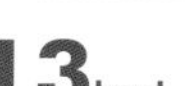

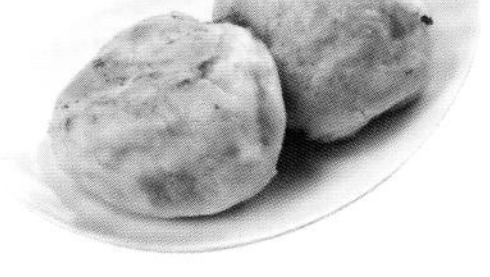

- 100g=1個
- 膳食纖維 1.2g

酸

雜糧吐司 311kcal

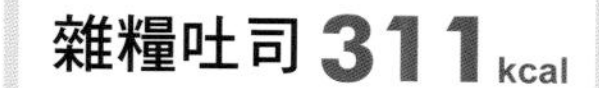

- 100g=2片
- 膳食纖維 4.0g

酸

全麥吐司 290kcal

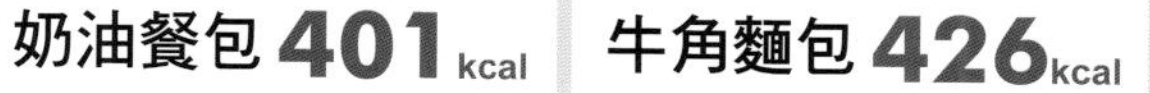

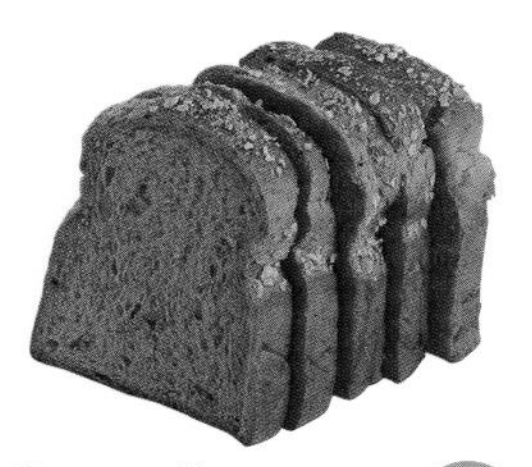

- 100g=2片
- 膳食纖維 3.2g

酸

奶油餐包 401kcal

- 100g=2個
- 膳食纖維 1.8g

酸

牛角麵包 426kcal

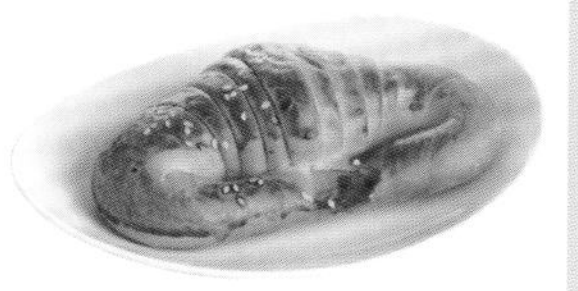

- 100g=1個
- 膳食纖維 0.6g

酸

Diet's note 減重者也必須減少食用勾芡類食物，才能有效減低熱量攝取。

外食—零食類
Snacks

紫蘇梅 280kcal

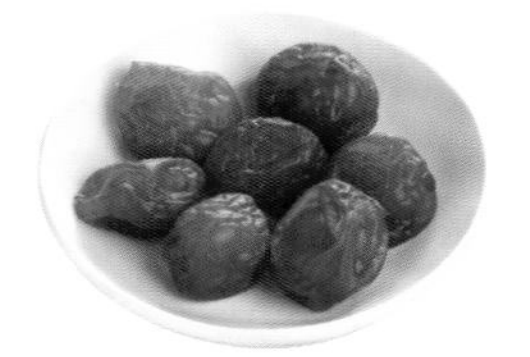

- 100g=1碗
- 膳食纖維 0g

鹼

檸檬梅 280kcal

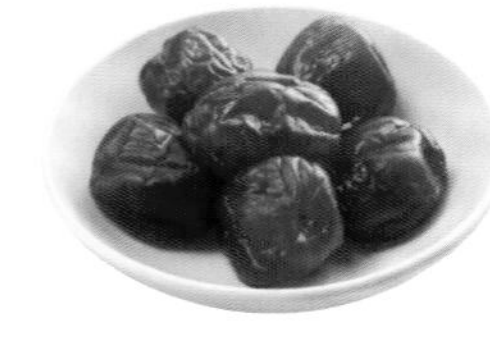

- 100g=1碗
- 膳食纖維 0g

鹼

茶梅 260kcal

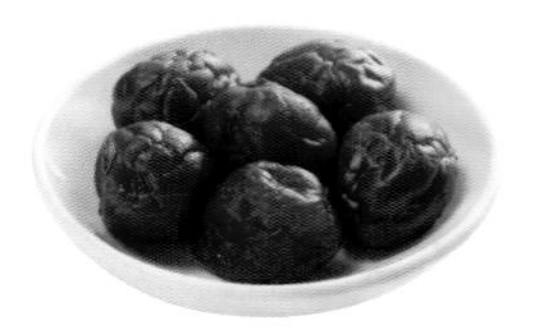

- 100g=1碗
- 膳食纖維 0g

鹼

梅子餅 236kcal

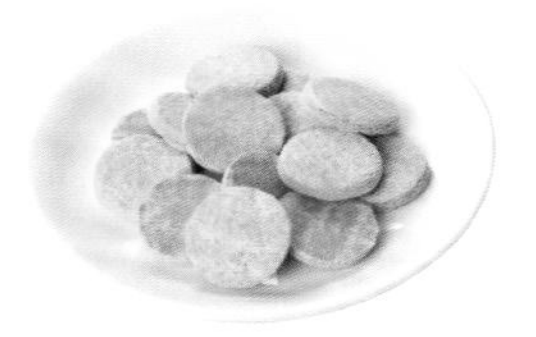

- 100g=1碗
- 膳食纖維 0g

鹼

陳皮梅 210kcal

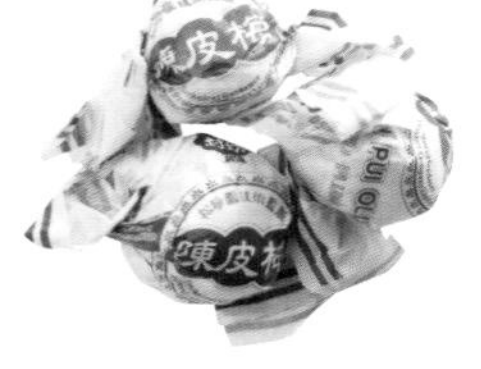

- 100g=1碗
- 膳食纖維 0g

鹼

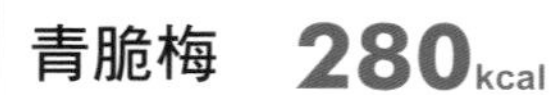

青脆梅 280kcal

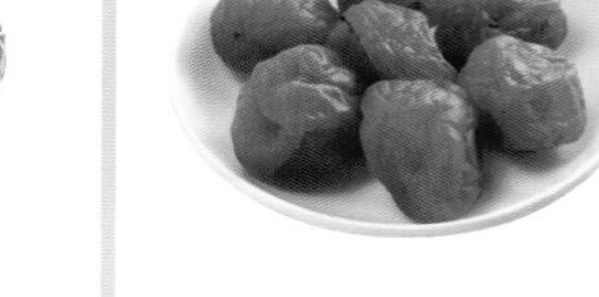

- 100g=1碗
- 膳食纖維 0g

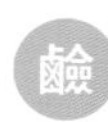

鹼

櫻花梅 280kcal

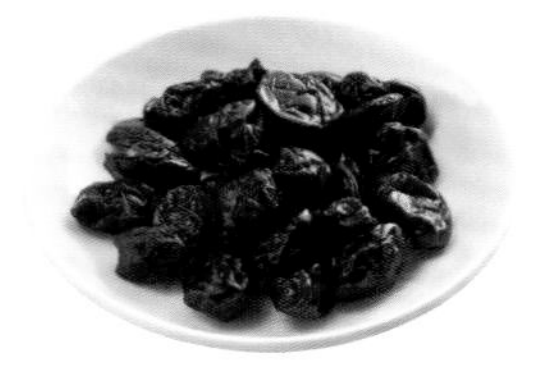

- 100g=1碗
- 膳食纖維 0g

鹼

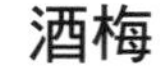

酒梅 350kcal

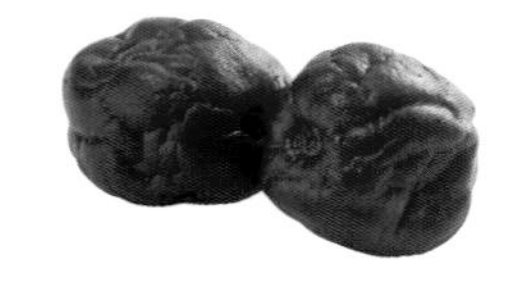

- 100g=1碗
- 膳食纖維 0g

鹼

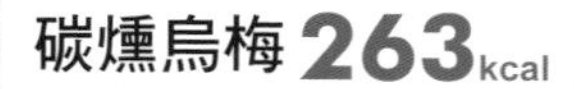

碳燻烏梅 263kcal

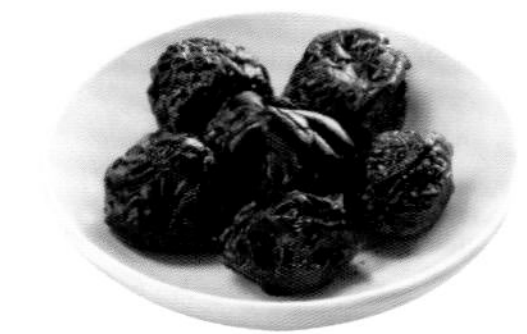

- 100g=1碗
- 膳食纖維 0g

鹼

Diet's note 此處的一碗，是家中飯碗的大小，以一平碗為標準。

香蕉乾 340kcal

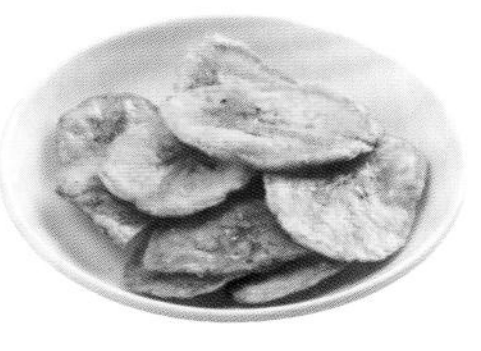

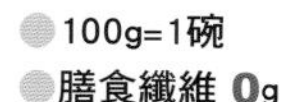

- 100g=1碗
- 膳食纖維 0g

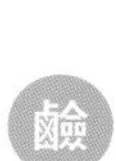

鹼

王子麵 33kcal

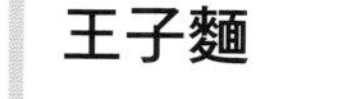

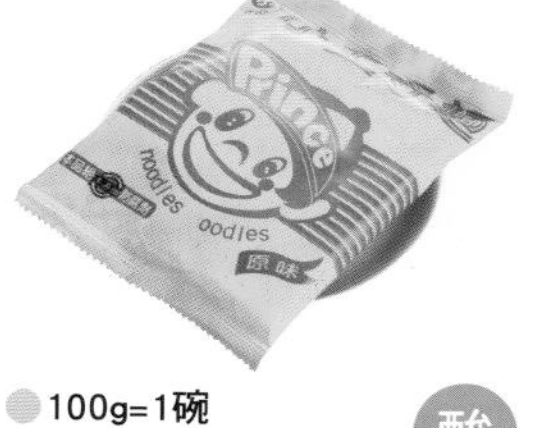

- 100g=1碗
- 膳食纖維 0g

酸

魷魚片 321kcal

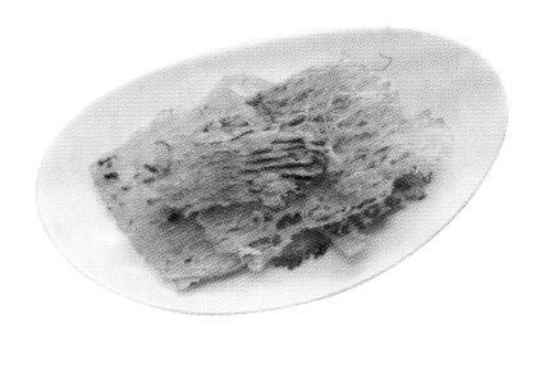

- 100g=1碗
- 膳食纖維 0g

酸

鱈魚香絲 360kcal

- 100g=1碗
- 膳食纖維 0g

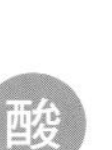

酸

蠶豆酥 503kcal

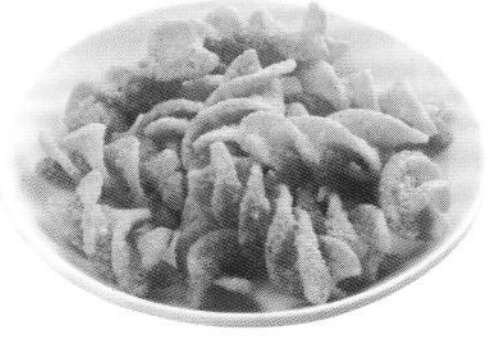

- 100g=1碗
- 膳食纖維 19g

酸

海苔片 380kcal

- 100g=1碗
- 膳食纖維 26g

酸

蛋捲 564kcal

- 100g=3/4碗
- 膳食纖維 1.1g

酸

花生煎餅 449kcal

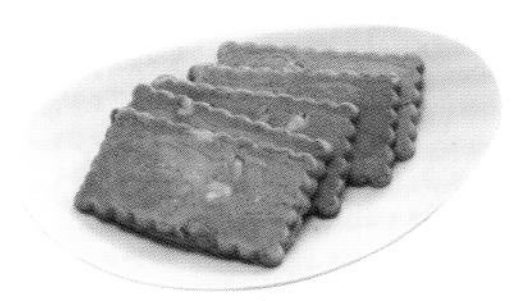

- 100g=1碗
- 膳食纖維 0g

酸

牛奶巧克力 481kcal

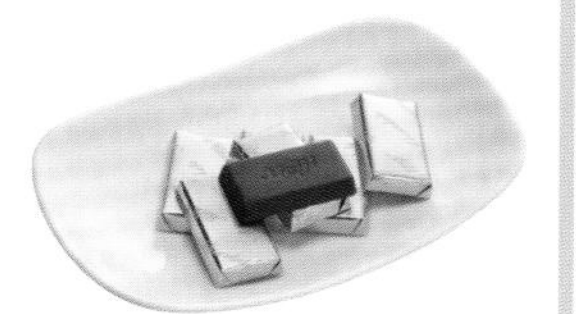

- 100g=1碗
- 膳食纖維 1g

酸

Diet's note

蔬菜外食的計算基準為每100克的熱量（=約1碗=1人份），約等於6歲以下兒童的一天1/3的攝取量，6歲以上兒童及女性一天1/4的攝取量，青少年及男性成人一天1/5的攝取量。

外食—零食類
Snacks

核桃巧克力 520kcal

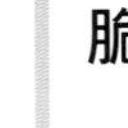

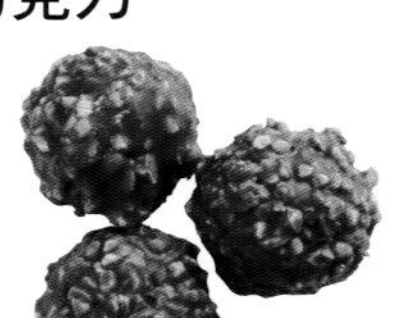

- 100g=1碗
- 膳食纖維 0g

酸

巧克力脆片 480kcal

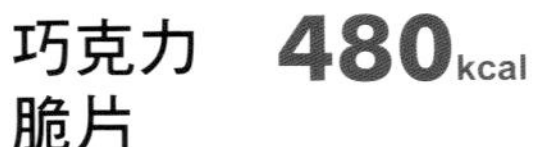

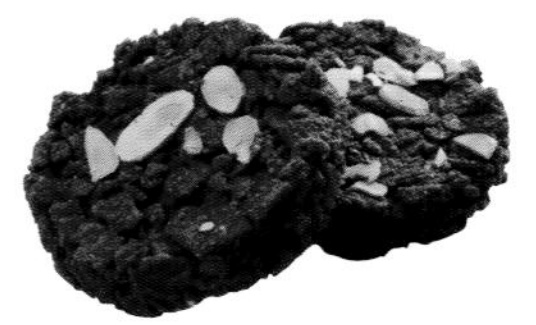

- 100g=1碗
- 膳食纖維 0g

巧克力球 513kcal

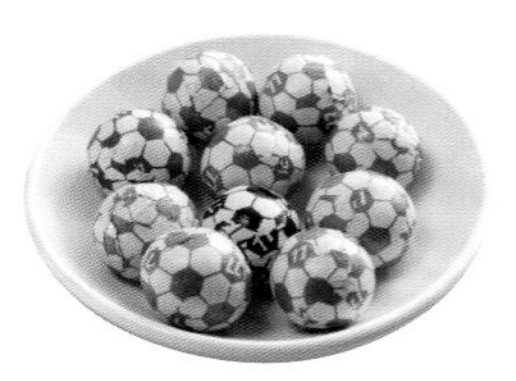

- 100g=1碗
- 膳食纖維 0g

水果軟糖 412kcal

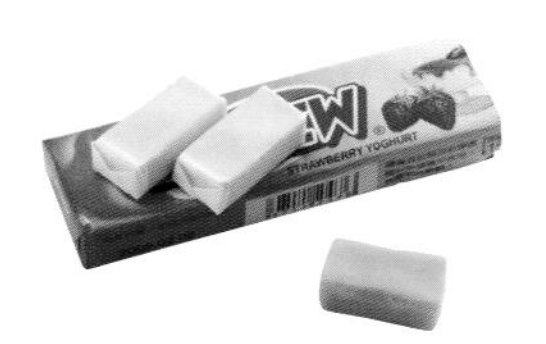

- 100g=1碗
- 膳食纖維 0g

咖啡糖 500kcal

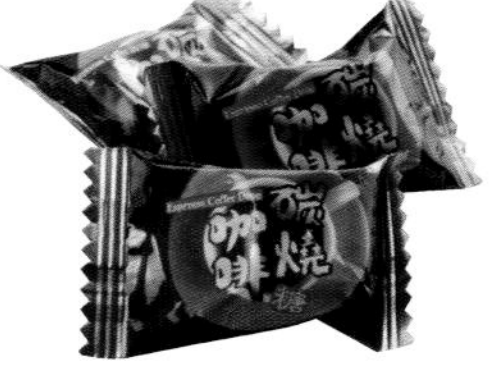

- 100g=1碗
- 膳食纖維 0g

水果糖 384kcal

- 100g=1碗
- 膳食纖維 0g

薄荷口香糖 306kcal

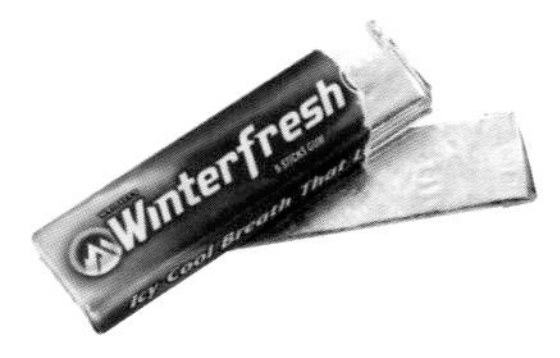

- 100g=1碗
- 膳食纖維 0g

米果 486kcal

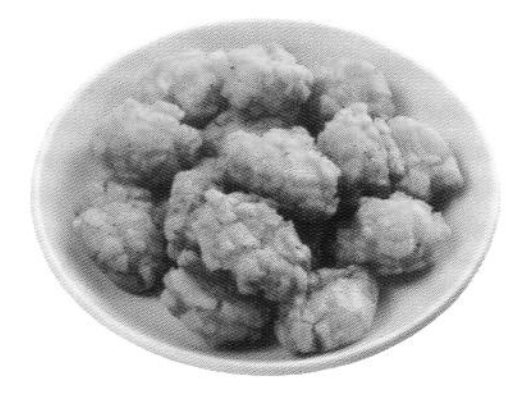

- 100g=1碗
- 膳食纖維 0.3g

牛奶糖 417kcal

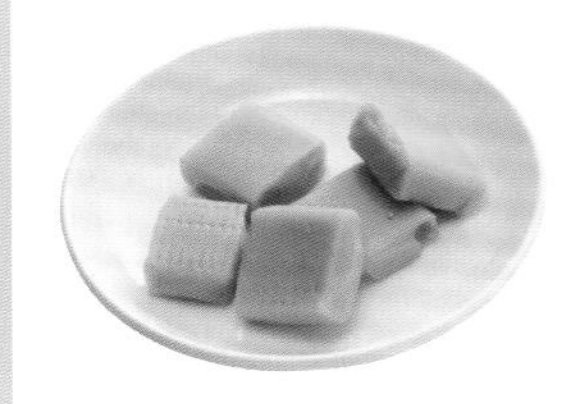

- 100g=1碗
- 膳食纖維 0g

Diet's note 此處的一碗，是家中飯碗的大小，以一平碗為標準。

貢糖 543kcal

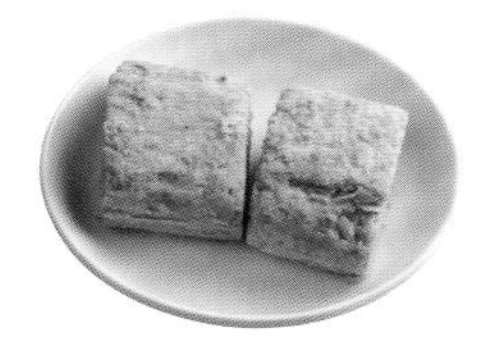

- 100g=1碗
- 膳食纖維 0.8g

酸

喉糖 384kcal

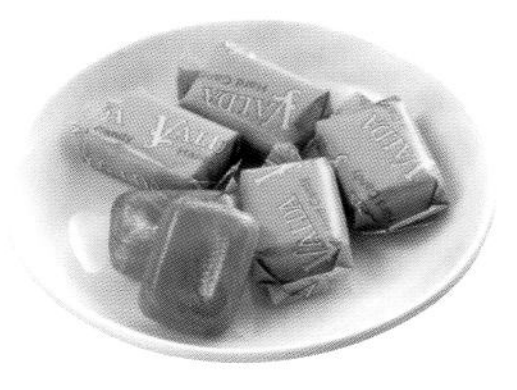

- 100g=1碗
- 膳食纖維 0g

羊羹 287kcal

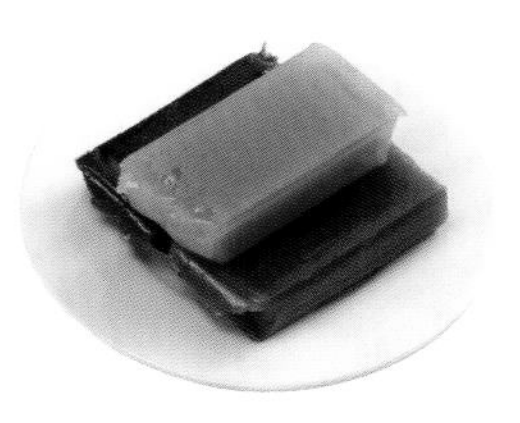

- 100g=1碗
- 膳食纖維 3.1g

花生米香 406kcal

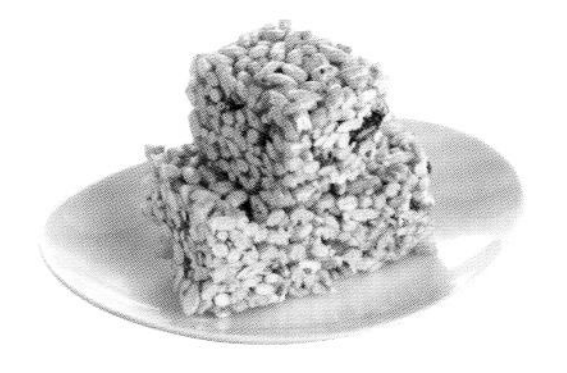

- 100g=1碗
- 膳食纖維 1.2g

蜜汁腰果 595kcal

- 100g=1碗
- 膳食纖維 2.0g

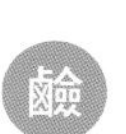

棉花糖 329kcal

- 100g=1碗
- 膳食纖維 0g

高纖蘇打餅 455kcal

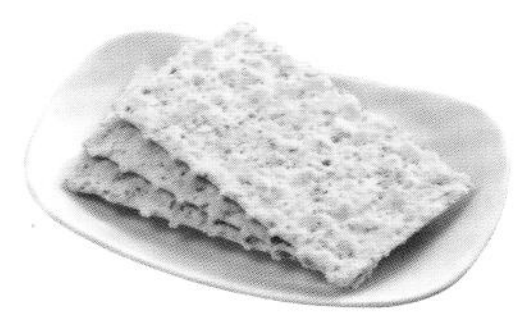

- 100g=1碗
- 膳食纖維 5.3g

地瓜酥 440kcal

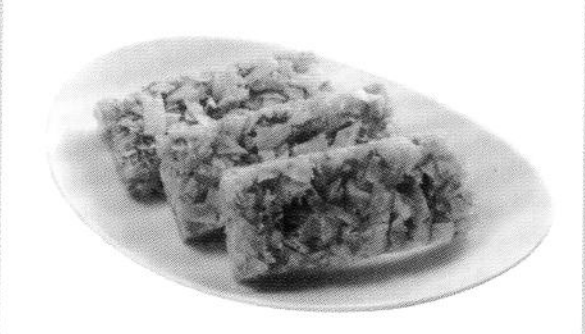

- 100g=1碗
- 膳食纖維 0g

太陽餅 460kcal

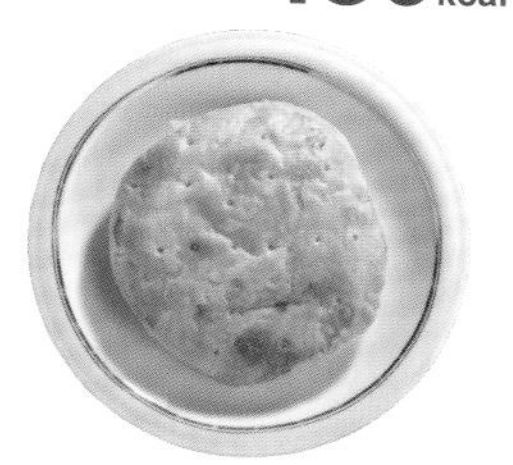

- 100g=1碗
- 膳食纖維 0.4g

Diet's note 蔬菜外食的計算基準為每100克的熱量（=約1碗=1人份），約等於6歲以下兒童的一天1/3的攝取量，6歲以上兒童及女性一天1/4的攝取量，青少年及男性成人一天1/5的攝取量。

外食──零食類

Snacks

老婆餅 417kcal

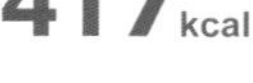

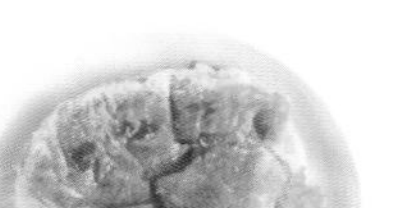

- 100g=1碗
- 膳食纖維 0g

酸

車輪餅 326kcal

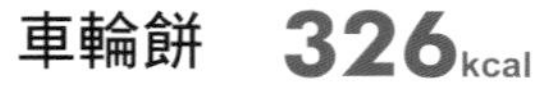

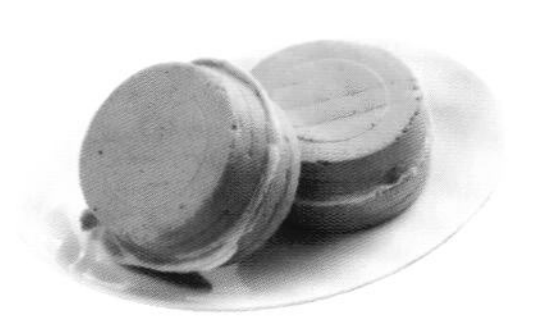

- 100g=1碗
- 膳食纖維 0g

橄欖蜜餞 221kcal

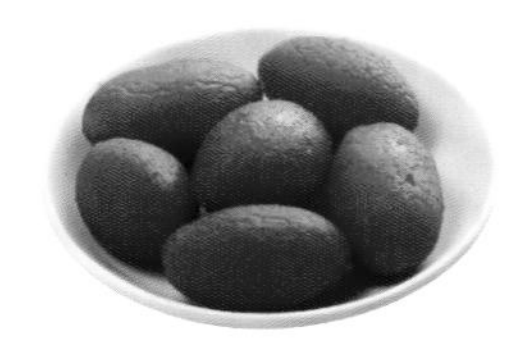

- 100g=1碗
- 膳食纖維 0g

青豌豆仁 512kcal

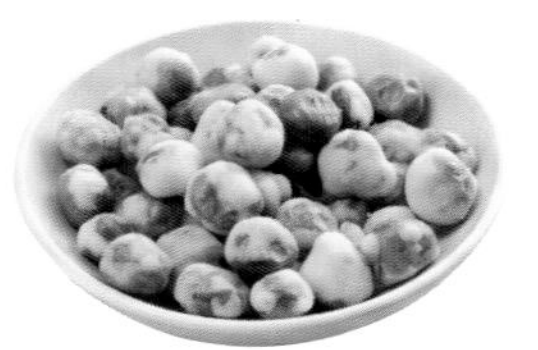

- 100g=1碗
- 膳食纖維 0g

玫瑰蝦 567kcal

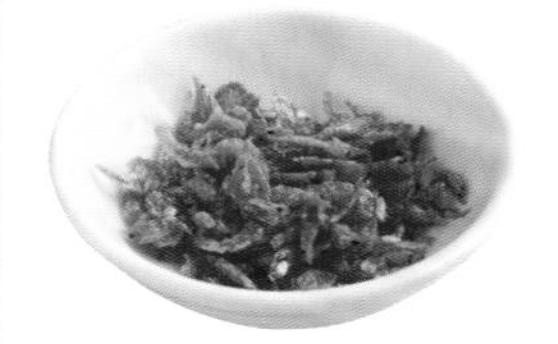

- 100g=1碗
- 膳食纖維 0g

五香蒟蒻片 288kcal

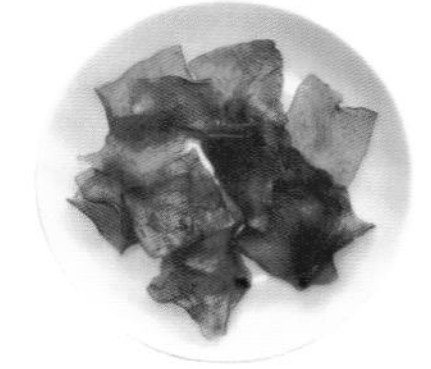

- 100g=1碗
- 膳食纖維 10g

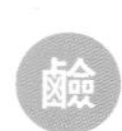

蘋果乾 335kcal

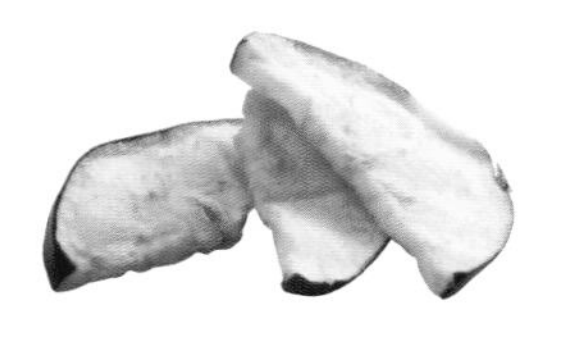

- 100g=1碗
- 膳食纖維 0g

海苔仙貝 381kcal

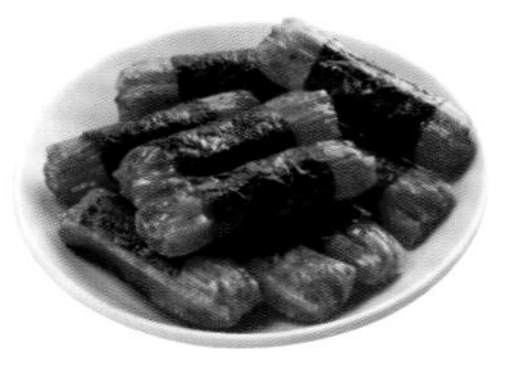

- 100g=1碗
- 膳食纖維 0g

岩燒鱈魚卷 348kcal

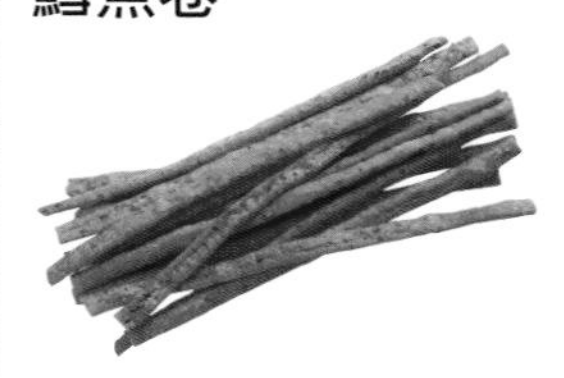

- 100g=1碗
- 膳食纖維 0g

酸

Diet's note 此處的一碗，是家中飯碗的大小，以一平碗為標準。

素豆乾 397kcal

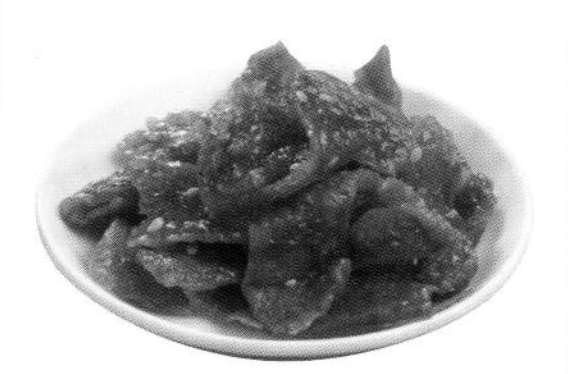

- 100g=1碗
- 膳食纖維 0g

沙茶豆乾 397kcal

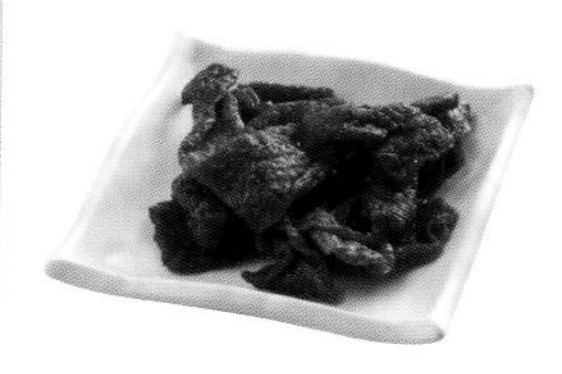

- 100g=1碗
- 膳食纖維 0g

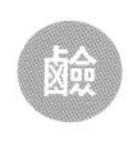

蒜茸豆乾條 425kcal

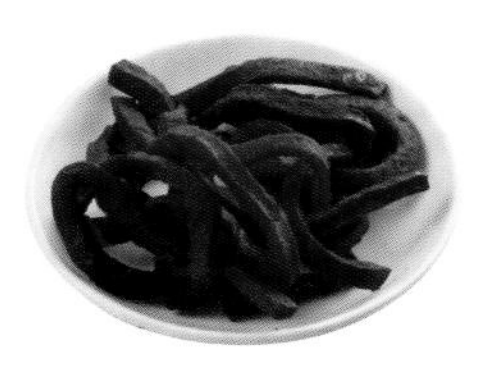

- 100g=1碗
- 膳食纖維 0g

鹼

海苔豆乾 479kcal

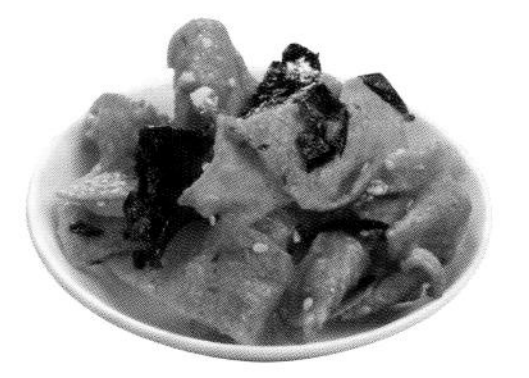

- 100g=1碗
- 膳食纖維 0g

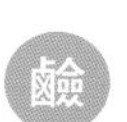

燒辣四方豆乾 393kcal

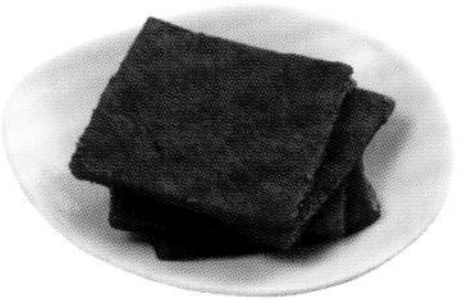

- 100g=1碗
- 膳食纖維 0.5g

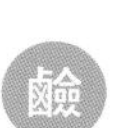

菜脯餅 550kcal

- 100g=1碗
- 膳食纖維 0g

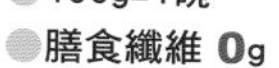

麥芽餅 452kcal

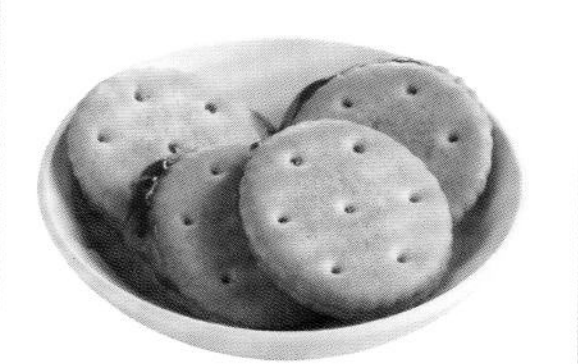

- 100g=1碗
- 膳食纖維 0g

纖維消化餅 468kcal

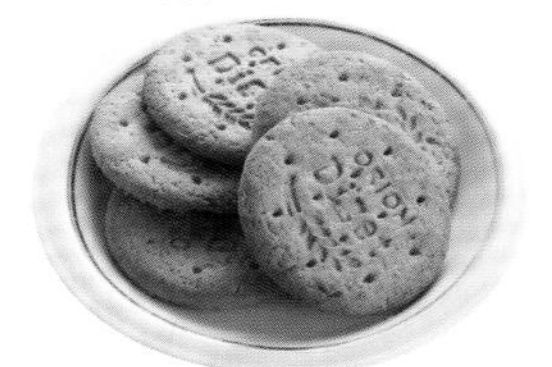

- 100g=1碗
- 膳食纖維 0g

捲心酥 533kcal

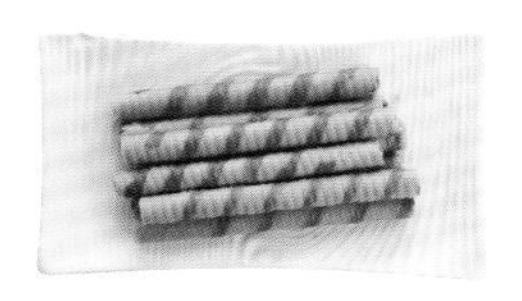

- 100g=1碗
- 膳食纖維 0g

Diet's note

蔬菜外食的計算基準為每100克的熱量（約1碗=1人份），約等於6歲以下兒童的一天1/3的攝取量，6歲以上兒童及女性一天1/4的攝取量，青少年及男性成人一天1/5的攝取量。

外食—零食類
Snacks

鳳梨酥 502kcal

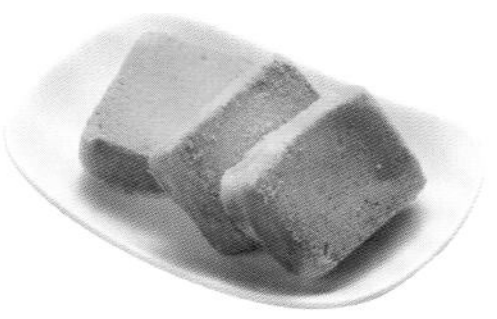
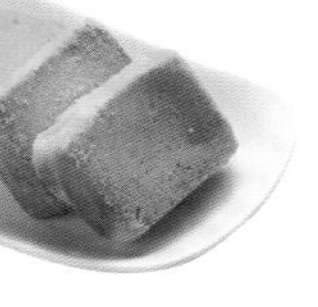

- 100g=1碗
- 膳食纖維 1.7g

酸

可樂餅 199kcal

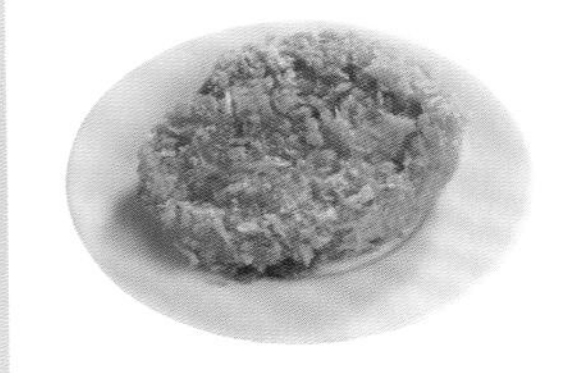

- 100g=1碗
- 膳食纖維 0.1g

酸

起司餅 422kcal

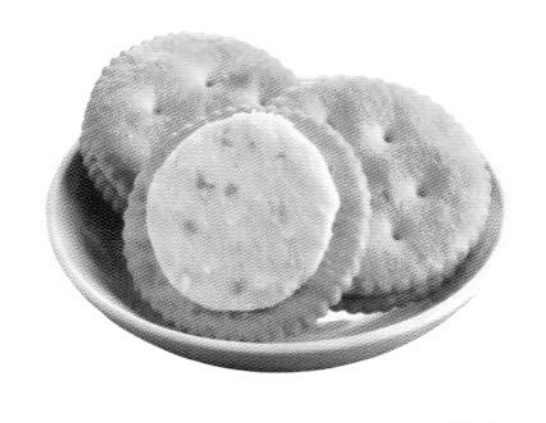

- 100g=1碗
- 膳食纖維 0g

酸

蝦味先 509kcal

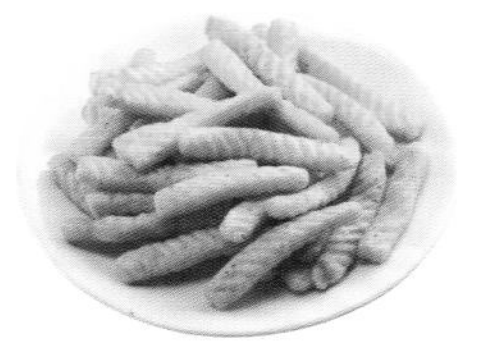

- 100g=1碗
- 膳食纖維 0g

酸

沙琪瑪 512kcal

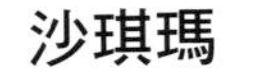
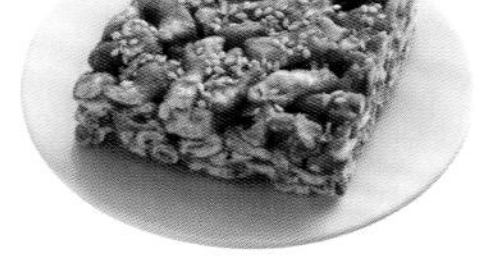

- 100g=1碗
- 膳食纖維 0g

酸

泡芙 589kcal

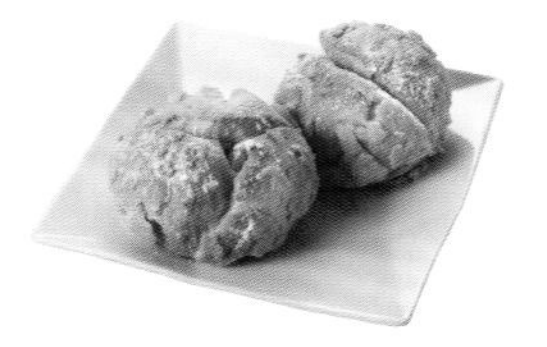

- 100g=1碗
- 膳食纖維 0g

酸

草莓法蘭酥 498kcal

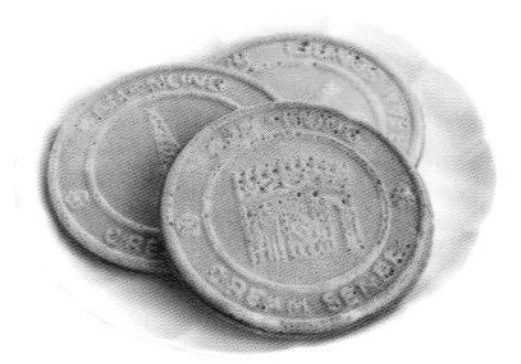

- 100g=1碗
- 膳食纖維 0g

酸

麻荖 508kcal

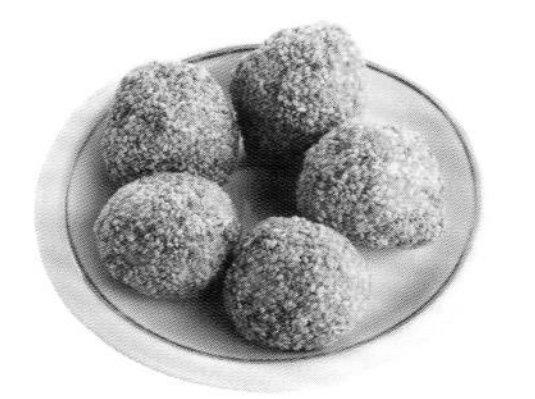

- 100g=1碗
- 膳食纖維 0g

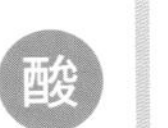
酸

蜜麻花 550kcal

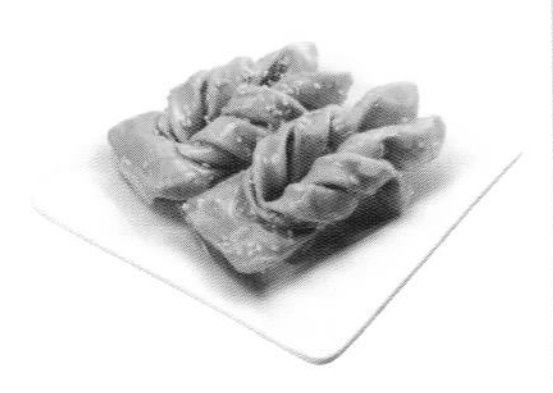

- 100g=1碗
- 膳食纖維 0g

酸

Diet's note 此處的一碗，是家中飯碗的大小，以一平碗為標準。

乳酪絲 310kcal

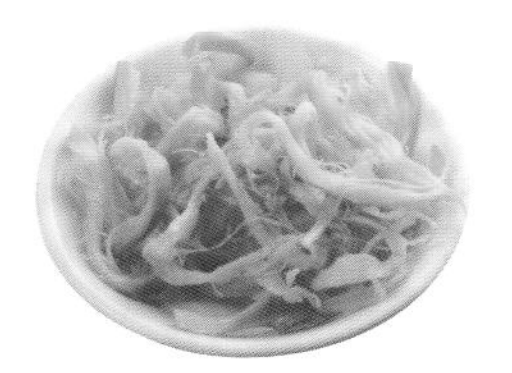

- 100g=1碗
- 膳食纖維 0g

花生小魚乾 523kcal

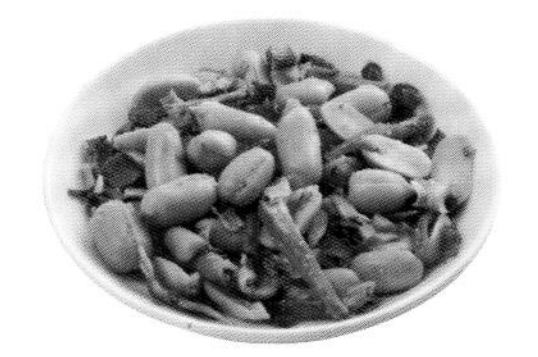

- 100g=1碗
- 膳食纖維 0g

花生夾心餅 516kcal

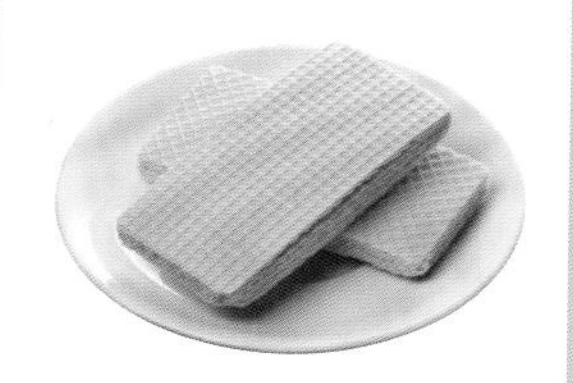

- 100g=1碗
- 膳食纖維 0g

巧克力脆皮冰棒 260kcal

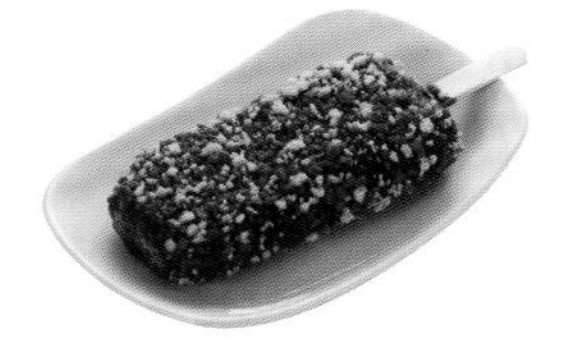

- 100g=1碗
- 膳食纖維 0g

咖啡凍 77kcal

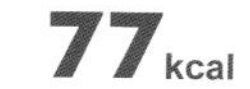

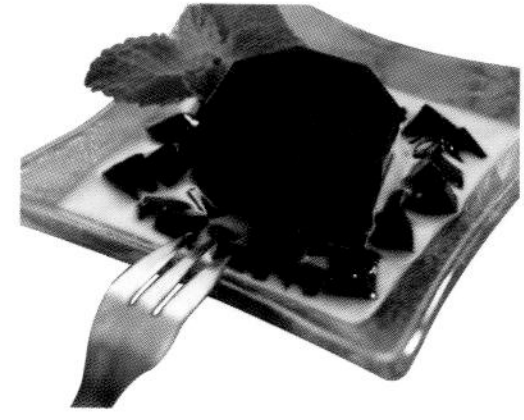

- 100g=1碗
- 膳食纖維 0.5g

茶凍 77kcal

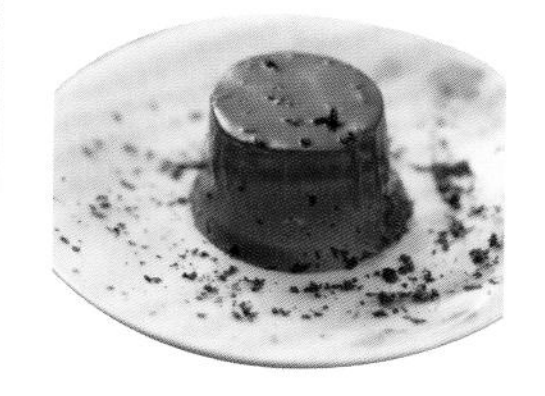

- 100g=1碗
- 膳食纖維 0g

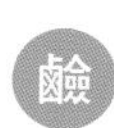

科學麵 493kcal

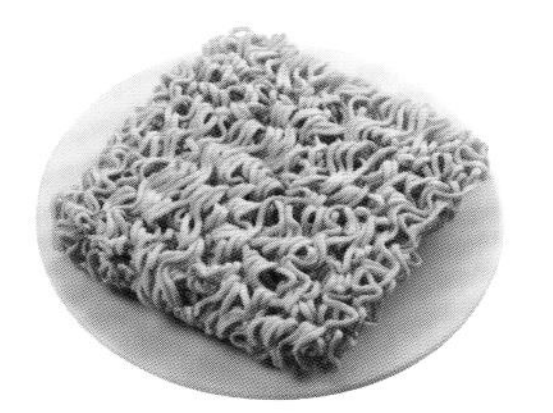

- 100g=1碗
- 膳食纖維 0g

七七乳加巧克力 484kcal

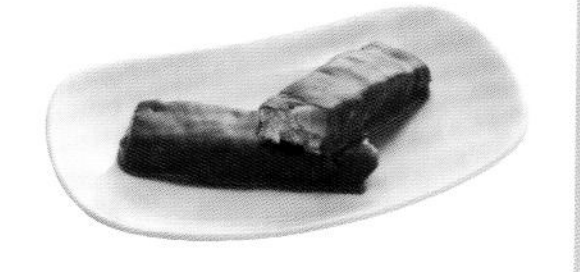

- 100g=1碗
- 膳食纖維 1.6g

蒜味花生 561kcal

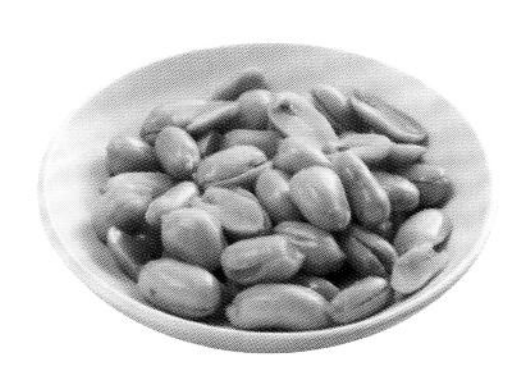

- 100g=1碗
- 膳食纖維 0g

Diet's note

蔬菜外食的計算基準為每100克的熱量（約1碗=1人份），約等於6歲以下兒童的一天1/3的攝取量，6歲以上兒童及女性一天1/4的攝取量，青少年及男性成人一天1/5的攝取量。

外食—零食類
Snacks

瓜子 525kcal

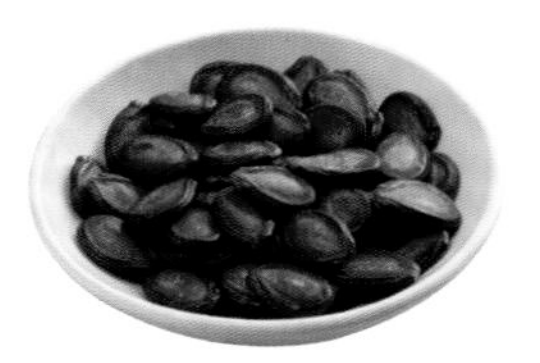

- 100g=1碗
- 膳食纖維 **16.3**g

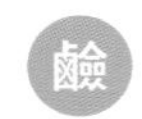

開心果 653kcal

- 100g=1碗
- 膳食纖維 **7.0**g

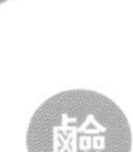

葵花子 560kcal

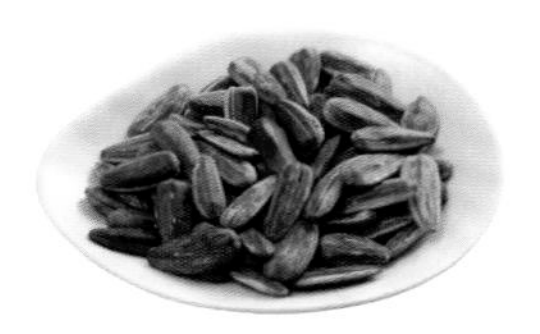

- 100g=1碗
- 膳食纖維 **19.7**g

鹼

南瓜子 603kcal

- 100g=1碗
- 膳食纖維 **5.2**g

鹼

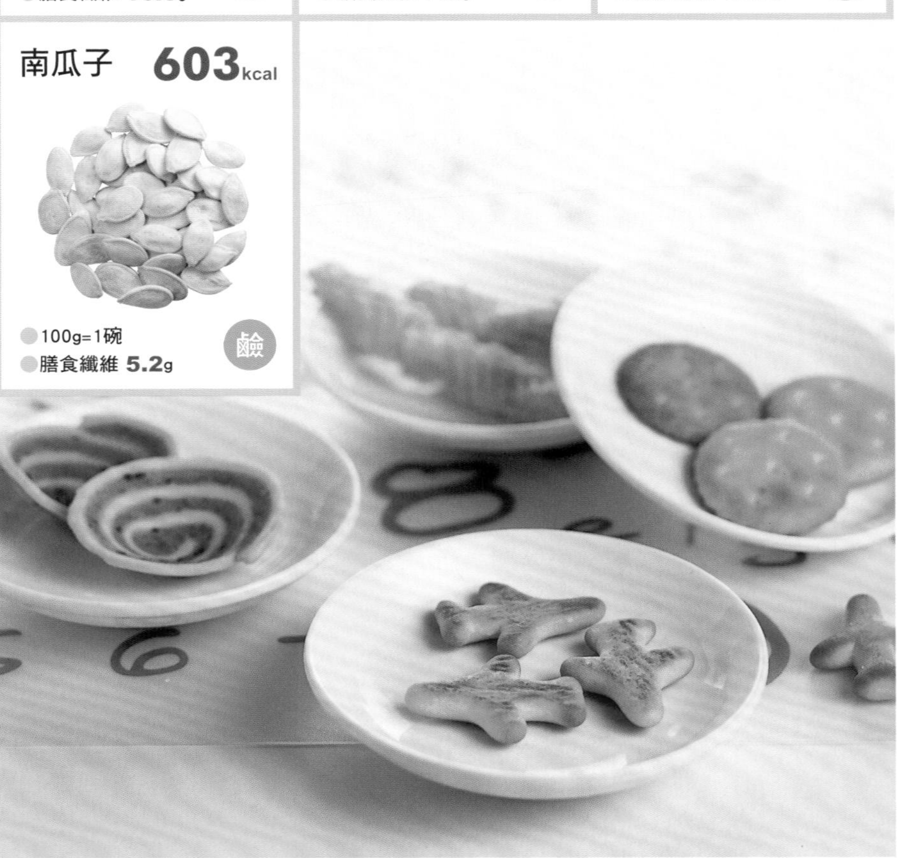

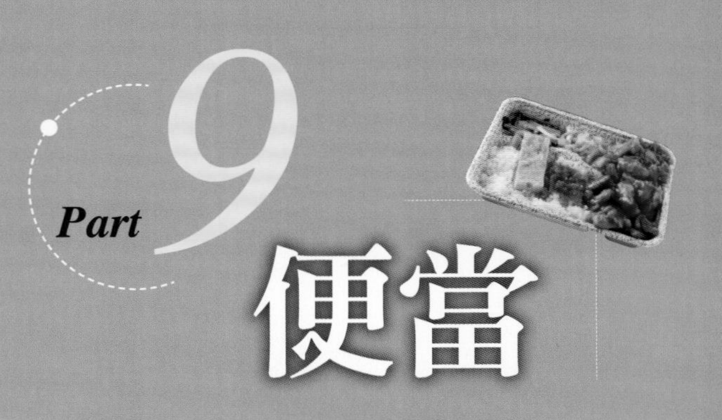

Part 9 便當

在忙碌的社會中，
便當幾乎是國民飲食，
不論是上班族的快速午餐，
還是一般家庭的簡單晚餐，
一個餐盒即可解決！

但你知道便當的熱量有多少嗎？
怎樣吃，才能兼顧營養與身材呢？
本篇請營養師幫你分析
便當的熱量及吃法，
讓你連吃便當都能瘦！

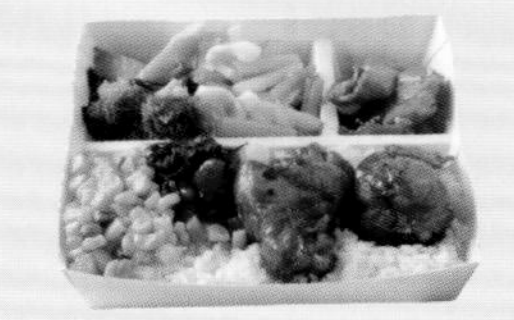

Lunch Box

聰明吃便當，瘦身超EASY！ Lunch Box

大多數上班族的中晚餐，都在公司附近買個便當解決，不但營養容易不均衡，且熱量高得嚇人，此處提供一些簡單低卡吃便當訣竅，讓你瘦得健康又美麗！

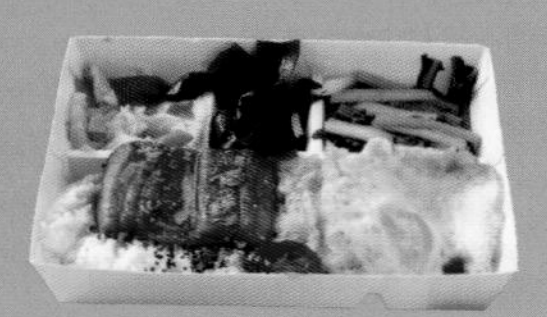

大多數便當不但營養不均衡，且熱量很高，不知不覺中吃進許多高熱量食物。減肥族尤須慎選外食種類，可不要被香噴噴的炸排骨、炸雞腿便當給迷惑了，應選擇低熱量、高纖的食物，配合細嚼慢嚥及適度運動，才能健康瘦身。

14個小撇步，減重族輕鬆低卡吃便當！

1. **別買現成便當：**改去自助餐店買便當，不但較省錢，也可自選低熱量的菜餚，菜色也較多變化。
2. **宜選擇高纖、低熱量的菜色：**可選用1份蛋白質食物加上2種青菜（至少1道深色蔬菜），避開勾芡、油炸及肥肉類菜餚。
3. **選擇涼拌、蒸、煮、滷、烤等少油烹調的菜餚：**例如滷排骨比炸排骨好；涼拌豆腐、滷豆腐比炸豆腐好。
4. **減低熱量妙方：**將肉類去皮、去油；蔬菜過水去油脂；減少飯量（只吃三分之一），可減低便當的熱量，也能逐漸減少食量。

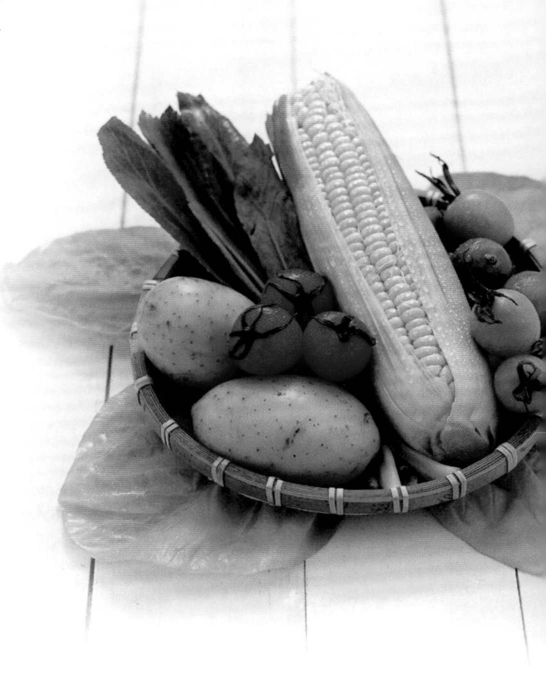

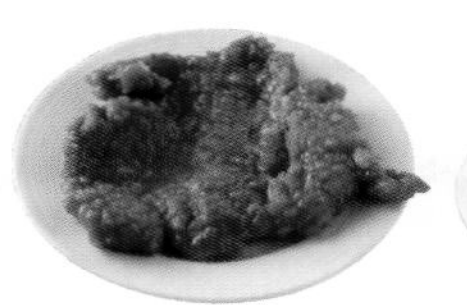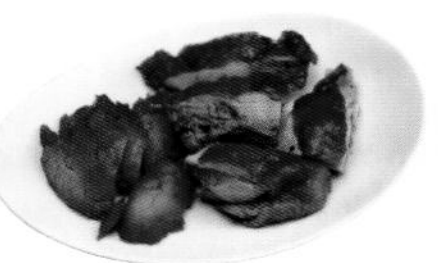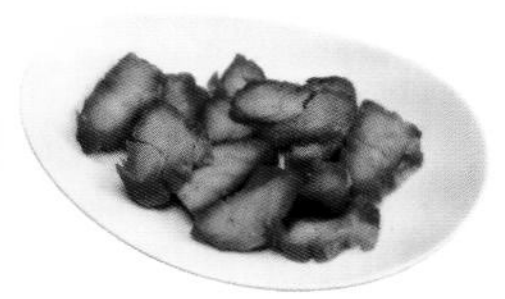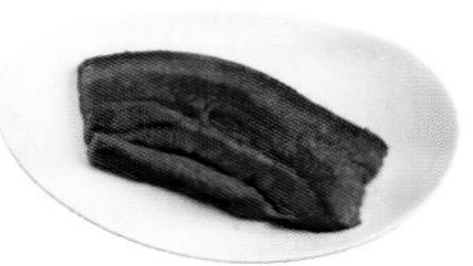

⑤**少吃油炸食物：**若真要吃的話，務必在盤底墊上一層餐巾紙吸油。

⑥**共享便當、再另外搭配青菜：**建議減重族不妨和同事共享一個便當，再另外買涼拌菜餚或燙青菜搭配食用，營養均衡，且可避免攝入太多熱量。

⑦**選擇低熱量醬汁：**一般涼麵的芝麻醬，因加了大量花生和芝麻，熱量很高，不妨選擇日式柴魚醬汁的涼麵，口味清爽、熱量低。

⑧**麵類的選擇：**麻醬麵、炸醬麵、肉燥麵及炒麵等，油脂含量高，不宜吃太多。可選擇陽春麵這類麵條，少吃泡麵、油麵。

⑨**避免食用勾芡品：**如玉米濃湯、魷魚羹、肉羹、酸辣湯等勾了芡的濃湯，儘量選擇蛋花湯、番茄湯、青菜豆腐湯、蛤蜊薑絲湯、海帶芽湯等食用。

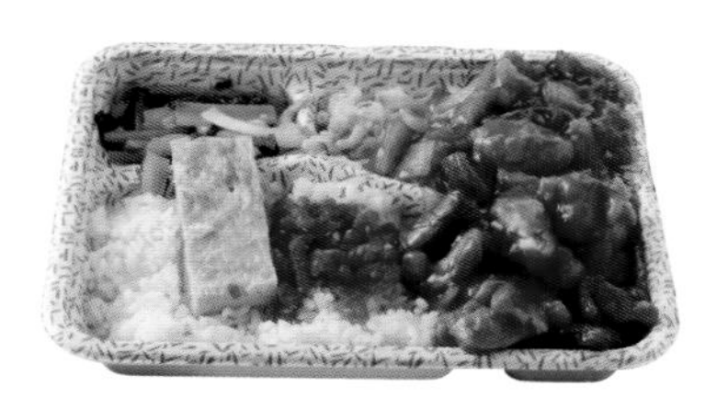

⑩**避免食用油煎麵食：**如鍋貼、餡餅、蔥油餅、煎包等，其用油量高，熱量也高。

⑪**以減肥代餐來代替午餐或晚餐（一天建議只選一餐食用）：**代餐中的高膳食纖維，可增加飽足感，減少正餐食量。

⑫**多喝水：**以白開水代替盒裝或罐裝飲料。

⑬**減少糖量：**喝茶、咖啡時最好不加奶精，也不要加糖，或可使用代糖減少熱量。

⑭**注意食品營養標示：**以減少熱量的攝取。

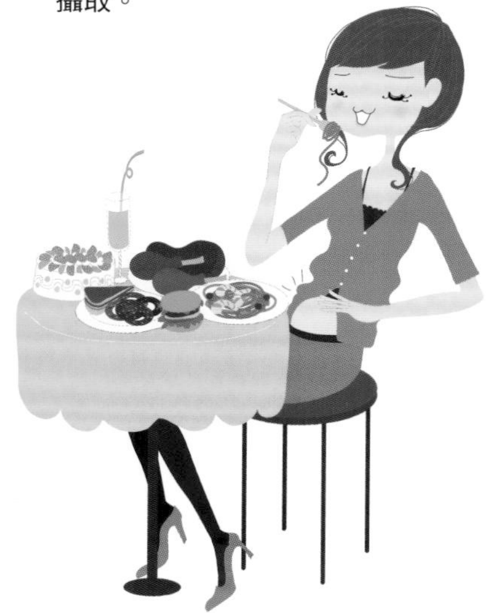

便當類

Lunch Box

不論是學生或上班族，午餐甚至晚餐常常一個便當就解決了，而你知道吃下肚的便當有多少熱量嗎？想要吃便當也能吃出好身材嗎？給你最簡單的份量建議！

滷排骨便當 869kcal

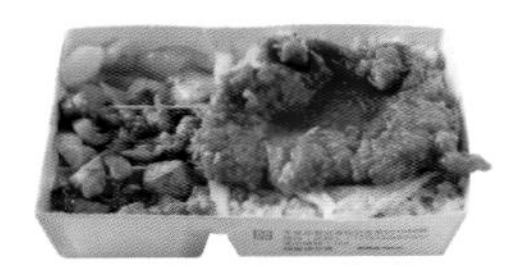

- 1個便當約515g
- 膳食纖維 4.13g

酸

減重族外食份量建議：

1. 市面上的滷排骨便當，多先裹粉炸過再滷，含油量較高，蔬菜量也較不足。
2. 儘量選未裹粉炸的滷排骨，可吃3/4，蔬菜先吃完，飯吃1/2，荷包蛋則改選其他蔬菜，若不淋肉汁，可減少油脂攝取，並彌補蔬菜量的不足。

炸排骨便當 600kcal

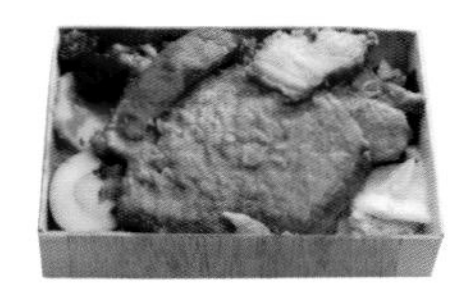

- 1個便當約350g
- 膳食纖維 0g

酸

減重族外食份量建議：

1. 由於炸排骨及香腸的油脂較多，建議排骨吃2/3塊，香腸不要吃，可減少油脂的攝取量。儘量將蔬菜吃完。
2. 減重者飯量可減半（約1/2碗飯）。

滷雞腿便當 782kcal

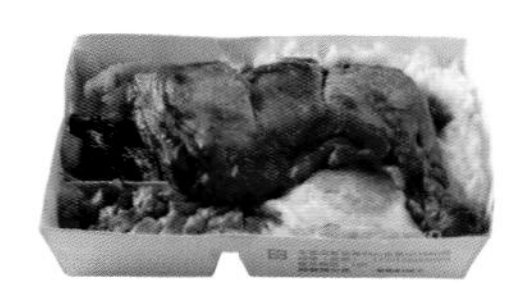

- 1個便當約585g
- 膳食纖維 3.66g

減重族外食份量建議：

1. 此餐盒所供應的雞腿份量，遠超過衛生署建議量，而蔬菜份量比起建議量明顯不足。
2. 建議雞腿去皮吃1/2，飯吃1/2，蔬菜吃完，荷包蛋可改選為蔬菜，可彌補蔬菜量的不足。

烤雞腿便當 760kcal

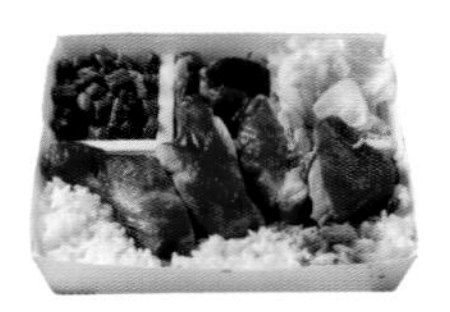

- 1個便當約800g
- 膳食纖維 2.2g

減重族外食份量建議：

1. 建議將雞腿外皮去除，以減少油脂及膽固醇的攝取。
2. 請店家不要淋醬汁，或將雞腿另外裝，以減少油脂攝取，也可降低攝取到菜油汁的機會。蔬菜儘量全吃完。
3. 減重者飯量可減半（約1/2碗飯），去皮肉類吃2/3。

炸雞腿便當 800kcal

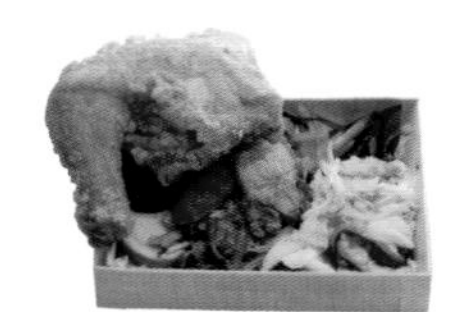

- 1個便當約450g
- 膳食纖維 0g

酸

減重族外食份量建議：

1. 雞腿裹粉再炸的熱量較高，建議將皮去掉；此便當的雞腿量較多，建議吃1/2。
2. 香腸油脂含量較多，建議不要吃，也可減少油脂攝取量。儘量將蔬菜全部吃完。
3. 減重者飯量可減半（約1/2碗飯）。

炸雞排便當 800kcal

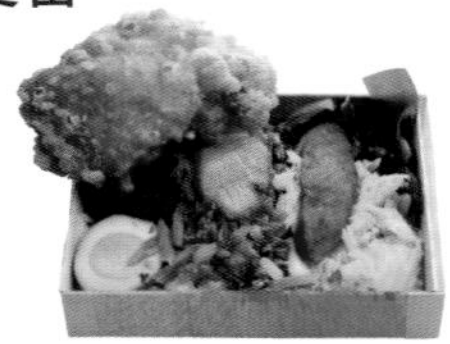

- 1個便當約450g
- 膳食纖維 0g

減重族外食份量建議：

1. 雞肉裹粉再炸的熱量較高，建議食用時將皮去掉，且雞排量吃1/2。
2. 香腸油脂含量較多，建議不要吃，可減少油脂攝取量。儘量將蔬菜全部吃完。
3. 減重者飯量可減半（約1/2碗飯）。

炸蝦捲便當 700kcal

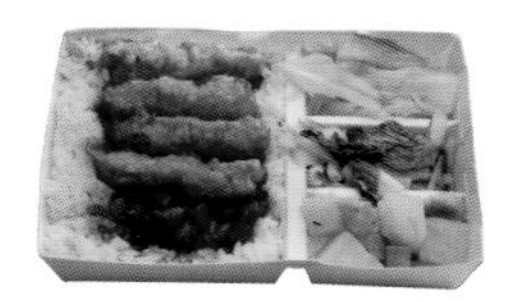

- 1個便當約**400g**
- 膳食纖維 **0g**

酸

減重族外食份量建議：

1. 此便當的肉燥油脂含量較多，購買時請店家不要淋滷汁，可減少油脂攝取量。
2. 蝦捲有油炸過，建議蝦捲吃3/4，將外層粉皮去掉不要吃，亦可減少油脂攝取量。儘量將蔬菜全部吃完。
3. 減重者飯量可減半（約1/2碗飯）。

日式炸蝦便當 625kcal

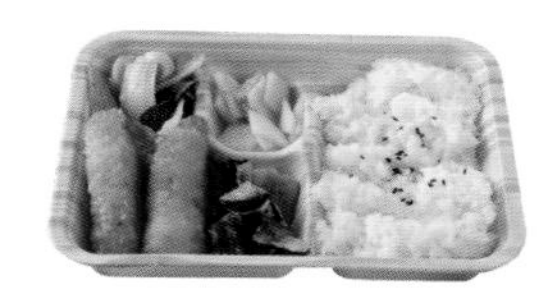

- 1個便當約**365g**
- 膳食纖維 **1.6g**

酸

減重族外食份量建議：

1. 此便當油炸物較多，油脂含量較高，可將油炸類的外皮去除，以減少油脂量，若可挑蔬菜類，則可選非油炸類蔬菜，儘量將蔬菜吃完。
2. 減重者飯量可減半（約1/2碗飯）。

烤鰻魚便當 719kcal

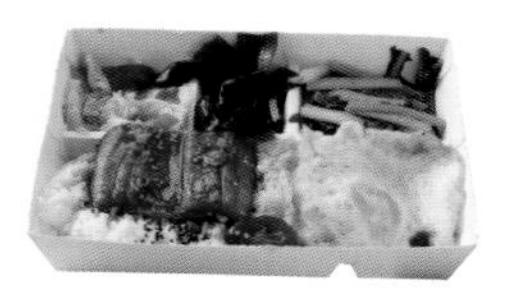

- 1個便當約**512g**
- 膳食纖維 **3.97g**

酸

減重族外食份量建議：

1. 蔬菜先吃完，飯吃1/2，建議鰻魚吃1/2，再加荷包蛋1個。
2. 或鰻魚吃3/4，再加荷包蛋1/2。若選滷蛋代替荷包蛋，油脂的攝取量會更低。

旗魚便當 660kcal

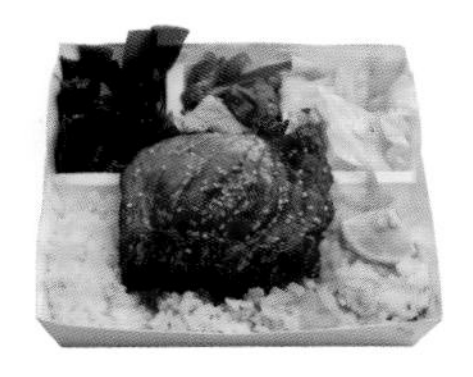

- 1個便當約**572g**
- 膳食纖維 **5.87g**

減重族外食份量建議：

1. 建議先將蔬菜吃完，飯吃1/2，旗魚吃3/4（約2.5兩），如此攝取，則此餐熱量約為451大卡。
2. 根據減重者的建議熱量，一天約為1200大卡，上述建議的熱量攝取已達建議量的1/3。

烤鯖魚便當 600kcal

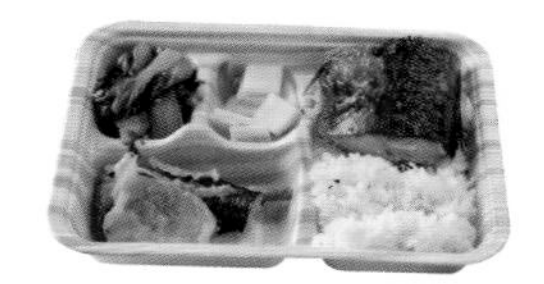

- 1個便當約**400g**
- 膳食纖維 **1.2g**

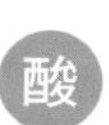

減重族外食份量建議：

1. 建議不吃醃漬過的食品，如蘿蔔，以減少鹽分攝取，若可選蔬菜類，則儘量避免選擇油炸類蔬菜，青江菜儘量全吃完。
2. 減重者飯量可減半（約1/2碗飯）。

炸鱈魚便當 700kcal

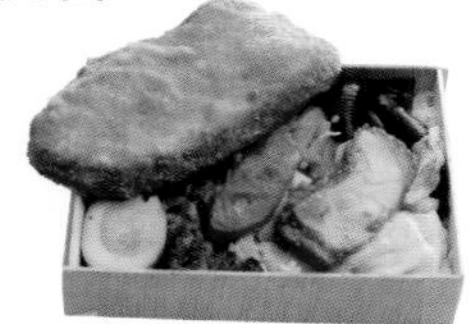

- 1個便當約**500g**
- 膳食纖維 **1.9g**

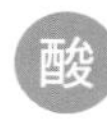

減重族外食份量建議：

1. 鱈魚吃1/2，或下次點清蒸鱈魚。
2. 香腸屬高脂肉類，可不吃或換成另一道低熱量蔬菜。
3. 飯量可減少一半，且飯可分開盛裝，以免湯汁淋於飯上，吃下飯後間接增加油脂攝取量。

便當類
Lunch Box

炸鮭魚排便當 800kcal

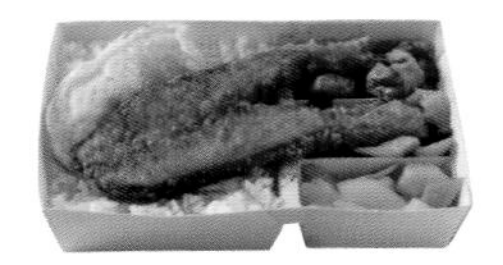

- 1個便當約450g
- 膳食纖維 0g

減重族外食份量建議：

1. 此便當的主食類偏多，除了白飯外，鮭魚排的粉皮會增加主食類的攝取量，建議鮭魚排吃1/2塊，並將魚皮、粉皮去掉，儘量將蔬菜全部吃完。。
2. 減重者的飯量可減半（約1/2碗飯）。

烤秋刀魚便當 500kcal

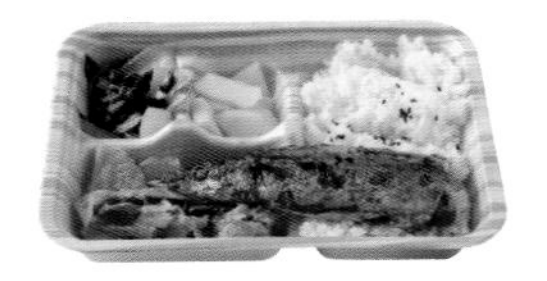

- 1個便當約300g
- 膳食纖維 1.6g

減重族外食份量建議：

1. 便當中的「炸地瓜」屬主食類，若店家允許的話，可請其另外換一道蔬菜較佳。
2. 炸茄子將外層麵粉裹皮去掉再吃，可減少油脂。
3. 減重者飯量可減少一半（約1/2碗飯）。

宮保雞丁便當 630kcal

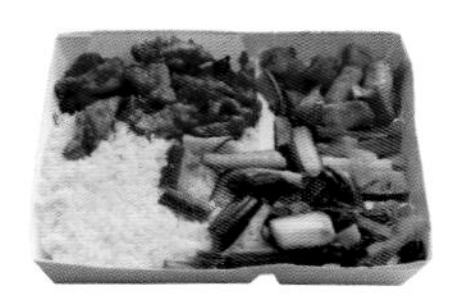

- 1個便當約400g
- 膳食纖維 0.6g

減重族外食份量建議：

1. 飯吃1/2，菜吃完。
2. 甜不辣為主食類，可換成另一道青菜。
3. 宮保雞丁可吃一半，或改為涼拌雞絲飯。

三杯雞便當 750kcal

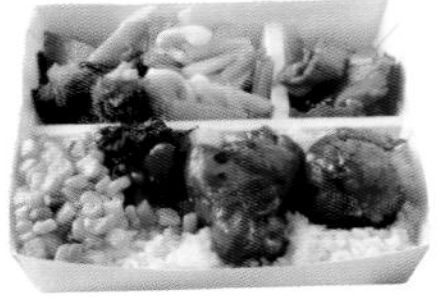

- 1個便當約465g
- 膳食纖維 2.2g

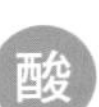

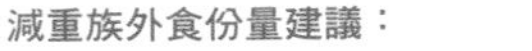

減重族外食份量建議：

1. 此便當蛋白質食物較多，肉類可去皮及肥油部分，以減少油脂量。肉類只吃1/2，才不至於攝取過多蛋白質。
3. 減重者飯量可減半（約1/2碗飯），飯儘量挑沒沾到醬汁的部分食用，以減少油脂量，儘量將蔬菜吃完。

糖醋雞丁便當 872kcal

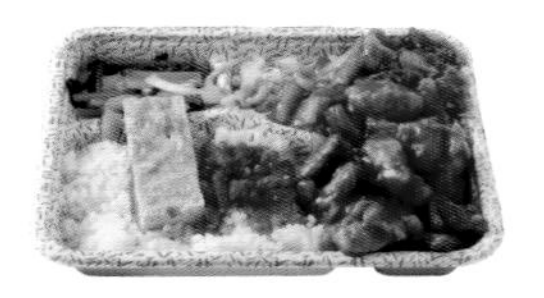

- 1個便當約595g
- 膳食纖維 5.48g

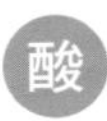

減重族外食份量建議：

1. 糖醋雞丁用油量較高，建議雞丁吃3/4，飯吃1/2，豆棗因含糖及油脂量較多，熱量高卻營養成份低，較不建議食用。
2. 最好挑選低油烹調的糖醋雞丁。

咖哩雞便當 660kcal

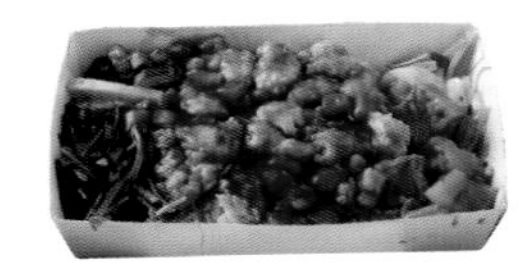

- 1個便當約495g
- 膳食纖維 2.2g

減重族外食份量建議：

1. 此便當芡汁較多，油脂量會增加，購買時請店家將醬汁減半。
2. 蛋白質食物也較多，所以肉類吃1/2，才不會攝取過多蛋白質。
3. 減重者飯量可減半（約1/2碗飯），飯儘量挑醬汁較少的部分食用，以減少油脂量，儘量將蔬菜吃完。

控肉便當 755kcal

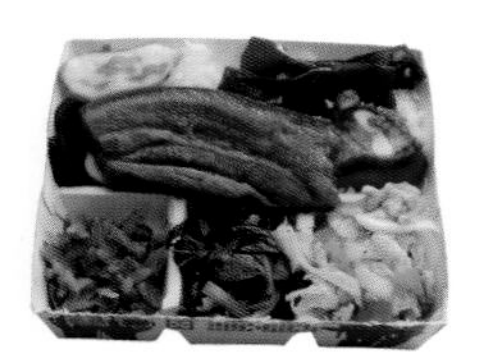

- 1個便當約720g
- 膳食纖維 2.2g

減重族外食份量建議：

1. 將控肉外皮去除，以減少油脂及膽固醇的攝取，肉類只吃2/3；榨菜、魚板、醬瓜等加工食品，建議不吃，以減少鹽分攝取，其他蔬菜儘量全吃完。
2. 減重者飯量可減半（約1/2碗飯）。

日式炸豬排便當 747kcal

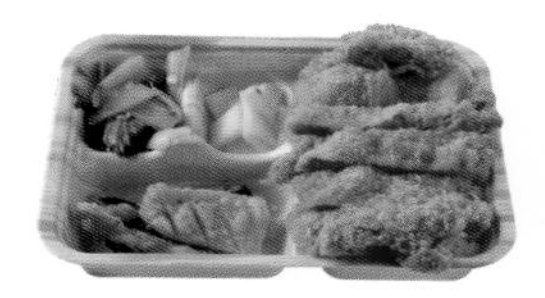

- 1個便當約395g
- 膳食纖維 1.7g

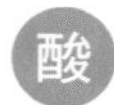

減重族外食份量建議：

1. 此便當油炸物較多，油脂含量較高，可將油炸類的外皮去除，以減少油脂量，若可挑蔬菜類，可選非油炸類蔬菜。
2. 減重者飯量可減半（約1/2碗飯），豬排只吃2/3，儘量將蔬菜吃完。

滷豬腳便當 880kcal

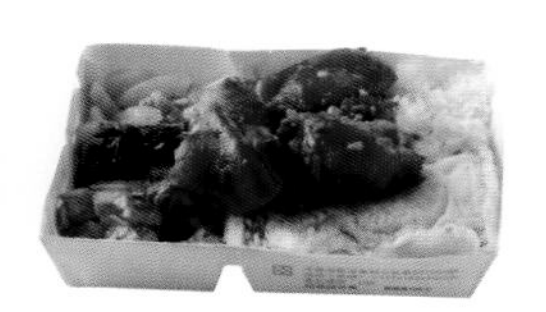

- 1個便當約595g
- 膳食纖維 4.43g

減重族外食份量建議：

1. 豬腳熱量為223大卡，佔整個便當熱量1/4，油脂含量也較高，若可選豬腳，儘可能選瘦肉部分，先吃蔬菜，飯吃1/2。
2. 蔬菜份量較不足，魚肉豆蛋類份量較多，荷包蛋可改為滷蛋1/2顆，或改選蔬菜。

烤肉飯便當 750kcal

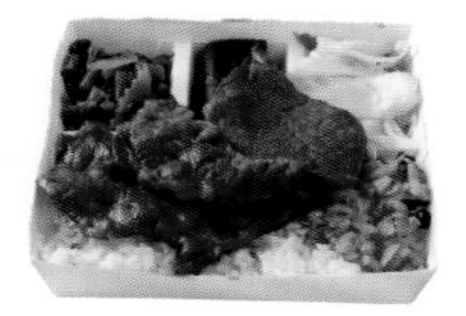

- 1個便當約500g
- 膳食纖維 2.1g

減重族外食份量建議：

1. 飯吃1/2，菜吃完。
2. 烤肉可選擇只吃一片，且可與飯分開盛裝，以免湯汁淋於飯上，吃下飯後間接增加油脂攝取量（烤肉的湯汁可稍瀝乾後再食用）。

香腸便當 620kcal

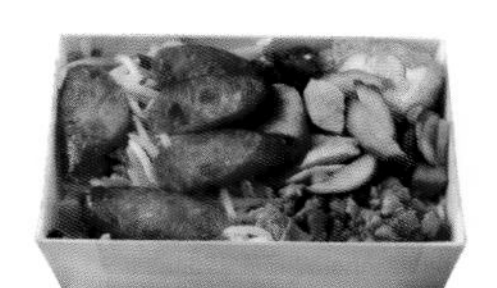

- 1個便當約400g
- 膳食纖維 1.3g

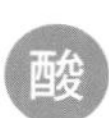

減重族外食份量建議：

1. 香腸吃1/2，可搭配一些涼拌菜。
2. 飯吃1/2，蔬菜可吃完，但飯與菜可分開盛裝，較不易沾油湯汁。
3. 香腸為高脂肉類，最好少攝取，或改為點低脂（如雞胸肉、里肌肉等）便當。

紅糟燒肉便當 850kcal

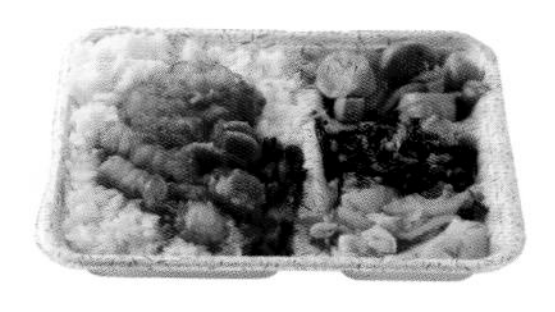

- 1個便當約500g
- 膳食纖維 0.8g

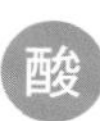

減重族外食份量建議：

1. 飯吃1/2，紅糟肉吃1/2。
2. 麵腸屬蛋白質，若不希望攝取過多蛋白質，可換成另一道蔬菜。
3. 此便當的紅糟燒肉肥肉較多，油脂較高，可選擇骨頭較多的部分食用，因剝去骨頭後吃到的份量並不多，熱量會較低。

便當類

Lunch Box

蒜泥白肉便當 675kcal

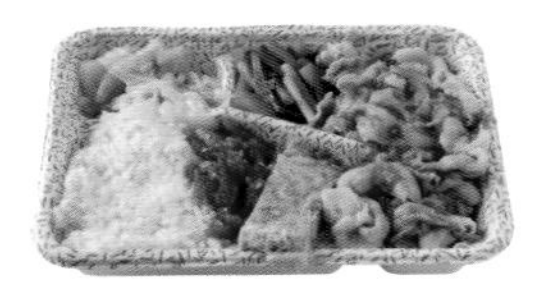

- 1個便當約555g
- 膳食纖維 4.92g

酸

減重族外食份量建議：

1. 市面上的蒜泥白肉多為帶肥油的五花肉，儘量挑選瘦肉部分。食用順序上，建議飯吃1/2，蔬菜先吃完，肉選瘦肉部分吃。
2. 此餐盒有一顆雞蛋，蛋白質已足夠，豆棗雖為蛋白質來源之一，因含糖及油脂較多，不建議食用。

黑胡椒牛柳便當 650kcal

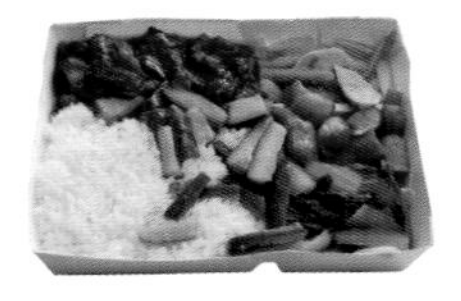

- 1個便當約600g
- 膳食纖維 1.8g

酸

減重族外食份量建議：

1. 此便當主食類偏多，除飯外，甜不辣、黑胡椒牛柳的芡汁，都會無形中多攝取了主食類。
2. 建議飯量吃2/3，請店家將醬汁減半，也可減少油脂量，將蔬菜全吃完。
3. 減重者飯量可減半（約1/2碗飯）。

蔥爆牛肉便當 689kcal

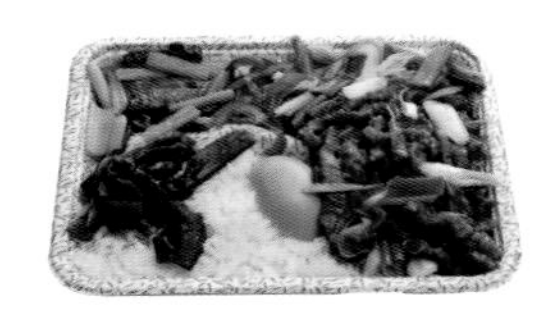

- 1個便當約528g
- 膳食纖維 4.62g

減重族外食份量建議：

1. 此便當的蔬菜量達到衛生署的建議，先將蔬菜吃完，飯吃1/2。
2. 蔥爆牛肉份量較多，建議食用3/4，再加滷蛋1/2顆。

紅燒牛腩便當 1065kcal

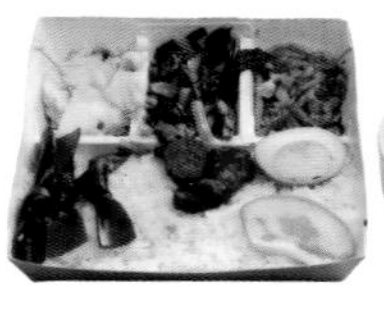

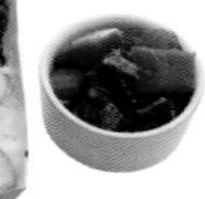

- 1個便當約600g
- 膳食纖維 2.1g

減重族外食份量建議：

1. 飯中勿泡肉湯汁，以減少油脂攝取。
2. 食用牛腩時，可將湯汁瀝乾再吃。
3. 飯吃1/2，牛腩吃1/2，蔬菜可吃完。

青椒牛肉便當 700kcal

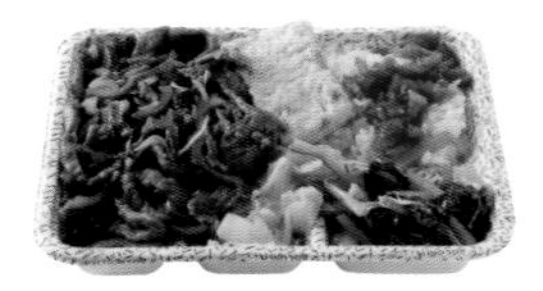

- 1個便當約350g
- 膳食纖維 0.3g

減重族外食份量建議：

1. 牛肉屬於高脂肉類，建議牛肉吃1/2，可減少油脂的攝取量。
2. 請店家將青椒牛肉的芡汁減半，也可減少攝取主食類及油脂量。將蔬菜全部吃完。
3. 減重者飯量可減半（約1/2碗飯）。

牛肉燴飯便當 745kcal

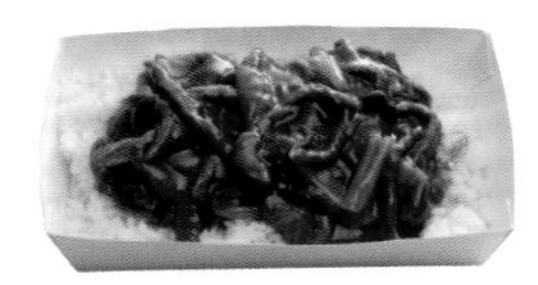

- 1個便當約415g
- 膳食纖維 1.4g

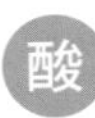

減重族外食份量建議：

1. 此便當拌飯的芡汁較多，油脂量也會增加，請店家將醬汁減半，以減少油脂量。
2. 減重者飯可只吃2/5（約1/2碗飯），飯儘量挑醬汁較少的部分食用，以減少油脂量，將蔬菜吃完。

叉燒便當 680kcal

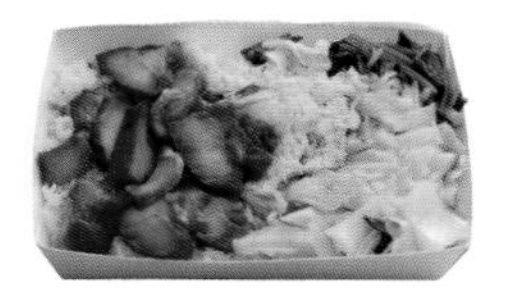

- 1個便當約470g
- 膳食纖維 2.9g

酸

減重族外食份量建議：

1. 此便當菜飯混合，白飯吸足菜的油汁，增加熱量攝取，購買時可請店家飯另外裝於小塑膠袋，使飯菜分開，降低攝取菜油汁的機會。
2. 減重者飯量可減半（約1/2碗飯），飯不淋肉汁，以減少油脂量，肉類只吃2/3，將蔬菜吃完。

烤鴨飯便當 735kcal

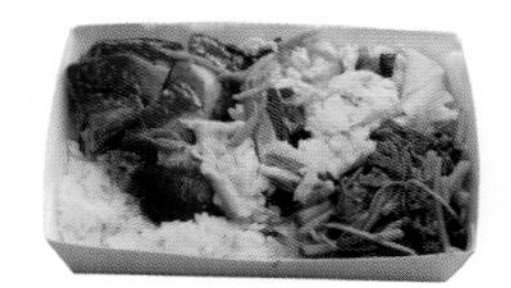

- 1個便當約700g
- 膳食纖維 2.7g

酸

減重族外食份量建議：

1. 建議將烤鴨外皮去除，以減少油脂及膽固醇的攝取，此便當的蛋白質食物較多，去皮後的肉類或蛋，建議擇一吃1/2，不至於攝取過多蛋白質，蔬菜建議全吃完。
2. 減重者飯量可減半（約1/2碗飯）。

油雞飯便當 600kcal

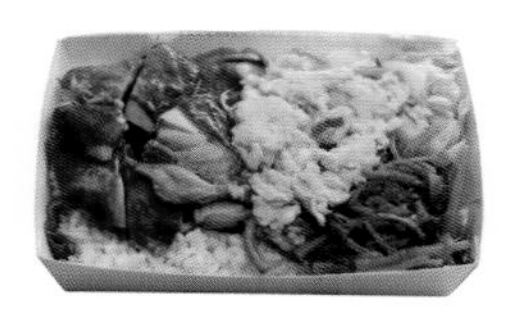

- 1個便當約350g
- 膳食纖維 0.3g

酸

減重族外食份量建議：

1. 雞皮油脂量較多，建議將皮去掉，雞肉量吃2/3。將蔬菜全部吃完。減重者飯量可減半（約1/2碗飯）。
2. 有些店家會在油雞上淋醬汁，醬汁的油脂及含糖量較多，購買時不要淋醬汁，可減少熱量攝取。

三寶飯便當 734kcal

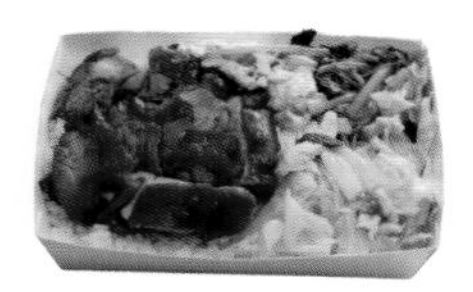

- 1個便當約485g
- 膳食纖維 2.9g

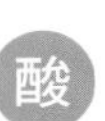

減重族外食份量建議：

1. 此便當菜飯混合，白飯吸足菜的油汁，增加熱量攝取，購買時可請店家飯另外裝於小塑膠袋，飯菜可分開，降低攝取菜油汁的機會。
2. 減重者飯量可減半（約1/2碗飯），飯不淋肉汁，以減少油脂量，肉類吃1/2，將蔬菜吃完。

烤鴨叉燒便當 780kcal

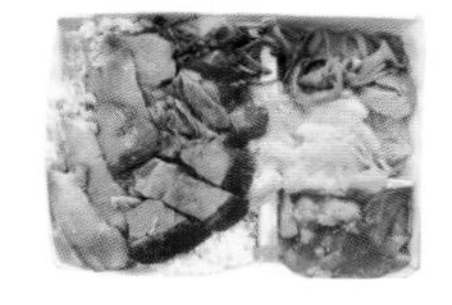

- 1個便當約700g
- 膳食纖維 3.1g

酸

減重族外食份量建議：

1. 烤鴨會在皮上另外淋上「脆皮水」，且含有皮的肉類熱量比不去皮的肉類熱量高，因此建議去皮食用。
2. 叉燒屬於超高脂肉類，建議避免選擇；或者食用的時候不要吃肥肉的部份。
3. 燒臘便當通常會在最後淋上油蔥，其熱量和鹽量較高，可以的話請店家不要加。

油雞烤鴨便當 690kcal

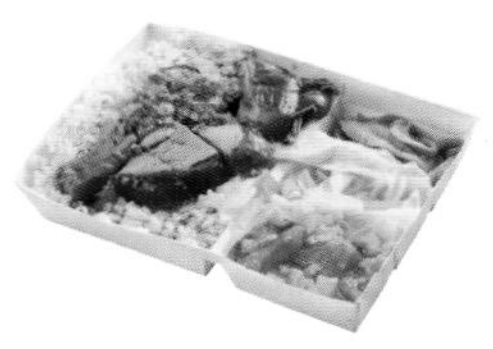

- 1個便當約700g
- 膳食纖維 3.0g

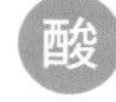

減重族外食份量建議：

1. 兩者皆建議去皮食用，因為醬汁或淋上的油脂通常集中在皮的地方。
2. 減重者可以選擇只食用一半的飯量(約1/2碗飯)、蔬菜吃光、肉類吃一半左右。
3. 有些店家會另外在油雞上淋醬汁，醬汁會含有較多的油脂和糖量，建議減重者選擇不要淋醬。

便當類
lunch box

臘腸便當 660kcal

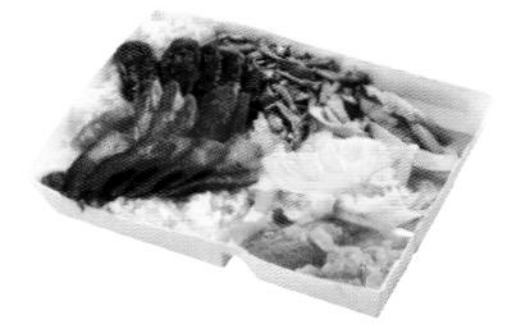

- 1個便當約500g
- 膳食纖維 3.0g

酸

減肥族外食份量建議：

1. 臘腸屬於超高脂肉類，建議避免選擇，可改選低脂肉類，例如雞腿(非油炸)。
2. 食用此便當的時候，建議臘腸吃一半即可，蔬菜吃完。

蜜汁豬排便當 870kcal

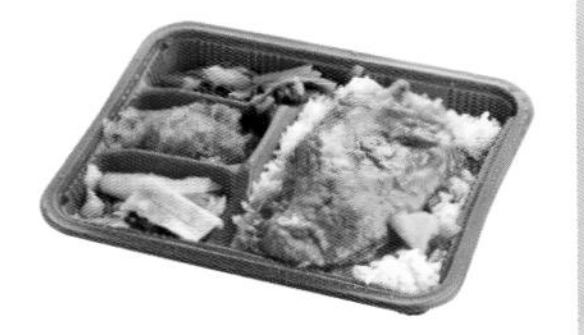

- 1個便當約500g
- 膳食纖維 4.4g

酸

減肥族外食份量建議：

1. 蜜汁豬排用油量較高，且其粉皮會增加主食類的攝取，因此建議豬排去掉外皮後再食用，減少油脂和主食類的攝取量。
2. 醬汁部分，可請店家淋一半的量就好，或者另外盛裝，只沾取真正需要的量，如此可減少熱量攝取。

滷牛腱便當 670kcal

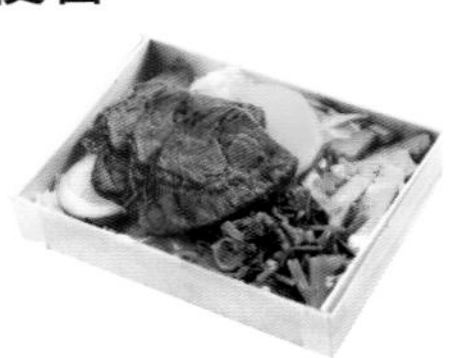

- 1個便當約350g
- 膳食纖維 4.4g

酸

減肥族外食份量建議：

1. 建議請店家不要淋肉汁，減少油脂和鹽量的攝取。
2. 便當中若放有香腸，建議不要食用，因為香腸是超高脂肉類。

牛丼便當 920kcal

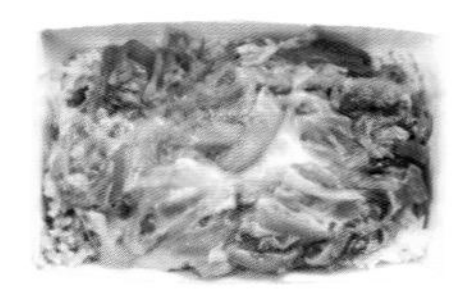

- 1個便當約600g
- 膳食纖維 2.9g

酸

減肥族外食份量建議：

1. 牛丼飯所使用的牛五花肉為超高脂肉類，建議減少食用量。
2. 減重者建議飯量可減半。
3. 建議請店家減少淋在丼飯上的醬汁。

壽司便當 840kcal

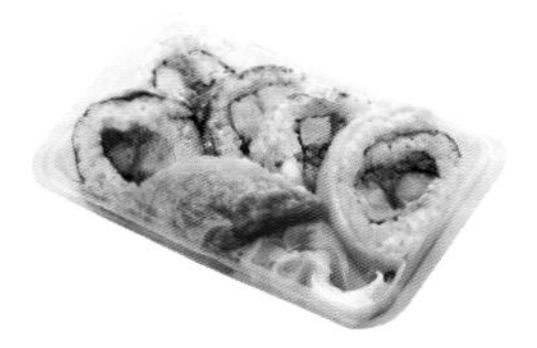

- 1個便當約300g
- 膳食纖維 2.2g

酸

減肥族外食份量建議：

1. 整個便當的主食類相當於1碗飯，減重者可以從豆皮壽司的飯量去減少。
2. 豆皮壽司的豆皮含有較高熱量，減重者可以減少豆皮的食用量。

滷肉便當 990kcal

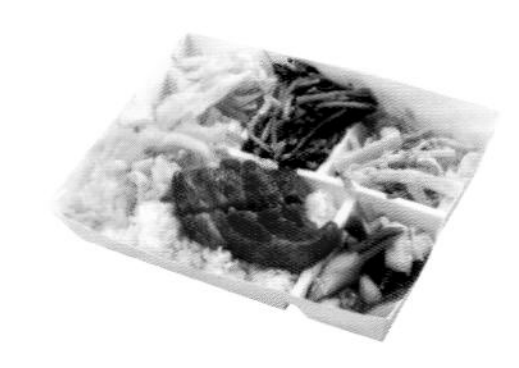

- 1個便當約420g
- 膳食纖維 4.4g

減肥族外食份量建議：

1. 建議不要吃肥肉的部份，以減少油脂攝取。
2. 減重者建議將飯量減半，肉類的量減半，並將蔬菜全部吃完。

香酥魚排便當 800kcal

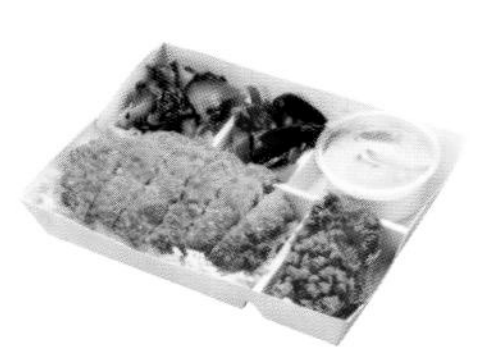

- 1個便當約420g
- 膳食纖維 4.4g

酸

減肽族外食份量建議：

1. 因為是裹粉之後再油炸，用油量較高，且會增加主食類的攝取，因此建議去掉外皮後再食用，減少油脂和主食類的攝取量。
2. 減重者建議白飯吃一半就好，蔬菜要吃完。

奮起湖便當 866kcal

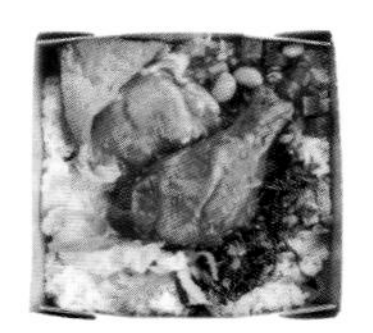

- 1個便當約450g
- 膳食纖維 3.0g

酸

減肥族外食份量建議：

1. 雞腿去皮食用可減少熱量與油脂攝取。
2. 雪裡紅屬於醃漬食物，含鹽量較高，建議食用量減半。
3. 便當的蔬菜類較少，因此建議另外搭配燙青菜或生菜沙拉。
4. 便當的肉類含量較高，建議可食用一半就好，或者下一餐可選擇豆類為主(蛋豆魚肉類一天建議4份)

國民便當 350kcal

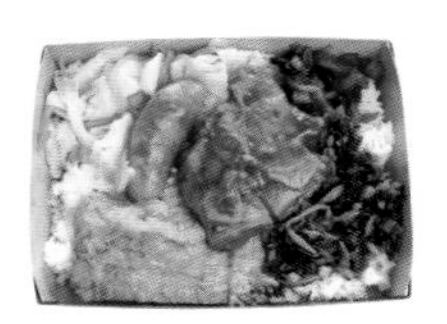

- 1個便當約733g
- 膳食纖維 2.4g

酸

減肥族外食份量建議：

1. 雪裡紅屬於醃漬食物，含鹽量較高，建議食用量減半。
2. 便當的蔬菜類較少，因此建議另外搭配燙青菜或生菜沙拉。
3. 香腸為超高脂肉類，建議食用量減半或避免食用。
4. 減重者飯量可減半，肉類的量減半，但避免食用香腸，蔬菜要吃完。

鯛魚便當 800kcal

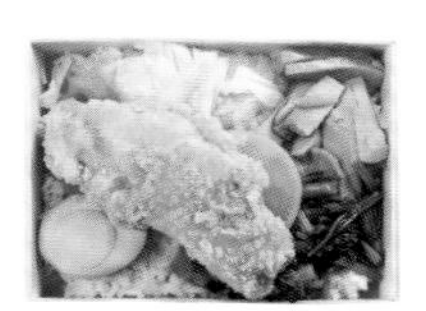

- 1個便當約420g
- 膳食纖維 4.4g

減肥族外食份量建議：

1. 炸鯛魚用油量較高，且其粉皮會增加主食類的攝取，因此建議去掉外皮後再食用，減少油脂和主食類的攝取量。
2. 減重者在食用的時候，建議飯量可減半並將蔬菜吃完。

生魚片便當 722kcal

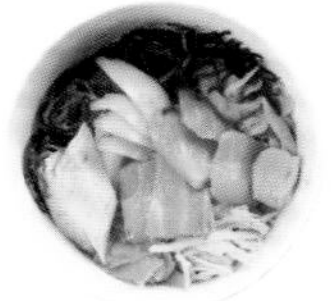

- 1個便當約300g
- 膳食纖維 1.8g

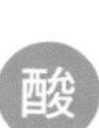

減肥族外食份量建議：

1. 丼飯的白飯較多，通常約250g (1.2碗) ~ 300g (1.5碗)左右，因此建議減重可以將飯量減半食用。

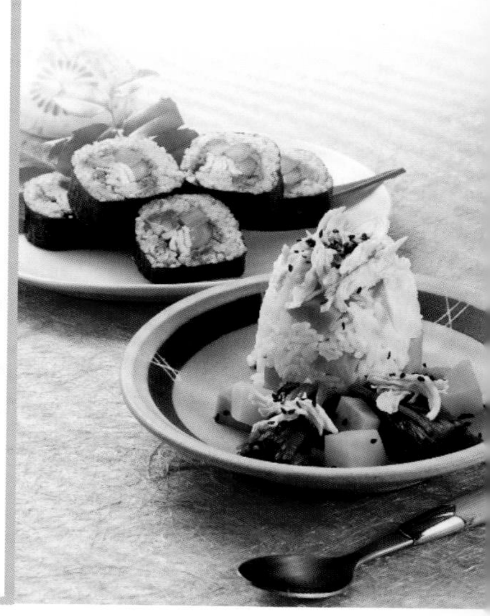

●國家圖書館出版品預行編目資料

新熱量速查輕圖典／三采文化編著
--初版 --台北市：三采文化，2008.07〔民97〕
冊：公分．--（健康輕事典：5）
ISBN 978-986-6716-77-5（平裝）
1.營養 2.飲食 3.減重

411.3 97009485

■有鑑於個人健康情形因年齡、性別、病史和特殊情況而異，建議您，若有任何不適，仍應諮詢專業醫師之診斷與治療建議為宜。

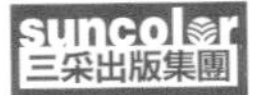

健康輕事典 5

新熱量速查輕圖典 <增訂版>

編著者 三采文化
審訂推薦 謝明哲
審訂營養師群 許美雅、林櫻子、章曉翠、洪玉娟、羅彗君、謝宜珊、李青蓉、張詩宜
副總編輯 林燕翎
主編 石玉鳳
副主編 鄭微宣、藍尹君
責任編輯 余艾莉、謝昭儀
採訪撰文 謝美玲、宋良音
美術編輯 林佩樺、陳曉員
封面設計 藍秀婷、薛雅文
攝影 林子茗、李成章、陳俊雄

出版人 張輝明
總編輯 曾雅青
發行所 三采文化出版事業有限公司
地址 台北市內湖區瑞光路513巷33號8樓
傳訊 TEL:8797-1234 FAX:8797-1688
網址 www.suncolor.com.tw
郵政劃撥 帳號：14319060
戶名：三采文化出版事業有限公司
本版發行 2008年9月15日
定價 NT$280